Bernd Reiners

Das Spielgespräch

Visualisieren, kommunizieren, begleiten

unter Mitarbeit von Susanne Kade

VANDENHOECK & RUPRECHT

Bibliografische Information der Deutschen Nationalbibliothek:
Die Deutsche Nationalbibliothek verzeichnet diese Publikation in der Deutschen Nationalbibliografie; detaillierte bibliografische Daten sind im Internet über https://dnb.de abrufbar.

Umschlagabbildung: Emma Reiners

Satz: SchwabScantechnik, Göttingen
Druck und Bindung: ⊕ Hubert & Co, Ergolding
Printed in the EU

Vandenhoeck & Ruprecht Verlage | www.vandenhoeck-ruprecht-verlage.com
E-Mail: info@v-r.de

ISBN 978-3-525-46296-6

Inhalt

TEIL 2 Anwendung des Spielgesprächs: Aufgaben, Anwendungsfelder, Kontexte

TEIL 3 Theoretischer Hintergrund

Vorwort

Das Spielgespräch lernte ich 2005 in Schweden im Rahmen eines Kurses bei Barbro Sjölin-Nilsson zur Kinderorientierten Familientherapie (KOF) kennen. Das gleichnamige Buch von Martin Soltvedt enthielt einige Beispiele zum Spielgespräch, die mich sehr inspiriert haben. Manchmal frage ich mich, wie ich früher eigentlich mit kleinen Kindern oder anderen Menschen, die ich sprachlich nicht verstanden habe, gearbeitet habe, bevor ich es kannte.

Obwohl ich das Spielgespräch sofort in verschiedenen Fällen angewendet habe, schlug mein Herz anfangs mehr für die KOF. Deswegen habe ich dazu auch zuerst ein Buch geschrieben (Reiners, 2013/2019). Im einjährigen KOF-Kurs habe ich jedoch von Beginn an auch das Spielgespräch gelehrt. Es kam immer gut an, gerade wegen seiner leichten Erlern- und großen Anwendbarkeit.

Der große Erfolg des Spielgesprächs in Schweden, die Bücher von Jan Nilsson (2017, 2021), einige Workshops sowie Seminare, die ich speziell zum Spielgespräch gegeben habe, haben mich ermutigt, ein eigenes Buch zu dieser Methode zu schreiben. Ähnlich wie in Schweden ist hierzulande die Nachfrage nach dem Spielgespräch in den letzten Jahren deutlich angestiegen. Wer mit Familien arbeitet, kann vom Spielgespräch sehr profitieren, aber auch in anderen Kontexten ist es sehr breit und hilfreich einsetzbar.

Die Beispiele in diesem Buch entstammen größtenteils meinem eigenen Erfahrungsschatz aus der Erziehungsberatungsstelle und dem Kinderschutz-Zentrum in Aachen. Manche habe ich Kursen entnommen, einige stammen von Kolleg:innen[1], die sie zur Verfügung gestellt haben, aber nicht genannt werden wollten. Zudem sind einige Beispiele bisher verstreut in verschiedenen Artikeln

1 Ich verwende im Buch gern den Doppelpunkt, um deutlich zu machen, dass alle Geschlechter gemeint sind. Wenn dies jedoch verbunden ist mit Artikeln oder Pronomen, also der/die, er/sie, habe ich mich entschieden jeweils das generische Femininum zu verwenden, mit dem ebenfalls alle Geschlechter gemeint sind. Aus meiner Sicht ist für diese Fälle noch keine gute sprachliche Lösung gefunden worden.

oder Büchern veröffentlicht worden, in diesem Buch zum Teil gekürzt zusammengeführt worden.

Die Fallbeispiele sind in der Regel aus einer systemischen Perspektive geschrieben. Das Spielgespräch kann jedoch auch mit verhaltenstherapeutischem oder psychodynamischem Hintergrund, z. B. auch mentalisierungsfördernd angewendet werden. Es passt ebenfalls gut zu Psychodrama und Schematherapie oder anderen theoretischen Zugängen. Es ist eine Methode, die wie eine eigene Sprache, keiner bestimmten »Schule« zugerechnet werden kann.

Dank

Als erstes möchte ich Martin Soltvedt für die Entwicklung des Spielgesprächs danken. Ohne ihn gäbe es nicht nur dieses Buch nicht, sondern auch die ganze Methode wäre nicht so ausgearbeitet worden. Barbro Sjölin-Nilsson danke ich dafür, dass sie es mir beigebracht hat und über Jahre immer wieder erinnerte, mich ermutigte, supervidierte und so meine Erfahrungen mit der Methode und dieses Buch erst ermöglichte. Jan Nilsson danke ich für seine wunderbaren schwedischen Bücher zum Spielgespräch, die mich erst ermutigt haben, dieses Buch zu schreiben. Die beiden haben das Spielgespräch weiterentwickelt, Methoden dazu »erfunden«, theoretische Bezüge hergestellt – und dabei immer sehr bescheiden so getan, als sei alles Martin Soltvedts alleiniger Verdienst.

Besonderer Dank gilt auch Dr. Susanne Kade, die mir viel Mut gemacht hat, das Buch wirklich zu schreiben, nachdem der Gedanke dafür lange in meinem Hirn herumgespukt hat. Ohne sie hätte ich das Buch nicht begonnen. Von daher ist es mir eine große Freude und Ehre, dass sie so wichtige Kapitel im Buch geschrieben hat! Die Wendung, die diese Kapitel dem Buch geben, liegt mir sehr am Herzen – ich habe aber schlicht in dem Bereich zu wenig Erfahrung, um selbst darüber schreiben zu können. Zudem durfte ich immer wieder mit Fragen zu ihr kommen, z. B. welche Fallbeispiele notwendig oder passend sind, welche Reihenfolge sinnvoll ist etc. Sie trägt einen großen Anteil am Gelingen dieses Buches.

Einige Menschen haben das Manuskript gelesen. Barbro Sjölin-Nilsson hat ein paar skandinavische Literaturquellen beigesteuert und korrigiert, sowie einige Tipps zu den Fotos gegeben. Susanne Kade hat gekürzt, ermutigt, z. B. mehr zu Haltung und Theorie zu schreiben, korrigiert, kommentiert zu einer Zeit, als das Buch noch sehr anders aussah. Vera Rittinghaus-Wiedemuth hat das Buch akribisch durchgearbeitet, viele Details korrigiert und Veränderungen empfohlen. Marie-Josée Cremer hat das Buch auf eine ganz andere Art kommentiert. Sie hat die Haltung zwischen den Zeilen aufgespürt, kommentiert und ergänzt. Johannes Stein hat das Buch mehrfach gelesen. In unglaublicher Akribie hat er quasi bei jedem Satz überlegt, ob man ihn anders schöner ausdrücken könnte – dabei nicht nur einige Fehler entdeckt und Formulierungen geglättet, sondern auch viele Fragen beantwortet, Eindrücke wiedergegeben, die dem Buch den »letzten Schliff« gegeben haben.

Meiner Tochter Emma Reiners danke ich neben dem Lesen des Manuskripts für das wunderbare Gedicht, das sie über Kinder geschrieben hat. Es war ihr ein Bedürfnis und mir eine große Freude! Außerdem hat sie mir bei sehr lustigen Fotosessions sehr geholfen. Ihr Handy sei gelobt!

Besonderer Dank gilt auch meiner Frau Andrea Reiners, die noch einmal viele Gedankenspiele, Überlegungen, Zweifel und manchmal wenig Zeit und schlechte Laune aushalten musste – und dies wie immer mit großer Geduld und unendlicher Unterstützung hinbekommen hat. Die letzte Version hat sie noch einmal korrekturgelesen und dabei viele Formulierungen geglättet.

Ich danke den Anwender:innen, die mir die Beispiele überlassen haben, leider ohne, dass ich sie nennen durfte. Natürlich danke ich den Kursteilnehmenden und den Klient:innen, bei denen ich das Spielgespräch eingesetzt habe.

Last, but not least danke ich dem Verlag und insbesondere Sandra Englisch, die schon lange vor mir wusste, dass ich dieses Buch schreiben und bei V&R veröffentlichen würde. Sie hat mich immer wieder ermuntert und ermutigt. Auch ohne sie hätte ich das Buch nicht geschrieben. Ich kann nur sagen: Wenn jemand ein psychosoziales Fachbuch schreiben möchte, sollte er sich an sie wenden! Ihre Begleitung ist großartig!

Bernd Reiners

Lesehinweise

Aufbau des Buches

In *Teil 1* wird die Technik des Spielgesprächs beschrieben. Nach einem einführenden Fallbeispiel im ersten Kapitel folgt eine Definition des Spielgesprächs inklusive seiner Geschichte, seinen Zielsetzungen, dem verwendeten Material und dem zugrundeliegenden Menschenbild. Das Kapitel wird beendet mit einer Übersicht über die zahlreichen Anwendungsmöglichkeiten.

In Kapitel zwei wird das allgemeine Vorgehen als »Schablone« beschrieben, ohne dass Fallbeispiele dies verdeutlichen. Kapitel drei widmet sich verschiedenen Techniken, die im Spielgespräch verwendet werden können – erläutert an verschiedenen Fallbeispielen.

In *Teil 2* geht es um die Anwendung des Spielgesprächs. Kapitel vier beschreibt die verschiedenen Aufgaben, die das Spielgespräch übernehmen kann: das Verdeutlichen einer Situation und die Veränderungsarbeit, das Vermitteln von Informationen, das Entwickeln von Zielen, Ressourcenaktivierung, Schilderung der familiären Geschichte, des Netzwerks und der Rückfallvorbeugung. Abgerundet wird das Kapitel durch ein längeres Beispiel einer Therapie mit mehreren Spielgesprächen.

In Kapitel fünf werden verschiedene Anwendungsfelder des Spielgesprächs beschrieben. Hier können Lesende auswählen, welche Unterkapitel interessant erscheinen: Trennung und Scheidung, Kinderschutz, Umgang mit Trauer, Traumatherapie, die Arbeit mit inneren Anteilen oder Emotionen sowie einige unübliche Anwendungsgebiete, die eher der Inspiration dienen sollen.

Kapitel sechs beschreibt besondere Personenkreise – Kinder und ihre Familien, Menschen mit Intelligenzminderung – sowie Kontexte wie Supervision oder Gutachtenerstellung, in denen mit dem Spielgespräch gearbeitet werden kann.

In *Teil 3* schließlich wird der theoretische Hintergrund beschrieben. Kapitel sieben widmet sich den allgemeinen Wirkfaktoren der Psychotherapie und bezieht sie auf die Arbeit mit dem Spielgespräch. Zudem werden die spezifischen

Wirkmechanismen des Spielgesprächs beschrieben. Es folgen ein paar Worte zur Forschung, um mit einem allgemeinen Modell der Veränderung abzuschließen.

In Kapitel acht werden zunächst die Kernannahmen der systemischen Therapie als Hintergrund meiner theoretischen Ausrichtung beschrieben, um im zweiten Teil zu beleuchten, wie das Spielgespräch in andere therapeutische »Schulen« eingebettet werden kann bzw. von diesen inspiriert wird.

Kapitel neun diskutiert ausführlich, wie das Spielgespräch erlernt und seine Anwendung aufrechterhalten werden kann. Eine Analyse der durchgeführten Spielgespräche kann dabei helfen, die eigene Anwendung weiter zu verfeinern. Ein paar Worte zu den Vorteilen des Spielgesprächs runden das Kapitel ab.

Zur Verwendung der Icons in diesem Buch

Zum besseren Verständnis des Vorgehens wurde dieses in längeren Fallbeispielen in verschiedene Prozessschritte unterteilt, die jeweils mit einem Icon im Text versehen wurden. So können Lesende schnell erkennen, an welcher Stelle des Prozesses sich das Beispiel gerade befindet. Zudem wurden gelegentlich Hinweise eingefügt, wenn besondere Techniken verwendet wurden. In Kapitel drei, in dem explizit einzelne Techniken vorgestellt werden, wurde aufgrund der Doppelungen auf diese Icons verzichtet.

Um die Lesbarkeit zu verbessern, erhielten zudem Figuren, die auf der Bühne stehen, ein besonderes Layout. Die verschiedenen Layouts und Icons sind in Tabelle 1 kurz dargestellt:

Tabelle 1: Übersicht über die verwendeten Icons

Elemente im Fallbeispiel	Icon/Gestaltung
Figurenname	KAPITÄLCHEN
Prozesshinweis Dazu gehören: Vorgespräch/Vorgeschichte Szenenauswahl Zeigegespräch Zeigegespräch – Bewältigte Situation Zwischenreflexion Veränderungsarbeit Den Eltern zeigen Abschluss des Spielgesprächs Reflexion mit den Anwesenden Nachgedanken ohne die Anwesenden	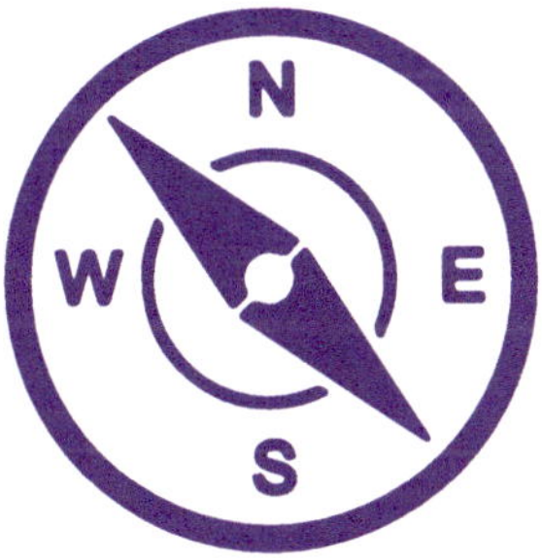

Technikhinweis Dazu gehören: Beginn mit einer guten Geschichte Stammgeschichte Theaterpädagogische Szene Eigenes Vorgehen erläutern Informationen vermitteln Gefühlsfiguren Einholen anderer Perspektiven Zeigen der guten Lösung Verschiedene Lösungen ausprobieren Gute, schlechte und dritte Version Ressourcensuche Ideen zur Lösungssuche Einüben von Verhalten Einsatz therapeutische Figur Anker für zukünftige Situationen Enden mit einer guten Geschichte	
Downloadmaterial Den Zugang zum Downloadmaterial finden Sie unter Eingabe des hinten im Buch abgedruckten Codes im Verlagswebshop beim Buchtitel im Downloadbereich.	

TEIL 1
Die Technik des Spielgesprächs

1 Einleitung

Das Spielgespräch ist eine Visualisierungsmethode für Situationen, Ereignisse, Probleme oder Konflikte. Diese können abstrakt oder konkret, eher im Inneren einer Person oder zwischen mehreren Personen angesiedelt sein (Soltvedt, 2005; Nilsson, 2021).

Wenn Ratsuchende eine Situation beschreiben, die bedeutsam erscheint oder die nicht ausreichend verstanden wird, kann das Spielgespräch hilfreich sein, intensiver in die Beschreibung einzusteigen. Zur Illustration werden Figuren auf den Tisch gestellt und bedeutsame Grenzen mit Tape dargestellt, z. B. Wege, Mauern, der Grundriss etc.

In einem zweiten Schritt können Lösungen ausprobiert und »erspielt« werden. Das Spielgespräch geht also über die diagnostische Funktion des Familienbretts (Ludewig, Pflieger, Wilken u. Jacobskötter, 1983) hinaus und betont mehr die Interaktion und die Möglichkeit, alternative Verhaltensweisen auszuprobieren.

Das Spielgespräch kann in jeder Art von Gespräch helfen, das Gegenüber zu verstehen bzw. sich selbst verständlich zu machen. Dieses Buch will das Spielgespräch lehren z. B. für Berater:innen[2] und Therapeut:innen der verschiedenen »Schulen«, aber auch Interviewer:innen in verschiedenen Kontexten.

---

2 In diesem Buch benutze ich zum Teil die ND-Form (Ratsuchende) – oder wie hier die Form mit dem Doppelpunkt im Wort. Wenn dies aufgrund von Artikeln oder Pronomen sprachlich holprig wird, verwende ich das generische Feminin. Mit jeder Form denke ich an alle Geschlechter und möchte die Lesenden bitten, dies auch so zu halten.

Zur Veranschaulichung, was das Spielgespräch ist, soll ein Fallbeispiel dienen. Dabei ist das Beispiel wie üblich auf die aus dem Rückblick besonders wichtigen Momente des Prozesses gekürzt. Zudem habe ich für dieses Buch Fallbeispiele ausgewählt, die mir besonders gelungen erscheinen. Darauf möchte ich gern hinweisen, um nicht den Eindruck zu erwecken, mit dem Spielgespräch werde Beratung oder Therapie zum Kinderspiel, bzw. als sei es die *Methode,* die den »Erfolg« bringe. Mit Wampold, Imel und Flückiger (2018) und den allermeisten Forscher:innen bin ich der Meinung, dass die therapeutische Beziehung eine Grundvoraussetzung für therapeutischen Erfolg ist, die Methode also eher einen kleinen Teil des Erfolgs ausmacht. Trotzdem handelt dieses Buch von der Methode, weil auch dieser Teil für den Erfolg wichtig ist. Die meisten Beispiele in diesem Buch stammen aus meiner Arbeit mit Kindern aus der Erziehungsberatungsstelle.

Das Buch möchte für das Spielgespräch werben, weil es relativ einfach zu erlernen ist und große Effekte hat. Es ist unglaublich vielseitig einsetzbar. Im Wesentlichen verfolgt dieses Buch daher zwei Ziele:

1. Den Ablauf des Spielgesprächs möglichst detailliert und anschaulich darzustellen, sodass es von den Lesenden eigenständig angewendet werden kann.
2. Möglichst viele Anwendungsmöglichkeiten darzustellen, damit die Methode in verschiedenen Bereichen zum Einsatz kommt.

Es würde mich sehr freuen, wenn Menschen das Spielgespräch nach der Lektüre des Buches einsetzen, und es ihnen hilft, Gespräche fokussierter und effektiver durchzuführen.

1.1 Max[3] hat Kopfschmerzen – ein Fallbeispiel

Vorgespräch/Vorgeschichte Max war mit zehn Jahren das älteste von drei Kindern. Er war gerade aufgrund eindeutiger Empfehlungen auf das Gymnasium gewechselt. Vor den Sommerferien hatte er gelegentlich über Kopfschmerzen geklagt, seit dem Einstieg auf dem Gymnasium plagten ihn diese nahezu täglich, oft über viele Stunden. Die Eltern waren mit ihm beim Kinderarzt gewesen, der Migräne und andere körperliche Krankheiten ausgeschlossen hatte und die Eltern mit Max in die Beratungsstelle geschickt hatte.

3 Selbstverständlich sind alle Namen im Buch geändert. Auch weitere Merkmale sind so verändert, dass ein Wiedererkennen der realen Personen nicht möglich ist.

Erstgespräch mit den Eltern

Zunächst waren die Eltern von Max gekommen. Sie waren verzweifelt. Max habe sich vom Kinderarzt überhaupt nicht ernst genommen gefühlt. Er wolle etwas gegen seine Kopfschmerzen tun und bestehe darauf, dass er sich diese nicht einbilde. Manchmal habe er den Eindruck, die Eltern würden das glauben. Beide Eltern berichteten, dass es Max oft gut gehe, er nicht über Kopfschmerzen klage, bis sie danach fragen würden. So habe er in den letzten Ferien in den ersten Wochen kein Mal Kopfschmerzen erwähnt, bis die Mutter nachfragte. Da habe er geäußert, jeden Tag Kopfschmerzen zu haben, nur nicht immer darüber zu sprechen. Anschließend habe er dann jeden Tag darüber gesprochen. Sie hätten schon das Gefühl, dass er sich die Schmerzen nicht einbilde, dachten aber gleichzeitig, dass Nachfragen die Situation verschlimmere.

Max kommt hinzu

Da Max ernst genommen werden und aktiv an der Behandlung teilnehmen wollte, kam er zur nächsten Sitzung hinzu. Wir sprachen ein wenig über die Kopfschmerzen. Aufgrund des ärztlichen Vorberichts wurde von Spannungskopfschmerzen ausgegangen. Ich erklärte kurz, dass es verschiedene Gründe für Kopfweh gebe. Dabei orientierte ich mich an der sehr anschaulichen Darstellung in dem Buch »Kopfschmerzkinder« (Seemann, 2013). Bei Kindern gebe es zwei besonders häufige Phänomene: Migräne, die der Arzt ausgeschlossen habe, und Spannungskopfschmerz. Ich erläuterte, dass das Gehirn regelmäßig mit Blut und Sauerstoff versorgt werden müsse. Dies geschehe über die großen Arterien im Hals. Wenn diese durch zu viel Spannung »eingeklemmt« würden, würde weniger Blut fließen und das könne Kopfschmerzen auslösen. Die Blutgefäße würden durch körperliche Verspannungen eingeklemmt, aber auch durch ein Gefühl von Druck und Spannung. Insofern könne es helfen, sich mit seinen Gefühlen von Druck und Spannung auseinanderzusetzen. Dies leuchtete ihm ein.

Max erschien extrem wissbegierig, sehr aufmerksam, und es war deutlich, dass er mächtig unter Druck stand. Er litt unter seinen Kopfschmerzen und war sehr bereit, etwas dagegen zu tun. Er wollte jedoch lieber ohne seine Eltern mit mir darüber sprechen, sodass seine Eltern im Wartezimmer auf ihn warteten.

Das erste Spielgespräch

Szenenauswahl Da Max der Beschreibung seiner Eltern zustimmte, dass die Kopfschmerzen besonders häufig kommen würden, wenn er sich großen Anforderungen gegenübersehe, bat ich ihn, eine solche Situation zu zeigen.

ZEIGEGESPRÄCH Max klebt mit meiner Hilfe den Klassenraum auf. Er wählt einen Bauklotz für seinen Tisch und eine Figur für sich, die er an den Tisch setzt. Seine Lehrerin, auch für sie wählt er eine Figur, erklärt eine komplizierte Matheaufgabe. Max nimmt die schwarze Figur für den Kopfschmerz und stellt sie neben seine Figur (s. Foto 1).

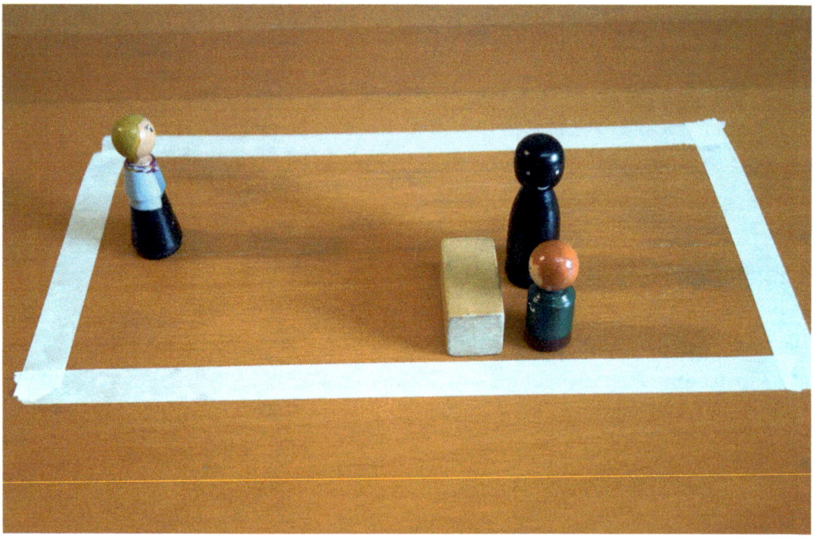

Foto 1: Der KOPFSCHMERZ neben MAX © Bernd Reiners

Das gehe dann ganz plötzlich, ergänzt er. Ich frage ihn, wie die Situation weitergehe. Max zeigt, dass der KOPFSCHMERZ[4], während er versucht, die Aufgabe zu lösen, immer bei ihm bleiben würde. Aber auch danach würde er nicht verschwinden – und zu Hause sei er immer noch da. Manchmal berichte er davon, manchmal auch nicht. Manchmal würden seine Eltern darauf eingehen, manchmal hätten sie dafür auch keine Zeit. Weil es mir noch nicht um das familiäre Zusammenspiel geht, frage ich hier nicht detaillierter nach. Ich möchte zunächst besser verstehen, was in Max *Innerem* geschehen ist, *bevor* die Kopfschmerzen einsetzen. Max ist einverstanden.

So lasse ich mir die Situation zeigen, bevor die Lehrerin die schwierige Aufgabe erklärt. Max beschreibt, wie er in der Pause mit ein paar Freunden Fangen spielt. Die Situation zeigt er ausführlich: Er klebt den Lageplan des Schulhofs mit etwas Tape auf den Tisch, wählt Figuren für seine Freunde und zeigt, wie das Spiel abgelaufen ist.

4 Wenn die Figur auf der Bühne gemeint ist, wird ihr Name in Kapitälchen gesetzt.

Ich unterbreche ihn und lasse ihn die Situation noch mehr verdeutlichen. Dabei geht es mir insbesondere um seinen Gefühlszustand. Er nimmt also die GEFÜHLSFIGUREN (s. Kapitel 3.11) zu Hilfe. Während des Spiels läuft die lachende Figur, die er für das gute Gefühl benannt hat, die ganze Zeit direkt neben ihm mit. Auf Nachfrage berichtet er, dass die Sorge schon vor der nächsten Mathestunde vorhanden war. Er stellt die Figur für diese Sorge (mit einem schiefen Mund) etwas weiter weg (s. Foto 2).

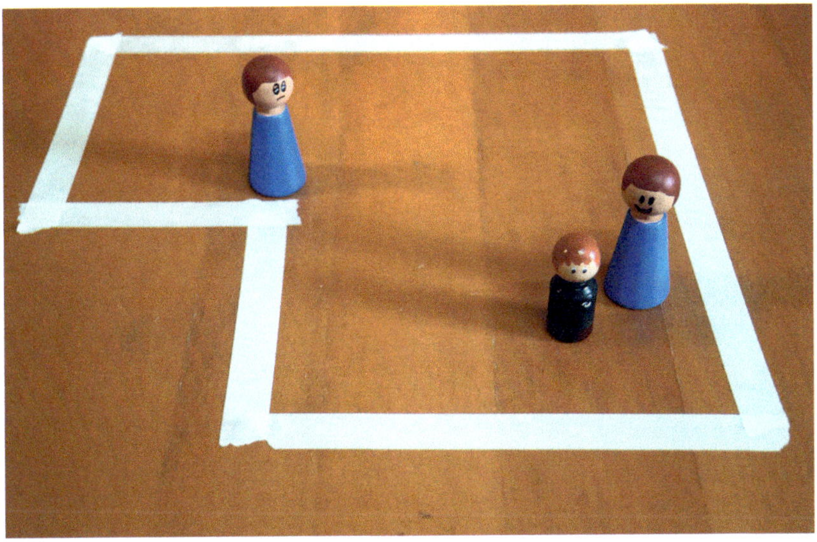

Foto 2: Die SORGE ist weiter weg © Bernd Reiners

Nun zeigt er die Situation, als er den Klassenraum betritt. Die SORGE und das LACHEN sind nun ungefähr gleich weit von MAX entfernt. Er stellt seine LEHRERIN in die Klasse. Als diese beginnt, die Aufgabe zu erklären, stellt er die SORGE direkt neben MAX – und dazu die schwarze KOPFSCHMERZFIGUR. Ich bitte ihn, das in Zeitlupe zu zeigen und zu überlegen, ob weitere Figuren eine Rolle spielen könnten.

Er beginnt noch einmal, als die LEHRERIN die Aufgabe ansagt. Er stellt zu der LEHRERIN eine weitere Figur (gelb und ohne Gesicht), die er »den DRUCK« nennt. Diese Figur rückt langsam von der LEHRERIN zu MAX mit dem KOPFSCHMERZ im Schlepptau. Auch die SORGE rückt jetzt langsam näher. Ich nehme BJÖRN, meine therapeutische Figur, zu Hilfe. BJÖRN fragt MAX, was er gerade denkt. MAX kann dies gut beschreiben: »Ich denke, dass ich das nicht schaffe, dass ich wieder versage und eine schlechte Note bekomme, und alle denken, dass ich zu schlecht für das Gymnasium bin.« BJÖRN fragt, wer »alle« seien –

und ich bitte ihn, diese Figuren mit auf den Tisch zu stellen. Er benennt die Lehrerin, seine Klassenlehrerin und einige Klassenkameraden. Ob es auch noch Menschen gebe, die nicht im Klassenraum seien, und trotzdem denken könnten, dass er zu schlecht für das Gymnasium sei? Ohne Zögern wählt er eine weitere Figur: GREGOR, für seinen achtjährigen Bruder – ihn stellt er gegenüber an den Tisch, weil er an den immer sofort denken müsse. Etwas weiter weg stellt er schließlich auch noch seinen VATER (s. Foto 3).

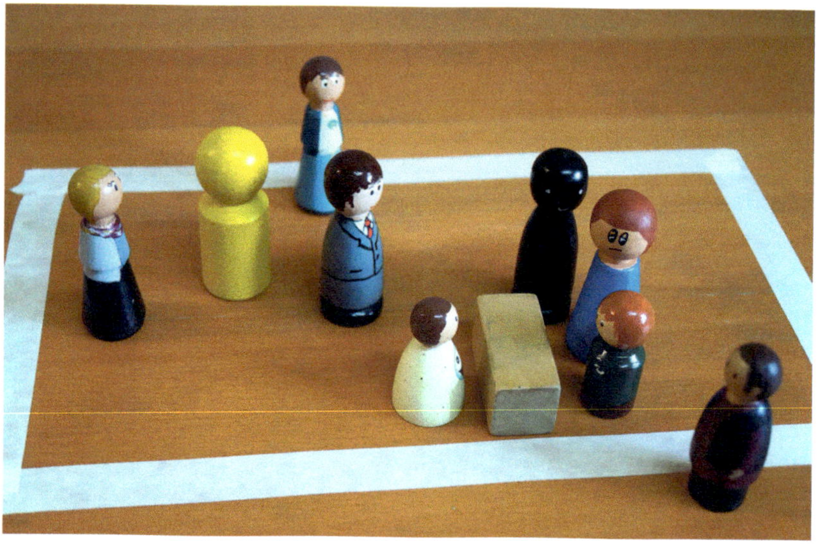

Foto 3: »Alle« schauen auf MAX © Bernd Reiners

ABSCHLUSS Da die Stunde sich dem Ende neigte, lobte zunächst BJÖRN MAX, wie gut er erklären könne (s. Kapitel 2.3). Ich lobte den Jungen schließlich, dass ich eine Menge verstanden habe. Glücklicherweise hat auch er die Stunde positiv bewertet. Ich fragte ihn, wie wir denn weitermachen sollten. Ob beim nächsten Mal seine Eltern dabei sein sollten? Dies hielt er für eine gute Idee. Er wollte seinen Eltern gern das heute Verstandene zeigen.

Die Geschichte wird den Eltern gezeigt

Die nächste Stunde begann Max' Mutter damit, dass sie erklärte, Max habe nach der letzten Stunde nichts erzählt, er wolle das lieber mit den Figuren hier zeigen. Offenbar hatte Max das Gefühl, sich mithilfe der Figuren besser ausdrücken zu können.

Den Eltern zeigen Tatsächlich gelingt es ihm sehr gut, die in der letzten Sitzung dargestellten Szenen verständlich nachzustellen. Seine Eltern haben wenige Nachfragen. Max' Vater jedoch will wissen, warum er mit auf dem Tisch stehe. Mit etwas Unterstützung gelingt es Max, seinem Vater zu erklären, dass er Angst vor seinen Abwertungen habe, wenn er keine so guten Leistungen nach Hause bringe.

Der Vater ist sehr überrascht, weil er noch nie geschimpft hätte. Den Tränen nahe erwidert Max: »Aber du warst immer so gut in der Schule! Und du lachst immer, wenn Gregor eine schlechte Note hat.« Auch wenn der Vater dem zweiten Teil der Aussage nicht zustimmt, ist ihm bewusst geworden, wie er an »dem Druck« beteiligt ist.

Veränderungsideen für das soziale Umfeld

Veränderungsarbeit Da die Figuren noch auf dem Tisch stehen, nehme ich Björn noch einmal zu Hilfe. Er fragt Max: »Wenn dein Papa nicht mehr denken würde, dass deine Leistungen zu schlecht sind – oder du das nicht mehr glauben würdest – was würde mit dem Druck passieren?« Max stellt den Druck etwa zwei Zentimeter weiter weg. Der Vater weist darauf hin, dass der Druck immer noch recht nahe sei und es also mehr brauche als nur seine angebliche Unzufriedenheit mit Max' Noten.

Ich greife den Impuls des Vaters auf: »Was bräuchte es, damit der Druck noch weiter wegrücken würde?« Max hat keine Ideen. Die Eltern dafür umso mehr. Der Vater schlägt sofort vor, man könnte eine Pause machen, z. B. mit den Hausaufgaben. Max könnte sich an seine guten Mathematikleistungen in der Grundschule erinnern, er könnte die Aufgaben zu Hause mit Papas Hilfe durchführen etc. Max glaubt, eine Pause würde am meisten helfen, die »blöden« Figuren auf Distanz zu bringen, aber eventuell nicht ausreichend. Er wisse nicht, was er tun könne, damit sie sich noch weiter zurückziehen.

Der Nutzen unerwünschter Gefühle

Ich bringe die Idee ein, dass die Gefühle vielleicht nicht nur »blöd« sind, sondern auch einen Nutzen haben (s. Kapitel 5.5.2); etwas, das es in der Familie brauche, das eventuell noch nicht ganz so klar ist, aber doch wichtig.

Erst in der nächsten Stunde, wieder beide Eltern mit Max, verfolgen wir diese Idee etwas weiter. Ich frage alle drei, was sie glauben, welchen positiven Nutzen es vielleicht haben könnte, dass der Druck so nahekomme. Die Mutter wählt ohne Aufforderung – inzwischen haben alle drei das Prinzip des Zeigegesprächs verinnerlicht – für sich eine Figur und stellt sie auf den Tisch: »Ich versuche, dich zu trösten, schone dich, wenn die Kopfschmerzen kommen.«

An dieser Stelle zeigt sich noch einmal eine Unterscheidung: Max hat immer vom Druck gesprochen, der dann komme. Dieser hängt zwar bisher immer mit der Kopfschmerzfigur zusammen, trotzdem sind die beiden Figuren nicht identisch. Mir scheint, über den Druck zu sprechen, war für alle einfacher, ungefährlicher als über die Kopfschmerzen. Ich formuliere meinen Gedanken mit Björn: »Wenn Mama oder Papa von den Kopfschmerzen reden, haben sie immer Angst, dass die Kopfschmerzen dadurch näherkommen, was sie natürlich nicht wollen. Wenn sie das aber nicht tun, fühlst du dich nicht ernst genommen.« Dabei zeige ich auf Max. Alle drei nicken.

»Mir scheint, der Druck ist so etwas wie der Vorbote der Kopfschmerzen. Die Kopfschmerzen hingegen sind etwas, vor dem alle Angst haben, und wenn sie auftauchen, wird es für alle schwieriger.« Auch dem stimmen alle drei zu. Ich bitte die Mutter daher noch einmal über den Druck, statt über die Kopfschmerzen zu sprechen.

So nimmt die Mutter ihre Figur in die Hand, zögert jedoch: »Hm. Ich weiß nicht, ob ich den Druck bemerke. Zumindest mache ich da nicht viel mit.« Björn geht zu Max und fragt, ob die Mutter etwas mit dem Druck machen soll. Max versteht sofort: »Ja, wenn sie den Druck merken würde, könnte sie mir helfen, eine Pause zu machen.« Der Vater ergänzt: »Der Druck ist so etwas wie ein Frühwarnsystem. Wenn wir den bemerken, können wir Max helfen, kein Kopfweh zu bekommen. Wir müssen besser aufpassen, damit wir den Druck bemerken.« Max strahlt!

Nachgedanken Natürlich waren die Kopfschmerzen nicht sofort nach diesem Gespräch verschwunden – es blieb noch einige Arbeit, doch hatte die Familie durch das Spielgespräch eine Möglichkeit bekommen, sehr differenziert auf die Kopfschmerzen zu schauen. Wann kamen sie, was verstärkte sie, welchen Nutzen hatten sie, wie hingen sie mit dem Verhalten der anderen zusammen, mit Max' Gedanken und Gefühlen etc.? Die Eltern hatten keine Angst mehr, die Kopfschmerzen oder ihr Ausbleiben anzusprechen. Es war möglich geworden, darüber zu sprechen, was helfen konnte, sie in den Griff zu bekommen.

Nach einigen weiteren Gesprächen gelang es ihnen recht gut, die Kopfschmerzen früher zu bemerken und sie mithilfe des Drucks als Frühwarnsystem häufig sogar zu vermeiden.

1.2 Was ist das Spielgespräch?

Kurz gesagt, ist das Spielgespräch eine kreative Methode, die eine Erzählung mit Bildern, Figuren und Handlung ergänzt, sozusagen eine »Visualisierung+«. Ratsuchende erzählen mit Worten und zeigen gleichzeitig mit Figuren und Gegenständen, sodass die Erzählung visuell und konkret wird. So schaffen sie etwas Überdauerndes. Gleichzeitig reduziert dies die Anforderung des Augenkontaktes; wir können gemeinsam das Gezeigte betrachten und auch die Emotionen reflektieren. Mit diesem Gezeigten können wir weiterarbeiten und nach gewünschten oder möglichen Alternativen suchen. In anderen Situationen kann das Spielgespräch genutzt werden, um die eigene Arbeit zu erläutern (s. Kapitel 4.2.2) bzw. das bisher Verstandene zusammenzufassen (s. Kapitel 4.2.1).

So ist das Spielgespräch eine eigene Kommunikationsmethode – Sjölin-Nilsson (2023) spricht lieber von einer »Sprache« als einer »Methode«. Das Spielgespräch kann zur Ergänzung von psychologischer, psychiatrischer und sozialpädagogischer Diagnostik oder Beratung und Therapie genutzt werden. Durch die Verknüpfung von Worten mit dreidimensionalen Bildern und der Handlung in diesen Bildern entsteht ein tieferes Verständnis aufseiten der Ratsuchenden und der Therapeut:innen.

Kreative Methoden sind hoch im Kurs, ihr Einsatz ist über viele Schulen hinweg sehr verbreitet (Hanswille, 2022; Prior, 2023) und wird als hilfreich im Kontext von Beratung und Therapie erachtet. Insofern befindet sich das Spielgespräch im Trend.

Martin Soltvedt, Jan Nilsson und Barbro Sjölin-Nilsson haben die Bezeichnung »Tejping« (ausgesprochen wie das englische Wort »taping«) verwendet. Es war das Wort eines Kindes, mit dem Martin Soltvedt gearbeitet hatte (s. Kapitel 1.2.1). Es passte, weil Tape ein wichtiges Material ist, das beim Spielgespräch verwendet wird. Daneben verwendete Soltvedt (2005) den Begriff »Spielgespräch« (»leksamtal«). Da im deutschen Sprachgebrauch »Taping« eher nach Physiotherapie klingt, habe ich mich entschieden, das Wort Spielgespräch zu verwenden, da es die Veränderungsarbeit mit der Methode gut beschreibt: Es ist eine *Mischung aus Gespräch und Spiel.* Dabei wird das Wort Spiel nicht ausschließlich im üblichen Wortsinn verwendet, sondern auch im Sinne eines Gedankenspiels, dem *Ausprobieren und Reflektieren von Handlungsalternativen,* von Mentalisierungsideen etc.

Wie Nilsson (2021) aber zu Recht anmerkt, klingt »Spielgespräch« ein wenig, als sei es eine Methode, die für Kinder entwickelt wurde. Das ist sie jedoch keineswegs. Soltvedt (2005) hat das Spielgespräch meistens mit Jugendlichen verwendet, die auch meiner Erfahrung nach sehr gut darauf ansprechen. Es kann jedoch *in allen Altersklassen* angewendet werden, auch mit Erwachsenen und insbesondere in Situationen, in denen Worte nicht ausreichen, nicht vorhanden sind oder das Ergänzen durch eine konkrete Visualisierung nützlich erscheint.

Der Begriff »Zeigegespräch« betont, dass etwas gezeigt wird – die Aspekte der Veränderungsarbeit werden weniger betont; sie geschehen jedoch günstigenfalls auf eine verspielte Weise. Von daher wird der Begriff Spielgespräch eher für das gesamte Vorgehen gewählt, während Zeigegespräch für das Zeigen eines – auch inneren – Prozesses gewählt wird. Ich verwende den Begriff Zeigegespräch bei älteren Klient:innen gern, so z. B. auch gelegentlich bei Jugendlichen, wenn diese Spielen »uncool« finden.

Gelegentlich wird auch der Begriff »Tischpsychodrama« verwendet. Tatsächlich gibt es sehr große Ähnlichkeiten zum Psychodrama. Der Begriff suggeriert jedoch, dass das Spielgespräch theoretisch ausschließlich oder überwiegend im Psychodrama verortet ist. Dies ist nicht der Fall.

1.2.1 Geschichte des Spielgesprächs

Martin Soltvedt (2005; *1931, †2016) hat das Spielgespräch in den 1980er Jahren in Norwegen für ältere Kinder entwickelt, die gerade aus dem Spielalter herausgewachsen waren. Er suchte eine Möglichkeit, mit älteren Kindern und Jugendlichen visuell und konkret zu arbeiten. Wenn er etwas nicht verstand, stellte er GABRIELSEN, seine Alter-Ego-Figur[5], auf den Tisch. Durch dessen naive Fragen entstand mithilfe anderer Figuren und Markierungen durch Tape eine Darstellung des Gesagten, sodass schließlich verständlich wurde, was vorher unbegreiflich war.

Das Spielgespräch wurde insbesondere durch Barbro Sjölin-Nilsson und ihren Mann, Jan Nilsson, verbreitet. Theoretisch fußt es unter anderem auf entwicklungspsychologischen Theorien, z. B. Stern (1977) mit der Betonung auf handlungsorientiertem Verstehen und Lernen, der narrativen Perspektive um White und Epston (1993) mit dem Externalisierungsbegriff sowie den inneren und äußeren Gesprächen von Anderson und Goolishian (1990).

Da mir Barbro Sjölin-Nilsson das erste Spielgespräch des Entwicklers Martin Soltvedt (zu der Zeit nahm er noch nicht GABRIELSEN zu Hilfe) zugesendet hat, möchte ich es übersetzt und gekürzt wiedergeben.

---

5 Alter-Ego bedeutet wörtlich »anderes Ich«. Und in dieser Funktion vertritt die Figur die Therapeutin auf der Bühne.

Martin Soltvedts erstes Spielgespräch

Martin arbeitete in seiner privaten Praxis als Psychologe für Kinder und Familien in Lier, einer Kleinstadt bei Oslo/Norwegen. Diesmal war eine Mutter mit ihrem neunjährigen Sohn Ole gekommen.

Oles Mutter war häufig mit Ole und seinem fünfjährigen Bruder allein zu Hause. Im Gespräch bei Martin gab es viele Anklagen der Mutter, die Ole immer ruhiger werden ließen und schließlich dazu führten, dass er seinen Kopf unter seiner Kapuze versteckte, sodass man ihn gar nicht mehr sah.

Martin versuchte, der Mutter in ihrer Frustration zu helfen und gleichzeitig Kontakt zu Ole aufzubauen. Da sah er plötzlich das Korrekturband einer elektrischen Schreibmaschine und nahm es, um damit das Wohnzimmer auf dem Tisch anzuzeigen: »Kann das eine Wand im Raum sein? Hilf mir mal.« Damit reichte er Ole das Korrekturband. Zusammen zogen sie passende Stücke ab. So konnte Ole die anderen Wände sowie die Tür zur Küche zeigen.

Mit einem kurzen Stück Tape zeigte er den Fernseher. Ähnlich ging es weiter mit dem Drehsessel des Vaters und dem Sofa. So wurde der Raum mit Tür und Möbeln gezeigt, alles nur mit Tape-Stücken von unterschiedlicher Länge.

Martin nahm einige Holzfiguren und fragte: »Wenn das hier Mama ist, wo steht sie meistens?« Ole zeigte, dass seine MUTTER in der Küche steht und Essen zubereitet.

Auf Nachfrage setzte Ole eine Figur für sich auf den Streifen, der für den Sessel stand. Der kleine Bruder hingegen saß auf dem Sofa. Nun bat ihn Martin, zu zeigen und zu berichten, wie die Streitsituationen verlaufen. Es zeigte sich, dass Oles BRUDER ihm seinen Platz streitig machen wollte. OLE schubste dann seinen BRUDER fort, der hinfiel und nach seiner MUTTER rief. Diese hörte nur den weinenden Bruder und schimpfte sehr mit OLE.

So konnte Martin das ganze Problem vor sich sehen. Oles Mutter schlug nun vor, dass die Jungs sich abwechseln sollten, auf Vaters Sessel zu sitzen. Weiter schlug sie vor, eine Eieruhr zu stellen, die nach einer vorgegebenen Zeit klingelt, um den Wechsel anzukündigen.

Martin zeigte mit den Figuren, wie die Fernsehsituation demnächst ablaufen soll. Mit dem Tape wurde das Gespräch viel lebendiger. Sowohl die Mutter als auch Ole waren aktiv, und es wurde mehr Lösungssuche als Anklage.

Als Mutter und Ole zum nächsten Termin kamen, hatte Martin nicht gedacht, dass er eine neue Methode entwickelt hatte. Er saß einfach da und sprach normal mit den beiden und fragte, wie es mit der Fernsehzeit gegangen war. Es zeigte sich, dass es gut funktioniert hatte. Beide waren froh, dass es jetzt weniger Streit gab.

Dann sah Ole Martin fragend an und sagte: »Du, Martin, sollen wir heute nicht wieder Taping machen?« Ole fand es etwas langweilig, nur still zu sitzen und zu reden. Er hatte es gemocht, die Tape-Streifen abreißen sowie Raum und Möbel zeigen zu dürfen und mit den Figuren zu zeigen, was passierte.

In den 1990er Jahren verbreitete Soltvedt insbesondere durch Einladungen von Barbro Sjölin-Nilsson in Schweden über verschiedene Kursformate die Kinderorientierte Familientherapie. Das Spielgespräch rückte erst später ins Zentrum der Aufmerksamkeit.

Jan Nilsson hat die Methode bei verschiedenen Patientengruppen verwendet – insbesondere bei erwachsenen Psychiatriepatient:innen und traumatisierten Flüchtlingen. Er beschreibt das Erlebnis mit einem Patienten, der sich durch diese Arbeit endlich ausdrücken konnte und verstanden fühlte, als einen Wendepunkt in seiner therapeutischen Arbeit (Nilsson, 2017). Seit 2000 haben er und seine Frau die Methode auf Kongressen und zahllosen zweitägigen Kursen hauptsächlich in Schweden gelehrt und verbreitet. Es ist im schwedischen Sozialdienst – eine Art Jugendamt, das jedoch die Zuständigkeit mit Erreichen der Volljährigkeit nicht aufgibt – recht verbreitet. Auch in Norwegen ist die Methode gängig. Das Spielgespräch wird seit dem Jahrtausendwechsel in Schweden noch häufiger angewendet und ist durch viel mehr Kurse verbreitet worden als die Kinderorientierte Familientherapie. Darüber hat sich Martin Soltvedt nicht selten gewundert (Nilsson, 2021).

Ich habe das Spielgespräch 2005 in einem Einführungsseminar zur Kinderorientierten Familientherapie in Uppsala/Schweden bei Barbro Sjölin-Nilsson kennengelernt. Auch für mich war das Spielgespräch anfangs so einfach und naheliegend, dass ich es zunächst nicht als etwas »Besonderes« erkannt habe. Mein Herz schlug viel mehr für die Kinderorientierte Familientherapie. Angewendet habe ich das Spielgespräch regelmäßig seit 2005, insbesondere in meiner Arbeit in der Erziehungsberatungsstelle/dem Kinderschutz-Zentrum Aachen. Zunächst lehrte ich nur die Kinderorientierte Familientherapie und erwähnte das Spielgespräch eher am Rande.

Erst seit Mitte der 2010er Jahre, als ich das Spielgespräch auch in anderen Zusammenhängen lehrte, z. B. in Kursen gegen Kindeswohlgefährdung und zur Gesprächsführung mit Kindern, merkte ich durch das ausgesprochen positive Feedback vieler Kursteilnehmenden, wie interessant und bereichernd das Spielgespräch für verschiedene Berufsgruppen sein kann. Wie breit es anwendbar ist, war mir bereits vorher deutlich geworden. Dass es auch leicht lernbar ist, haben mir ebenfalls viele Kursteilnehmende berichtet. Es ist mir jedoch aufgefallen, dass die meisten Menschen das Spielgespräch eher in recht begrenzten Anwendungsbereichen verwenden und bei weitem nicht alle Möglichkeiten der Methode ausschöpfen. Ich selbst habe durch die Bücher von Jan Nilsson (2017, 2021) viele Möglichkeiten neu kennengelernt und (wieder) in meine Arbeit aufgenommen. Ein ums andere Mal habe ich gedacht, dass ich das schon viel früher hätte tun können, was sicherlich einigen meiner Klient:innen zugutegekommen wäre.

1.2.2 Zielsetzungen des Spielgesprächs

Grundsätzlich verfolgt das Spielgespräch drei verschiedene Zielsetzungen:

1. Verdeutlichen bzw. Verstehen der inneren oder äußeren Situation: Zeigegespräch der Ratsuchenden;
2. Therapeutische Veränderungsarbeit, oft im Anschluss an das Zeigegespräch: das Spielgespräch;
3. Information vermitteln: Zeigegespräch der Beraterin[6]; die Beraterin kann z. B. zeigen, wie ein begleiteter Umgang, der Besuch im Krankenhaus, im Gefängnis oder eine Befragung im Gericht aussehen wird (s. Kapitel 4.2.3) oder auch, was sie bisher verstanden hat (s. Kapitel 4.2.1).

1.2.3 Material beim Spielgespräch

Das Material im Spielgespräch ist nicht standardisiert. Es gibt auch kein Set, das man besitzen oder gar kaufen muss. Trotzdem gibt es Material, das empfohlen wird: Figuren, Tape und eine Bühne (in der Regel ein Tisch; s. Foto 4). Eine Empfehlung zeigt Kasten 1.

---

6 Ich verwende hier den Begriff der »Beraterin«. Man könnte auch von Coach, Fachkraft, Gesprächsführender, Praktikerin, Anwenderin oder Therapeutin sprechen. Die Übergänge sind fließend, vielen Fachleuten fällt die trennscharfe Beschreibung der verschiedenen Formate schwer. Das Spielgespräch kann in allen diesen Formaten verwendet werden. Es ist eine Methode zur Verdeutlichung von Erzähltem.

Kasten 1: Das Material beim Spielgespräch (zum Umgang mit dem Material s. Kapitel 2.1.1)

- mindestens zwanzig Menschenfiguren[7], die gut stehen können
  - unterschiedliche Geschlechter, Altersstufen, Kulturen, Berufe
  - Gefühlsfiguren/Moods
  - die therapeutische Alter-Ego-Figur
  - eventuell weitere, auch diagnosespezifische Figuren: z. B. hohle Matrjoschka-Figuren – innen böse guckend, außen freundlich –, in der Mitte durchgesägte Figuren für Kinder getrennter Eltern etc. (Östergren u. Ståhlkloo, 2011)
- Haustiere[8] (z. B. von HABA® oder Schleich®)
- unterschiedliche Häuser
- Fahrzeuge: Autos, Zweiräder, Bus, Flugzeug, Zug, Rettungsfahrzeuge – schaffen Bewegung auf der Bühne
- je kleiner das Kind, desto konkreter das Material: Möbel, Gegenstände wie Teller, Handy, TV etc., eventuell auch Gegenstände für Außen, z. B. Bäume, Blumen, Steine, Zäune etc.[9]
- etwas Knete zum Formen wichtiger Details
- reichlich Tape-Band[10]
- eine Bühne:
  - ein kleiner Tisch
  - Schreibunterlagen zum Aufbewahren aufwendigerer Tapes[11]
  - bei kleineren Kindern oder Kindern mit motorischen Schwierigkeiten ein Sandkasten

---

7 Alle hier gezeigten Figuren können unter www.kof-figuren.de (Zugriff am 23.09.2024) bestellt werden.

8 Haustiere spielen im Alltag vieler Kinder eine große Rolle und sollten daher zur Verfügung stehen. Hingegen sind wilde Tiere, die eher aus dem Zoo bekannt sind, nicht notwendig. Sie können eher ablenken und zum freien Spiel einladen.

9 Grundsätzlich können alle diese Dinge auch durch Tape angedeutet werden – dies genügt häufig. Plastischer wird es durch die Gegenstände; diese laden aber auch eher ein, frei zu spielen, statt zu zeigen.

10 Hier kann auch sogenanntes Washi-Tape® eingesetzt werden. Es ist bunt, glitzernd, mit Mustern etc. – und kann so die Darstellung verschönern. Mir persönlich wird es jedoch durch verschiedene Tapes insgesamt zu viel Material, sodass ich mich lieber auf das »normale« Tape beschränke.

11 Zum Beispiel eine schwarze Lederunterlage, Größe ca. 40 × 70 cm. Wenn allein das Aufkleben des Tapes länger dauert, kann die Unterlage bis zum nächsten Mal aufbewahrt werden, wenn dieses Kind wiederkommt. Ein Beispiel für diese Technik findet sich in Kapitel 5.4.5 bei Foto 19.

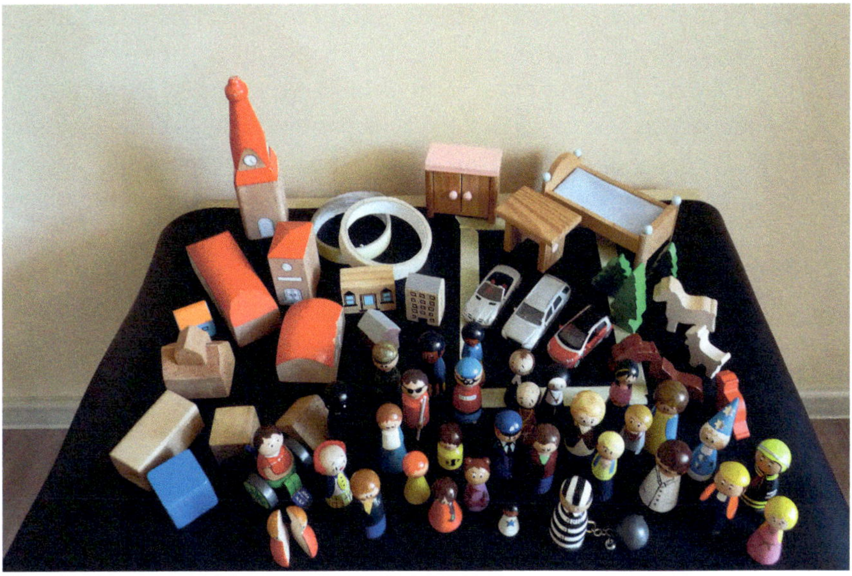

Foto 4: Material für das Spielgespräch © Bernd Reiners

1.3 Das Menschenbild im Spielgespräch[12]

In der Familientherapie wurde und wird häufig auf das Menschenbild des entwicklungsorientierten Ansatzes von Virginia Satir, insbesondere dem *Wachstumsmodell* (z. B. Satir u. Baldwin, 1988), sowie auf die humanistische Psychologie von Rogers (z. B. 1959) verwiesen. Auch im Spielgespräch, wie ich es verwende, ist dieses Menschenbild prägend. Nach dem Wachstumsmodell strebt jeder Mensch nach freier Entfaltung. Dies meint Rogers (1959, S. 196) mit »Aktualisierungstendenz«: die dem Menschen »innewohnende Tendenz zur Entwicklung aller seiner Möglichkeiten«. In einer Familie, wie in jeder anderen Gruppe, sind die einzelnen Mitglieder ständig im Wachstum begriffen.

Symptome entstehen nach diesem Modell, wenn ein Mensch sich nicht entsprechend seinen Bedürfnissen, Wünschen und Fähigkeiten entwickeln kann. Für eine gesunde Entwicklung werden Möglichkeiten benötigt, Veränderung oder Anderssein auszudrücken, ohne dadurch an (Selbst-)Achtung zu verlieren.

Psychische Symptome, also Auffälligkeiten im Verhalten, Fühlen oder Denken einzelner Personen in bestimmten Kontexten, werden in der systemischen Therapie häufig als *Lösungsversuche* verstanden (Selvini-Palazzoli, Boscolo, Cecchin

12 Angelehnt an Reiners (2013/2019).

u. Prata, 1977/1993; von Schlippe, 1991). Gemäß dem Wachstumsmodell werden sie, wie jedes andere Verhalten auch, als Verhalten mit positiver Absicht verstanden. Dabei muss die positive Absicht nicht immer in erster Linie positiv für den Symptomträger sein, sondern kann auch positiv für den Systemerhalt sein. So kann z. B. ein aufsässiges Kind mit seinem Verhalten die unbewusste Absicht verfolgen, die Eltern zu mehr Zusammenarbeit zu drängen und damit eine Trennung der Eltern zu verhindern.

Gleichzeitig verhindern Symptome häufig die Weiterentwicklung, weil sie einschränken, Freiheiten nehmen, Ängste auslösen. Eltern wagen z. B. nicht, ihrem Kind Grenzen zu setzen, weil sie befürchten, dann könnte es erst recht das Essen verweigern, von Wutgefühlen überwältigt oder suizidal werden etc. Sie befürchten, ihr Verhalten könne das Symptom auslösen. Das bedeutet, ein Symptom weist darauf hin, dass ein anstehender Wachstumsschritt bei mindestens einem Systemmitglied Angst auslöst. Das Symptom kann so als eine Art Warnsignal verstanden werden, dass es noch nicht so schnell zu einer Veränderung bzw. einem weiteren Wachstum kommen soll.

Auch Rutger Bregman (2022) betont, dass der Mensch im Grunde gut ist. Natürlich können Menschen böse Dinge tun. Es liegt uns jedoch näher, Gutes zu tun. Bregman (2022) belegt dies mit vielen Beispielen. Er zitiert z. B. eine Studie von Hamlin und anderen Wissenschaftler:innen (zitiert nach Bregman, 2022), die sechs bzw. zehn Monate alten Babys ein Puppenspiel zeigten, in dem eine Puppe gute Dinge tat, eine andere böse. Nahezu alle Babys wählten, wenn sie beide Puppen nehmen konnten, die »gute Puppe«. Die Forscher schlossen daraus, dass schon Babys prosoziales Verhalten bevorzugen.

Eine Kernannahme des Wachstumsmodells ist, dass absolut jedes Verhalten, wenn es auch noch so aggressiv oder destruktiv erscheinen mag, im Kern das *Streben nach Wachstum* enthält (Luthman u. Kirschenbaum, 1977).

Saids guter Grund

VORGESPRÄCH/VORGESCHICHTE Der neunjährige Said wurde vorgestellt, weil er immer wieder seinen sechsjährigen Bruder schlug. Bereits im Vorfeld berichteten die Eltern, dass dies nicht passiere, wenn die beiden Kinder allein wären. Said selbst leide unter seiner Aggressivität und wolle »das« ändern. Als ich ihn kennenlernte, bestätigte er sowohl, dass es solche Situationen immer wieder gab, als auch, dass er damit aufhören wollte.

SZENENAUSWAHL Daher wurde er gebeten, den letzten Streit zu zeigen, als er seinen kleinen Bruder so gekniffen hatte, dass dessen Oberarm blutete. Obwohl ihm das unangenehm war, willigte er sofort ein.

Zeigegespräch Nach dem Aufkleben des Wohnzimmers zeigt Said, wie sein Bruder und er mit den Autos spielen. Schließlich kommt seine Mutter ins Zimmer. Sein Bruder sagt zu seiner Mutter: »Said nimmt mir immer die Autos weg.« Said beschreibt, dass dies nicht seinen Handlungen entsprochen habe. Die Mutter aber schimpft mit ihm. Wütend gibt Said die Autos seinem Bruder. Die Mutter verlässt das Zimmer und die Jungen spielen scheinbar friedlich. Als die Mutter das Zimmer wieder betritt, schlägt Said seinen Bruder, dieser schreit und Said kneift ihn.
Ich frage Said, ob er zeigen könne, wozu er seinen Bruder geschlagen habe. Er denkt einen Moment nach und zeigt schließlich: Die Mutter betritt das Zimmer. Dabei habe sie ganz misstrauisch geschaut.
Er wählt eine **Gefühlsfigur**, um dies zu zeigen. Sie habe ihn gar nicht beachtet und nicht bemerkt, dass sein Bruder alle seine Autos benutzt habe. Da sei er wütend geworden (er stellte eine wütende Figur hinter Said) und habe seinen Bruder geschlagen (er zeigt es). Die Mutter habe nicht reagiert, da habe er seinen Bruder geschlagen. Dann schimpfte die Mutter mit Said und schleifte ihn aus dem Zimmer.
Nachgedanken Der gute Grund für Saids zweifellos »schlechtes«, das heißt wenig erwünschtes, destruktives Verhalten war nicht nur der Wunsch nach Aufmerksamkeit von der Mutter, sondern auch der Wunsch, sich zu wehren, wenn ihm sein Spielzeug weggenommen wurde. Wenn ihm sonst schon keiner half …

Natürlich rechtfertigte das seine Handlung nicht, es machte sie aber verständlich, auch für seine Mutter, die von der Beschreibung sehr berührt war, weil sie einsah, dass sie Said häufig nicht gerecht wurde, und er schon eine Art Sündenbockrolle innehatte.

Möglicherweise war Said besonders aggressiv, weil seine Mutter seine Bedürfnisse so wenig wahrnahm. In einem zirkulären Prozess gelang ihr das eventuell schlechter, weil sie ihren kleinen Sohn vor Said schützen musste. Je aggressiver Said wurde, desto mehr schützte sie ihren kleinen Sohn, verlor damit Said mehr aus dem Blick, was diesen wiederum aggressiver werden ließ.

Das Suchen nach dem guten Grund für destruktives Verhalten half dieser Familie, neue Lösungen zu finden. Es gelang, die *Kontextabhängigkeit* des Symptoms zu verstehen, ohne dass Mutter und Sohn erneut in der Dynamik gefangen waren.

Menschen werden im Wachstumsmodell als einzigartig betrachtet. Andersartigkeit wird nicht als Gefahr, sondern als Anstoß für eine Veränderung verstanden. *Veränderung ist unausweichlich* und wird begrüßt, da Vertrauen in diesen Veränderungsprozess besteht. Das Wachstumsmodell geht davon aus, dass Menschen Freude daran haben, Risiken einzugehen und neue Wahlmöglichkeiten auszuprobieren. Wenn Wahlmöglichkeiten mit der Aussicht auf Veränderung verbunden sind, empfinden Menschen Freude und Glück (Satir u. Baldwin, 1988).

Gerade Letzteres soll im Spielgespräch für Situationen ermöglicht werden, in denen Menschen nicht ausreichend Zugang zu Wahlmöglichkeiten hatten, um sich entsprechend ihrer Fähigkeiten selbstwerterhaltend verhalten zu können.

Das natürliche emotionale Wachstum der Menschen geschieht nach dem Wachstumsmodell grundsätzlich auf zwei Ebenen gleichzeitig. Das Selbstwertgefühl aller Beteiligten entwickelt sich gleichzeitig mit den gesunden Beziehungen und der gesunden Kommunikation zwischen den Beteiligten. Gerade diese Haltung wird auch von Soltvedt (2005) als Grundhaltung für das Spielgespräch vertreten.

Schmidtchen (1999, S. 92 ff.) schlägt »Strategien zur Gestaltung einer heilungsfördernden Beziehung« vor, die auch im Spielgespräch Verwendung finden. Zunächst ist dies die *engagierte Fürsorge* für die Ratsuchenden und die »Schaffung eines *anregenden, freundlichen, gefühlsoffenen, angstabbauenden Klimas*« (S. 92). Weiterhin *Achtung* und *Wertschätzung* sowie das Bemühen um *kongruentes Verhalten* (Satir u. Baldwin, 1988, nennen dies kongruente Kommunikation). Als letzte grundlegende Strategie führt Schmidtchen (1999) das Bemühen um eine dialogische, auch nonverbale Kommunikation an.

So kann das Spielgespräch helfen, entwicklungsfördernde Kommunikation zu ermöglichen oder zu fördern, indem es den Ausdruck von Gefühlen ermöglicht, verschiedene Perspektiven verdeutlicht, Grenzen aufzeigt und letztlich eine Situationsbeschreibung bzw. eine Erklärung eigenen Verhaltens kongruent ermöglicht.

Im Wachstumsmodell werden die *verschiedenen Familienmitglieder als gleichwertig* betrachtet (Satir u. Baldwin, 1988). Damit ist eine Gleichwertigkeit der Identitäten gemeint. Unterschiede in Rolle und Status werden damit nicht geleugnet. Gleichwertigkeit bedeutet also nicht, dass Eltern Kindern keine Vorschriften machen dürfen. Sie dürfen aber ihre Kinder nicht abwerten oder demütigen, da die Kinder den gleichen Wert haben, als Person geachtet und wertgeschätzt zu werden. Gleichwertigkeit bedeutet auch nicht, dass Unterschiede geleugnet werden müssen. Im Gegenteil kann durch die Gleichwertigkeit eine andere Haltung oder Einstellung als interessante Alternative zugelassen werden.

Im Spielgespräch wird häufig ein Kind gebeten, eine schwierige Situation darzustellen. Nicht selten sind es die Eltern, die beim Zuschauen die Unterschiede in der Wahrnehmung verstehen. Eine vorherige Abwertung des Kindes aufgrund seines ungünstigen Verhaltens kann so gemildert oder sogar aufgehoben werden, wenn die Eltern ihre Kinder anders verstehen. So war es ja auch bei Said in obigem Beispiel.

Grundsätzlich geht das Wachstumsmodell davon aus, dass Menschen ein Interesse daran haben, ihnen *nahestehende Menschen nach besten Kräften zu fördern.* Dazu können sie eigene Ideen, Gefühle, Haltungen etc. frei äußern und Ähnlichkeiten wie Unterschiede akzeptieren. Damit wird die Aufgabe der Familie mit eingeschlossen, jedem Familienmitglied eine positive emotionale Entwicklung zu ermöglichen.

Ich möchte ein weiteres Element der systemischen Haltung hinzufügen, auch wenn es seltener genannt wird: die *Fehlerfreundlichkeit.* Die Therapeutin sollte Ratsuchenden im Zuge der Vertrauensbildung die Angst nehmen, sie könnte sie für eventuell begangene Fehler verurteilen. Wie Weizsäcker und Weizsäcker (1984) darstellen, sind es in der Evolution erst die Fehler, die Abweichungen von der Norm, die eine derart weit gefächerte Artenvielfalt ermöglicht haben. In diesem Sinne geht die Natur freundlich mit Fehlern um. Ein solches freundliches Umgehen mit Fehlern wird auch Therapeut:innen empfohlen. Burmeister und Steinhilper (2011) weisen jedoch zu Recht darauf hin, dass in unserer erfolgsorientierten Gesellschaft das Gespräch über ein mögliches oder auch bereits erlebtes Scheitern schwierig ist. Aber nur in fehlerfreundlichen Systemen können Risiken gewagt werden.

Daher ist es besonders wichtig, im Spielgespräch eine spielerische, fehlerfreundliche Atmosphäre zu schaffen. Es ist nichts verboten oder unsinnig. Selbst ein Zauberer, der auftaucht und die Situation verändert, kann sinnvoll sein, um gemäß der Wunderfrage einmal zu überlegen, wie sich die Situation verändern könnte (s. Kapitel 4.3).

Bleckwedel (2008, S. 74/75) empfiehlt entsprechend »Experimentierfreude« und »konzentrierte Leichtigkeit«. Er fasst das Vorgehen zur Förderung von Fehlerfreundlichkeit im Prozess wie folgt zusammen:

1. Stabilität/Sicherheit fördern, z. B. durch Bestätigung und Redundanz/Wiederholung von Bekanntem.
2. Für angemessene Verstörung/Instabilität sorgen. Hierher gehören Ausprobieren, Vielfalt, Kreativität; auch Unsinn darf dabei sein.
3. Anschließend reflektieren und möglichen Transfer überlegen.

Genau dieses Vorgehen kann im Spielgespräch nur empfohlen werden.

Die Haltung gegenüber den Eltern

Da die meisten Beispiele in diesem Buch Kinder betreffen, soll etwas über den Umgang mit Eltern und die Haltung ihnen gegenüber gesagt werden. Wenn Sie das Spielgespräch nicht mit Kindern anwenden, überspringen Sie dieses Kapitel ruhigen Gewissens …[13]

Eltern erwarten häufig eine *Erklärung für das kindliche Verhalten.* Sie suchen nach einer solchen Erklärung üblicherweise *in* dem Kind. Auf eine Antwort der Therapeutin jedoch zu früh oder einseitig den Fokus zu legen, würde das elterliche Expertentum für ihr Kind, ihre Fähigkeit, das kindliche Verhalten zu beeinflussen und somit ihr Selbstwirksamkeitserleben unnötig reduzieren. Zudem würde es das Kind zum Gegenstand, zum Objekt (Cierpka, 2008) machen. Insofern werbe ich dafür, das Spielgespräch mit einem Kind in Anwesenheit der Eltern durchzuführen, wenn dies möglich ist (s. Kapitel 4.1.2 und 6.1.5). Das Spielgespräch hilft den Eltern, ihr Kind und die Interaktion mit ihm besser zu verstehen. Meist ist die Annahme einer Pathologie des Kindes wenig hilfreich. Es gilt der Grundsatz von Wagner (2020), man möge die geringstmögliche Pathologie und die einfachste Theorie anwenden (s. Kapitel 7.1).

Von zentraler Bedeutung ist nach Soltvedt (2005) die Haltung, *Kindern auf ihrem Entwicklungsniveau* zu *begegnen,* also sie nicht zu reiferen Handlungen zu nötigen, als sie von sich aus zeigen. Ein Sprichwort besagt: »Das Gras wächst nicht schneller, wenn man daran zieht.« Dies gilt für Erziehung ebenso wie für Therapie. Dennoch geschieht dieses Ziehen leider häufiger. Erziehung beinhaltet vermeintlich im Wortsinn, dass Erwachsene Kinder zu etwas (er)ziehen, das sie (noch) nicht von selbst tun. Wenn das Kind etwas lernen *möchte,* ist dies nicht zwangsläufig eine ungünstige Strategie.

Gerade wenn Kinder problematisches Verhalten zeigen, führt dieses Erziehen-wollen allerdings oft in die Sackgasse. Das Kind hat bereits mehrfach erlebt, dass sein Verhalten unerwünscht ist. Es gelingt ihm jedoch nicht, es abzustellen. Es hat vermutlich bereits mehrere selbstwertschädigende, erfolglose Versuche hinter sich. Die Aufforderung, auf einem höheren Funktionsniveau zu agieren, ist daher ein »Mehr desselben«, also eines Verhaltens, das das Kind bereits vielfach erlebt hat, und damit selbstwert- und entwicklungsschädigend. Nicht selten entsteht eine eskalierende Schleife. Je ungeduldiger die Eltern die Handlung fordern, desto trotziger und weniger lernfähig reagieren die Kinder.

---

13 Dieses Kapitel ist zum großen Teil Reiners (2013/2019) entnommen, da die Haltung in der Kinderorientierten Familientherapie der im Spielgespräch sehr ähnelt.

Das Spielgespräch selbst ist ein Versuch, dem Kind auf seinem Entwicklungsniveau zu begegnen, ihm durch die Visualisierung eine Möglichkeit zu geben, sich besser auszudrücken. Gerade die Wahl des Spiels als therapeutische Interaktionsform hilft dem Kind, sich auszudrücken – und den Eltern, es zu verstehen. Darüber hinaus wird das Kind immer wieder nach seiner Sicht und seinen Lösungsideen gefragt. Auf diese Weise kann es der selbstwertschädigenden Schleife entgehen – und trotzdem Ideen der Erwachsenen anhören und eventuell im Spielgespräch ausprobieren.

Die Eltern fühlen sich, wenn sie zur Therapie kommen, hilflos und ratlos; sie reagieren bei kindlichen Problemen mit Rückzug oder unkontrollierten Impulsdurchbrüchen. Sie verstehen nicht mehr, was zwischen ihnen und ihrem Kind passiert und reagieren zunehmend ungünstig für die Entwicklung der Eltern-Kind-Beziehung und damit die kindliche, aber auch ihre eigene Entwicklung. Pleyer (2003) spricht von »*parentaler Hilflosigkeit*«. Bei den Eltern entwickeln sich typische Auffälligkeiten, wie sie ihre »Problemkinder«[14] wahrnehmen bzw. mit ihnen umgehen:

- Sie nehmen ihre Kinder selektiv wahr im Sinne der selbstverstärkenden Beobachtung und Interpretation. Wenn das Kind sich einmal unproblematisch verhält, können sie dies z. B. nur als Ausnahme von der Regel verstehen, nicht als Beginn einer Veränderung oder gar als Widerlegung der Regel. Kontaktversuche des Kindes deuten sie als Angriff. Pleyer (2003, S. 480) empfiehlt entsprechend eine Förderung des Beobachtens. Das Spielgespräch kann Eltern ein anderes Verständnis ihres Kindes ermöglichen. Eltern beobachten ihre Kinder, ihre Mentalisierungsfähigkeit nimmt zu. Umgekehrt kann es Kindern gelingen, ihre Eltern anders zu verstehen, wenn sie ihre Sicht im Spielgespräch darlegen.
- Eltern versuchen, den Konflikt nach langer Zeit erfolglosen Kampfes zu vermeiden. Sie befürchten andernfalls, dauerhaft Schaden anzurichten bzw. nur ihre Energie zu verschwenden und nutzlos die Stimmung zu zerstören. Pleyer (2003) fordert Verstärkung der elterlichen Präsenz (Omer u. von Schlippe, 2002) sowie das Einüben von Kooperation. Das Spielgespräch bietet eine Bühne, um eine Konfrontation zunächst auf ungefährlichem Terrain zu wagen.
- Nicht selten geben Eltern in solchen Situationen die Verantwortung an andere Stellen ab. Sie verlangen eine ärztliche Diagnose, Medikamente oder die Unterbringung des Kindes in einem Heim. Die elterliche Sorge, dem Kind keinen Rahmen für eine positive Entwicklung bieten zu können, sollte in der Kontraktphase angesprochen werden. Es gilt, Eltern wieder Hoffnung zu ma-

14 Häufig sind Geschwisterkinder von dieser elterlichen Wahrnehmung nicht betroffen, mit ihnen gelingt eine gesunde Interaktion und Entwicklungsförderung.

chen, ihre Selbstwirksamkeitserwartung erneut zu steigern. Hierzu können gezielte Spielgespräche eingesetzt werden, wie Eltern reagieren könnten, um dem Kind genau diesen Rahmen zu bieten.
- Eltern streiten über die richtige Vorgehensweise. Der Vater empfindet die Mutter als inkonsequent, die Mutter den Vater als herzlos, um nur eine typische Konstellation zu benennen. So disqualifizieren und schwächen sie sich gegenseitig. So etwas wird eher selten in kindlichen Spielgesprächen deutlich. Ein Zeigegespräch eines oder beider Elternteile kann dies jedoch durchaus verdeutlichen. Meist sind in einer solchen Konstellation Eltern- bzw. Paargespräche indiziert.

In einer solch hilf- und ratlosen Situation erleben Eltern *eine ausgeprägte Ambivalenz*. Einerseits haben sie das Gefühl, in der Vergangenheit gescheitert zu sein und hoffen auf Hilfe, andererseits würde ein rascher Erfolg möglicherweise ihre (scheinbare) Unfähigkeit erst recht bestätigen. Einerseits wünschen sie für ihre Kinder die kompetenteste, netteste und beste nur denkbare Therapeutin, andererseits soll diese nicht besser, erfolgreicher, beliebter etc. sein als sie selbst. In diesem Dilemma geht es zunächst darum, eine *Atmosphäre des Vertrauens* zu schaffen. Vertrauensbildend sind Äußerungen, die den Eltern Sympathie und Willkommensein verdeutlichen.

Dies wird unterstützt mit einer grundlegenden Haltung bzw. Technik der Familientherapie, dem *Joining* (Minuchin u. Fishman, 1992). Joining beinhaltet die Kontaktaufnahme zu jedem Familienmitglied, ein (vorläufiges) Angleichen an die Klient:innen mit Körperhaltung, Sprache, anfänglichem Akzeptieren von Familienregeln – und eben auch Komplimenten und Lob. Eltern benötigen das Gefühl, verstanden worden zu sein, um ungewöhnliche Interventionen annehmen zu können. Wenn sie sich nicht genügend wertgeschätzt fühlen, werden sie die Intervention der Therapeutin nicht nutzen, schlimmstenfalls sogar die Therapie beenden.

Wenn Eltern eine Intervention zunächst ablehnen, kann Joining manchmal helfen, sodass die Intervention erfolgreich durchgeführt werden kann. So kann es gelingen, Eltern für das Spielgespräch zu gewinnen, wenn sie sich in ihrer Sicht des Problems ernst genommen fühlen. Grundsätzlich gilt die Faustregel »Vertrauen vor Behandlung«. Also sollte sich die Therapeutin zunächst um das Vertrauen und das Wohlbefinden kümmern, bevor sie sich einem Problem oder einer Lösung zuwendet.

Das Spielgespräch selbst kann für das Joining mit dem Kind genutzt werden. In vielen Familien stärkt das Zeigegespräch oder das Spielgespräch das Gefühl, sich verständlich machen zu können, sich gegenseitig zu verstehen oder auch das Gefühl, verstanden zu werden.

Eine weitere vertrauensbildende Maßnahme ist es, den Eltern immer wieder die Möglichkeit zu geben, ihre Sichtweise der Fähigkeiten, Probleme, Erklärungen und Lösungen darzustellen. Es sollte vermittelt werden, dass *Eltern die kompetentesten Helfer für ihr Kind* sind. So können Eltern z. B. im Spielgespräch des Kindes gefragt werden, was sie für Veränderungen vorschlagen würden (s. Kapitel 4.1.1).

Grundsätzlich sollten *Eltern als die wichtigsten Bezugspersonen für ihre Kinder* betrachtet werden. Kinder sind ihren Eltern gegenüber so loyal, dass sie Schwierigkeiten im Therapiezimmer häufig nicht anzusprechen wagen, solange die Eltern hierzu nicht die explizite und spürbare Erlaubnis geben. Meine persönliche Erfahrung ist, dass sich jüngere Kinder – bei älteren Kindern und Jugendlichen ist es teilweise anders – zunächst leichter öffnen, wenn ihre Eltern anwesend sind. Das gilt natürlich auch im Spielgespräch.

1.4 Anwendungsmöglichkeiten des Spielgesprächs

Zeige- und Spielgespräch eignen sich in verschiedenen Phasen der Beratung oder Therapie zur vertieften Auseinandersetzung mit bestimmten Situationen, Problemen oder Erfahrungen. Sie können beim Beziehungsaufbau helfen, bei der Zielklärung, zur Vertiefung und zum Abschluss (Ausblick auf die Zeit nach der Therapie) (s. Kapitel 7.5).

Wenn im Gesprächsverlauf eine (innere oder äußere) Situation nicht verstanden wird und/oder besonders wesentlich für die Therapieziele erscheint, kann das Spielgespräch spontan eingesetzt werden. Besonders geeignet ist es, wenn durch die Visualisierung neue Perspektiven und Handlungsmöglichkeiten entwickelt werden sollen. In Kasten 2 sind einige übliche Anwendungsbeispiele aufgeführt.

Kasten 2: Anwendungsbeispiele des Spielgesprächs

A Zeigegespräch: Verdeutlichen einer Situation (innerlich oder äußerlich, konkret oder allgemein)

- Schildern einzelner Erlebnisse; z. B. auch problematische Situationen, Schicksalsschläge (s. Kapitel 5.3), aber auch Wunschsituationen (s. Kapitel 4.3, Jonas), Lösungen, Wunder …, diese Situationen können von den Personen gezeigt werden, die sie erlebt haben, z. B. von den Kindern, oder auch von anderen, den Eltern, um zu überprüfen, ob die Geschichte richtig verstanden wurde

- Zeigen eines Konflikts, z. B. mit Freund:innen oder in der Familie (s. Kapitel 3.1, Dustin)
- Verdeutlichen eines inneren Konflikts mit verschiedenen Anteilen durch die Arbeit mit Gefühlsfiguren, auch Moods genannt (s. Kapitel 3.11)
- Traumakonfrontation und -integration (s. Kapitel 5.4)
- stabilisierende Gespräche
- Schilderung der Geschichte der Familie, z. B. auch mit einer Lebenslinie (s. Kapitel 4.5)
- Visualisierung des Netzwerks der Familie/des Kindes inkl. Gegenbilderzählung (s. Kapitel 4.6)
- Gefährdungseinschätzung – Kind zeigt seine Erinnerung von Ereignissen (s. Kapitel 5.2, Ariane)

B Spielgespräch: Veränderungsarbeit

- Ziele für die Beratung entwickeln und verdeutlichen (s. Kapitel 4.3, Jonas)
- Ressourcenaktivierung, z. B. bei Ausnahmen vom Problem, in gelingenden Momenten, wenn Menschen eigene Fähigkeiten nicht erkennen oder nicht einsetzen, z. B. auch bei Übergängen, Belastungen, Konflikten und Krisen; aber auch zur Vorbereitung von Traumabearbeitung und zur Stabilisierung (s. Kapitel 4.4)
- Lösungen suchen z. B. durch Wunschbilder, Einführung von »irrealen« Möglichkeiten, Vorschlägen, Ideen des Kindes etc. (s. Kapitel 3.3, 4.8)
- Ausprobieren und Einüben neuer Verhaltensweisen (s. Kapitel 3.6)
- Familie zeigt Streit aus verschiedenen Perspektiven, einmal Mutter, einmal Kind, einmal Vater mit Figuren (s. Kapitel 4.1.1, Kronenberg)
- Traumakonfrontation und -integration (s. Kapitel 5.4)
- Rückfallvorbeugung (s. Kapitel 4.7)

C Informationen vermitteln durch die Beraterin

- Die Professionelle erläutert dem Kind das eigene Vorgehen, oder
  - den Ablauf einer medizinischen Untersuchung (s. Kapitel 4.2.2)
  - den Ablauf eines begleiteten Umgangs (s. Kapitel 4.2.3)
  - den Besuch im Krankenhaus
  - den Ablauf im Gericht
  - den Besuch im Gefängnis (s. Kapitel 4.2.3)
  - Psychoedukation (s. Kapitel 3.9, 4.2.3 und 5.2.1)

- Zusammenfassen, was im Gespräch bisher von dem Professionellen verstanden wurde (auch im normalen Gespräch) (s. Kapitel 4.2.1)
- Kindeswohlgefährdung – Vorgehensweise: Wer spricht mit wem worüber (s. Kapitel 5.2.2)

Diese Sammlung ist keineswegs vollständig. Einzelne Themen passen in verschiedene Felder. So kann z. B. bei einer möglichen Kindeswohlgefährdung im Bereich »Verdeutlichen einzelner Situationen« vom Kind eine Gefährdungssituation gezeigt werden, anschließend kann eine Lösung oder einzelne Wünsche gesucht und gezeigt werden, um im dritten Schritt zu erläutern, wie mit den gewonnenen Informationen weiter umgegangen wird – wer spricht mit wem etc.

Einige institutionelle Kontexte, in denen das Spielgespräch angewendet werden kann, sind in Kasten 3 zusammengefasst.

Kasten 3: Institutionen, in denen das Spielgespräch angewendet werden kann

- Beratungsstelle, aufsuchende Familientherapie oder Familienhilfe
- Kinder- und Jugendpsychiatrie oder Praxis
- Erwachsenenpsychiatrie
- Jugendamt
- Integration von Migrant:innen
- Paartherapie
- Schule
- Krankenhaus
- Begutachtung, vom Untersucher weniger beeinflusste Beschreibung eines Ereignisses[15] (s. Kapitel 6.4)
- Frühförderung
- Arbeit mit Personen mit intellektuellen Einschränkungen oder Behinderungen (s. Kapitel 6.2)
- Supervision
- Immer, wenn Sprache nicht genügt

Am Beispiel der Anwendung des Spielgesprächs in der Supervision soll verdeutlicht werden, dass einige der genannten Beispiele in verschiedenen Anwendungsfeldern verwendet werden können: Zunächst kann eine Situation einer Supervisandin mit dem Spielgespräch gezeigt werden (Bereich A), selbstverständlich

15 Ein literarisches Beispiel aus der Kriminalistik findet sich – ohne Benennung der Methode – bei Fossum (2004).

können Lösungen gesucht werden (Bereich B), es kann aber auch von der Supervisorin gezeigt werden, was sie bisher verstanden hat (Bereich C).

Das Spielgespräch bietet sich besonders in Situationen an, in denen Sprache nicht ausreicht bzw. nicht ausreichend zur Verfügung steht. Dies ist natürlich bei Menschen mit Sprachproblemen oder noch nicht voll entwickelter Sprache/noch nicht voll entwickeltem Kommunikationsvermögen der Fall, wie z. B. bei Kindern, hörgeschädigten Personen, manchen Menschen mit Behinderung oder Migrationshintergrund. Zudem eignet es sich für Personen, die eher visuell orientiert sind (Grinder u. Bandler, 1981/2007).

Darüber hinaus steht Menschen ihre Sprache nicht in vollem Umfang zur Verfügung, wenn die erfahrene Situation als traumatisch erlebt wurde und die sprachliche Verarbeitung und Wiedergabefähigkeit eingeschränkt ist (Hanswille u. Kissenbeck, 2008), wenn die Situation starke, beängstigende Emotionen wachruft, wenn sie scham- oder schuldbesetzt ist, wie z. B. Gewalt- oder Missbrauchserfahrungen, Loyalitätskonflikte etc. Auch in diesen Situationen kann das Spielgespräch sehr nützlich sein.

Beispiele für institutionelle Anwendungen des Spielgesprächs

Für einzelne Institutionen sollen in Kasten 4 einige Beispiele angeführt werden (angelehnt an Nilsson, 2021).

Kasten 4: Beispiele für institutionelle Anwendungen des Spielgesprächs

Die meisten Beispiele in diesem Buch stammen aus *ambulanter beraterischer oder therapeutischer Arbeit,* z. B.:

- Klärung von Zielen und Anliegen
- Situationen, Erwartungen etc. *aus verschiedenen Perspektiven* zeigen bzw. anschauen
- Verhaltensalternativen entwickeln bzw. einüben
- Arbeit mit inneren Anteilen
- Traumabearbeitung
- Klärung von Beziehungswünschen und psychischen Belastungen
- so wie viele weitere, die in den folgenden Institutionen genannt werden

In kinder- und jugendpsychiatrischen Praxen oder Kliniken oder auch in Erwachsenenpsychiatrien kann das Spielgespräch z. B. bei folgenden Themen hilfreich eingesetzt werden:

- wichtige Ereignisse im Leben der Patient:innen zeigen – aktuelle, prägende, vergangene, krisenauslösende, stärkende etc.
- traumatische Ereignisse
- eine prägende Situation, in der das Symptom oder die Störung auftrat
- Zukunftsträume

In der *Erwachsenenpsychiatrie:*
- Arbeit mit inneren Anteilen
- Bearbeitung traumatischer Erlebnisse
- Bearbeitung von Migration, z. B. Heimatland mit verschiedenen Besonderheiten oder Anteile für verschiedene Kulturen zeigen
- Darstellen der Auswirkungen von psychischen Belastungen für Angehörige, sowie umgekehrt deren Einfluss auf die Belastungen

Im Jugendamt könnte es z. B. um folgende Fragen gehen:
- Wie sehen die Beziehungen in der Familie und im sozialen Netzwerk aus?
- Was passierte letzte Woche bei Mama/Papa? – wenn es z. B. um eine Vermutung eventueller Gefährdung geht
- Wie geht es dem Kind mit der Trennung der Eltern, bzw. mit den verschiedenen Elternteilen?
- Was ist beim letzten Familienstreit passiert?
- Kann die Mutter/der Vater das Kind beschützen, wenn der Vater/die Mutter gewalttätig wird?
- Wie geht es dem Kind in der Familie?
- Was macht das Kind mit seinem Pflegevater/seiner Pflegemutter?
- Ressourcen bei der Klientin, der Familie und dem Netzwerk

In der *Paartherapie:*
- Klärung von Paardynamik und gegenseitigen Erwartungen
- für beide Partner:innen ist es einfacher zu sehen, was der/die andere fühlt, sich wünscht, denkt und was er/sie braucht
- so ist es einfacher, Möglichkeiten zu finden, wie die Beziehung sich verändern kann

Auch im *Kontext Schule* kann das Spielgespräch förderlich sein. Dabei können es Lehrende oder Schulsozialarbeiter:innen anwenden. Typische Themen könnten sein:
- Wie sieht die Situation der Schülerin im Klassenraum aus?

- Was geschah auf dem Pausenhof? (s. Kapitel 3.1, Dustin)
- Wie ist das Netzwerk in der Schule, in der Freizeit und der Familie?
- Bei Schulabsentismus: Wie sieht die Situation zu Hause aus? Was passiert, wenn das Kind zur Schule gehen sollte? Was hindert das Kind zu gehen? Was könnte in der Schule oder zu Hause verändert werden, damit das Kind zur Schule geht?

Im *Kontext stationärer Jugendhilfe* ist neben bereits genannten Themen an folgende Fragen zu denken:

- Erläuterung, wieso es zu der Heimunterbringung kam; eher als Informationsvermittlung durch die Professionellen
- Wie verläuft der Wochenendbesuch zu Hause – sowohl die Erwartungen als auch die tatsächlichen Erfahrungen können erfragt werden
- Vorbereitung einer Rückführung
- Streitigkeiten in der Gruppe und Lösungsfindung
- Konflikte im Umgang mit Pädagog:innen und Bewohner:innen
- Aktivierung von Ressourcen

Wie ersichtlich, ist weder die Sammlung der Kontexte noch der jeweiligen Anwendungsbeispiele vollständig.

2 Das Vorgehen

In diesem Kapitel soll das Vorgehen allgemein, unabhängig von Fallbeispielen, geschildert werden. Auf Anwendungsbeispiele aus anderen Kapiteln wird durch Querverweise hingewiesen.

In der Praxis gehen Zeigegespräch und Spielgespräch (Veränderungsphase) häufig ineinander über. Ebenso häufig wechselt man zurück in die Zeigephase, wenn man während der Veränderungsphase Informationslücken bemerkt. Für die Darstellung in diesem Kapitel sind die beiden Teile jedoch getrennt. Dabei gelten die meisten Hinweise für das Zeigegespräch auch in der Veränderungsphase. Hingegen gibt es einige Hinweise in der Veränderungsphase, die beim Zeigen weniger relevant sind.

2.1 Zeigegespräch

Dieser Teil des Spielgesprächs kann als Inszenierungsphase oder auch als diagnostischer Teil bezeichnet werden (Klein, 2010; König, 2004). Hier ist das Ziel, die Ratsuchenden besser zu verstehen, es geht noch nicht um Veränderung oder Ausprobieren von Neuem. Das geschieht erst später im zweiten Schritt.

2.1.1 Vorbereitung

Das Zeigegespräch kann spontan begonnen werden, wenn im Gespräch eine Situation, ein Problem oder Ereignis entweder nicht sicher verstanden wird oder als besonders bedeutsam für die weitere Entwicklung erachtet wird.

Wie bei jeder Intervention ist es wichtig, darauf zu achten, dass sie zum Auftrag und zur aktuellen Situation passt (Reiners, 2022a). So natürlich auch beim Zeige- und Spielgespräch. Es eignet sich zur Verdeutlichung nahezu jeder Situation und Problematik. Wenn es angewendet wird, sollte es sich jedoch um eine für die Klientin und die Therapeutin *bedeutsame* Situation handeln. Zudem müssen sich Ratsuchende auf ein Zeigen mit den Figuren einlassen können.

Nilsson (2021) hebt hervor, dass es für das Gelingen einer Intervention Einigkeit zwischen Therapeutin und Klientin geben muss bezüglich des Ziels oder Anliegens, an dem gearbeitet werden soll, und bezüglich der Methode, die verwendet wird. Unabhängig davon benötigt es ein gefühlsmäßiges Band zwischen den Akteuren, das von Sicherheit und Vertrauen geprägt ist.

Von Bleckwedel (2008) stammt eine sehr hilfreiche Einteilung der *therapeutischen Aufgaben und Rollen* während der szenischen Arbeit:

1. Zunächst geht es darum, die Situation zu erfassen. Die Therapeutin ist eher Beobachterin mit freischwebender Aufmerksamkeit und intuitivem Verstehen.
2. Im zweiten Schritt sollte ein Plan entwickelt werden. Die Therapeutin ist Dramaturgin mit Lösungsfantasien und Inszenierungsideen.
3. Die Situation wird eingerichtet. Die Therapeutin lädt als Arrangeurin zum Spiel ein und motiviert.
4. Die Therapeutin als Regisseurin setzt die Inszenierung im Hier und Jetzt in Aktion um.

Anschließend kann erneut mit Schritt eins begonnen werden, bis eine zufriedenstellende, realistische und umsetzbare Lösung entwickelt wurde.

Umgang mit dem Material

Das Material kann kurz gezeigt werden. Wenn Figuren ausgewählt werden, ist es sinnvoll, sofort zu fragen, welche Personen diese Figuren darstellen und sich die Namen zu merken.

Üblicherweise benutze ich einen Tisch; wenn ich ein aufwendigeres Tape-Konstrukt erwarte, eine Schreibtischunterlage; bei kleineren Kindern oder Kindern mit motorischen Schwierigkeiten gelegentlich einen Sandkasten. Der Vorteil bei einer Schreibtischunterlage liegt darin, dass beispielsweise der aufgeklebte Grundriss für die nächste Sitzung aufbewahrt werden kann, sodass sie dann nicht noch einmal beklebt werden muss.

Manche Kolleg:innen benutzen auch große Papiere und malen mit Stiften, was in diesem Buch immer mit Tape aufgeklebt wird. Tape hat den Vorteil, dass es origineller ist und die Zeigesituation daher länger im Gedächtnis bleibt. Zudem kann man Tape einfacher abziehen und an anderer Stelle wieder aufkleben. Ein weiterer Nachteil der Verwendung von Stiften wurde mir von einer Kursteilnehmerin berichtet: Sie habe es nicht selten erlebt, dass Kinder Stifte eher dazu verwenden würden, auch unbedeutende Dinge sehr detailgetreu aufzuzeichnen; andere hätten eher Wunsch- und Fantasievorstellungen dargestellt. Der Prozess des Zeigens sei dadurch sehr ins Stocken geraten.

Für manche Klient:innen ist aber auch der haptische Effekt des Klebens unangenehm. Sie bevorzugen Zeichnungen oder das Aufbauen mit Bauklötzen und Aufstellen von Zäunen oder Ähnliches als Grenzen statt des Tapes (s. Kapitel 3.8, Frau Soltau). Ich empfehle Lernenden des Spielgesprächs, mit verschiedenen Materialien zu üben, um je nach Bedarf der Ratsuchenden das passende Material anbieten zu können.

Auswahl der Situation

Ratsuchende sollten selbst mit auswählen und entscheiden können, welche Situation sie zeigen, auch wenn die Idee zumindest beim ersten Mal natürlich von der Therapeutin eingebracht wird. Wenn die Situation ausgewählt ist, sollte es einen *klaren zeitlichen und räumlichen Fokus* geben, also genau beschrieben werden, um welche Situation es sich handelt. Wo hat sie stattgefunden, wann soll sie beginnen und wann enden?

Häufig ist es sinnvoll, das Zeigen kurz vor der Situation zu beginnen, für die das Zeigegespräch ausgewählt wurde. So kann zum einen mit einer guten Situation begonnen werden (s. Kapitel 2.1.2), zum anderen ist die Vorgeschichte wichtig, um eine Situation verstehen zu können.

Ebenso kann es wichtig sein, sich vor Beginn darüber Gedanken zu machen, wie die Situation beendet werden kann – insbesondere, wenn es sich um problematische oder traumatische Inhalte handelt (s. Kapitel 5.4).

Setting und Alter der Ratsuchenden

Wenn außer der Klientin noch jemand zuschaut, z. B. die Eltern, sollten sie dem Gespräch zustimmen. Es hilft nicht, dem Kind etwas zu entlocken, von dem die Eltern nicht wünschen, dass es bekannt wird.

Bei jüngeren Kindern, oder Menschen, die zum Spielen und Abschweifen neigen, kann es helfen, das Material zu begrenzen. So kann z. B. ein wunderschönes Himmelbett das Kind eher dazu einladen, damit zu spielen, als das tatsächliche Matratzenlager zu zeigen, um das es eigentlich geht. Umgekehrt kann es bei kleinen Kindern sinnvoll sein, die Szene besonders deutlich zu zeigen. Hierzu sind z. B. Möbel oder Ähnliches manchmal günstiger als schlichte Bauklötze. Bei kleineren Kindern ist es oft hilfreich, zunächst das eigene Büro mit Kreppband zu zeigen, damit das Prinzip z. B. auch des Grundrisses verstanden wird.

Bei manchen Kindern ist der Sandkasten beliebter als eine andere Bühne. Dies fördert den spielerisch-lebendigen Charakter. Der Grundriss kann einfach mit dem Finger in den Sand gemalt werden. Im Sand können die Figuren besser stehen. Ein Nachteil kann sein, dass eher zum freien Spiel eingeladen wird. Zudem kann ein aufwendiger Grundriss nicht aufbewahrt werden (ausführlich zum Umgang mit Kindern s. Kapitel 6.1).

Bei Jugendlichen oder Erwachsenen sollte statt des Begriffs »Holzpuppen« besser der Begriff »Figuren« verwendet werden. Statt »spielen« bietet sich »zeigen« an. Teenies kann erklärt werden, dass diese Methode für Jugendliche entwickelt wurde, weil es diesen besonders leichtfalle, Dinge zu zeigen. Tatsächlich hat Martin Soltvedt (2005) die Methode ursprünglich viel mit Jugendlichen angewendet.

Menschen, die das Spielgespräch mit Jugendlichen anwenden, sind immer wieder überrascht, wie gut diese darauf »anspringen«. »Harte Jungs« sind plötzlich völlig begeistert bei der Sache; verschlossene, zurückgezogene Mädchen erzählen ohne Punkt und Komma.

Zeitbedarf

Das Spiel- oder Zeigegespräch benötigt *Zeit.* Kinder und auch manche Erwachsene können sich mit ihm länger auf eine Situation konzentrieren als ohne, und so kommt es zu längeren Gesprächssequenzen. Es dauert eine Viertelstunde und länger, um lediglich etwas aufzubauen. So kann es sein, dass bei kleinen Kindern in einer ersten Sequenz lediglich eine Szene aufgebaut bzw. Tape geklebt wird. Das Zeigen der Szene muss dann unter Umständen auf einen späteren Zeitpunkt verschoben werden. Man sollte damit rechnen, dass das Zeigen der Situation durchaus eine Viertelstunde und länger dauern kann, daher sollte es nicht kurz vor Ende der Stunde begonnen werden. Die Motivation zu zeigen, die hoffentlich entsteht, könnte durch die Unterbrechung geschmälert werden.

Bei kleineren Kindern kann trotz des Zeigegesprächs die Konzentrationsspanne so begrenzt sein, dass nicht mehr als zehn bis fünfzehn Minuten Gespräch möglich sind.

2.1.2 Beginn

Wie Bleckwedel (2008) zu Recht darstellt, beginnt die kreative Methode rein praktisch damit, dass der Aktionsraum/die Bühne vom Zuschauerraum getrennt wird. Beim Spielgespräch ist die Bühne der Tisch bzw. ein Tuch oder eine Schreibtischunterlage. Das Hervorholen dieser Bühne markiert den Beginn der szenisch-kreativen Methode. Wenn das Spielgespräch angewendet wird, kann man zunächst kurz die *Arbeitsweise erklären.* Zum Beispiel: »Es wäre schön, wenn Sie das mit ein paar Figuren zeigen könnten. Vielleicht könnten Sie mit dem Tape den Grundriss der Wohnung zeigen?« Häufig ist es zusätzlich sinnvoll, dazu zu motivieren, z. B.: »Ich verstehe das besser, wenn du es mir zeigst.«

Meist wird das Spiel- und Zeigegespräch relativ spontan eingesetzt, wenn es in einer Sitzung passend erscheint, z. B. weil etwas nicht verstanden wurde oder eine Verdeutlichung dienlich erscheint. In diesen Situationen ist das Zeigegespräch Teil eines gewöhnlichen Gesprächs. Wenn Situationen noch vertiefter reflektiert oder erlebt werden sollen, kann ein Spielgespräch auch für die folgende(n) Sitzung(en) verabredet werden (so z. B. bei Julia, die eine traumatische Szene über mehrere Sitzungen darstellen wollte, s. Kapitel 5.4.5). In diesen Sitzungen ist das Spielgespräch der Rahmen für das Gespräch. Es gibt auch Therapeut:innen, die in einzelnen Prozessen fast ausschließlich mit dem Spielgespräch arbeiten.

Ich persönlich verwende das Spielgespräch – außer bei Kindern – eher nicht in der ersten Sitzung, da es etwas ungewohnt und verunsichernd sein kann, die Figuren hinzuzunehmen. Dafür ist eine stabilere Beziehung hilfreich.

Jedes Spielgespräch sollte mit einer für die zeigende Person angenehmen Geschichte beginnen. Insbesondere bei emotional sehr belastenden Themen bietet es sich an, vor der schwierigen Situation eine schönere oder einfachere Situation zeigen zu lassen. In der narrativen Tradition heißt das: *Always start and end with a good story* (White, 1989). Erst dann folgt die Beschreibung des infrage stehenden und eventuell problematischen Sachverhalts.

Man kann Ratsuchende *zum Spielgespräch einladen,* z. B., indem man sie einfach bittet, mithilfe der Figuren die Szene zu verdeutlichen. Ich sage z. B.: »Diese Szene scheint mir wichtig. Ich verstehe sie einfacher, wenn du sie mir zeigst.« Oder: »Sie helfen mir, wenn Sie mir das zeigen.« Man kann darauf hinweisen, dass diese Methode in vielen Situationen angewendet wird. »Ich lasse mir gern solche Geschichten zeigen.« Oder: »Häufig kann man Situationen verständlicher machen, indem man sie zeigt.«

Wenn innere Anteile oder Gefühlsfiguren (s. Kapitel 3.11) aufgestellt werden, können sie näher oder entfernter zur Figur der Klientin aufgestellt werden. Eine andere Variante kann es sein, sie in zwei Mannschaften aufzuteilen: Die hilfreichen und die störenden. So kann gesucht werden, wie die Hilfreichen gestärkt werden können, wer ihnen helfen kann etc.

Manchmal sind störende Anteile durch bestimmte Erfahrungen mit bestimmten äußeren Personen entstanden, z. B. einer kritischen Lehrerin oder einem gewaltsamen Vater. In diesen Fällen kann es helfen, diese Personen mit aufzustellen.

Beim *Szenenaufbau* (Bleckwedel, 2008) wird mit Tape der Grundriss des Ortes des Geschehens auf den Tisch geklebt, bei inneren Konflikten einfach ein Rahmen für das Innere. Nun darf die Klientin relevante Personen oder Anteile aus den Figuren auswählen und so aufstellen, wie es zu Beginn des Ereignisses oder kurz davor war.

Manche Ratsuchenden benötigen Hilfe, um für sich und andere oder verschiedene Anteile Figuren auszuwählen. Günstig sind im ersten Schritt ca. drei bis sechs Personen, denn sowohl Klientin als auch Therapeutin verlieren sonst schnell den Überblick. Später können einzelne weitere Figuren hinzugenommen werden.

In der Regel wird die Darstellung schnell unübersichtlich, wenn zu viele Figuren (mehr als ca. fünf) aufgebaut werden. Einzig beim Darstellen der Netzwerkkarte können mehr Figuren gewählt werden.

2.1.3 Allgemeine Hinweise

Es lohnt sich, als Gesprächspartner:in eine *mithandelnde Position* einzunehmen, sich über die Bühne zu lehnen und die Figuren in die Hand zu nehmen, wenn man über sie spricht oder sie anzutippen, wenn man eine Frage an sie hat. So kann das Spielerische besonders gut genutzt werden. Die physische Aktivität, z. B. das Bewegen der Figuren, kann schon helfen, nicht nur zu sprechen und die Gedanken zu strukturieren, sondern sie zu lenken und zu fokussieren. Das gemeinsame Erschaffen der Situation, das gemeinsame Handeln, fördert die (therapeutische) Beziehung.

Hier liegt ein deutlicher Unterschied zu herkömmlicher Aufstellungsarbeit: Die Therapeutin verändert aktiv die Position der Figuren, kann eigene Ideen einbringen, Ideen der Klientin nachstellen etc.

Im Spielgespräch ungeübte Gesprächsführer:innen neigen vielleicht dazu, den Blickkontakt zur berichtenden Person zu suchen. Kurze Blickkontakte können helfen und Sicherheit vermitteln, längere Blickkontakte aber lenken von der Geschichte, dem Gezeigten ab und sollten daher vermieden werden. Günstig ist, wenn alle eher auf die Szene schauen und den Blick dort belassen.

Durch *Lob und Ermunterung* soll sich die Klientin als kompetente Erzählerin erleben und motiviert werden, weiter zu erzählen und zu zeigen. Einfache Kommentare wie »Ah, ich sehe es!« oder »Ich verstehe!« können das Erzählen sehr unterstützen.

Dabei sollten *Gezeigtes und Gesagtes möglichst gleichzeitig* geschehen. Nilsson (2017) empfiehlt, im Spielgespräch zwischen Worten, Zeigen und Ausprobieren/Spielen zu wechseln. Eine andere Möglichkeit ist es, die Figuren in direkter Rede sprechen zu lassen, bzw. die Klientin dazu aufzufordern, und sie dabei in der Hand zu halten und zu bewegen. Auf diese Weise ist es viel einfacher, sehr detailliert nachzufragen. Dazu bieten sich *offene W-Fragen* an: »Was geschah dann?« »Was haben Sie danach getan?« »Wo, mit wem?« etc. Erst durch das Nachfragen und Zeigen von Details wird die Situation wirklich nachvollziehbar.

Gerade hierin liegt eine besondere Stärke des Spielgesprächs: Es ist einfacher, sehr detailliert nachzufragen, ohne dass sich die Klientin ausgefragt fühlt.

Üblicherweise verstärkt dieses Zeigegespräch die Gefühlsintensität bei den Erzählenden – unabhängig davon, um welche Emotion es sich handelt. In der Regel gibt es eine umgekehrt U-förmige Verbindung zwischen Gefühlsintensität und der Bereitschaft zur Auseinandersetzung und zum Lernen. »Zu wenig« Gefühl – z. B. bei einer unbedeutenden Situation oder übermüdeten Ratsuchenden – hilft ebenso wenig wie »zu viel« Gefühl – etwa, wenn eine Person durch die Erinnerungen überwältigt wird.

Im Spielgespräch sollte – wie in jedem therapeutischen Gespräch – eine *mittlere Gefühlsintensität* oder ein mittleres Erregungsniveau vorherrschen. Diese mittlere Erregung wird auch als produktive Unsicherheit bezeichnet (Rogoff, 1990). Eine Situation wird einerseits als unsicher und neu erlebt, andererseits besteht Zuversicht, die Situation meistern zu können. Das gute Lernen bei mittlerer Erregung wurde vielfach bestätigt und ist als Yerkes-Dodson-Gesetz (im Original 1908) in die Literatur eingegangen (Gage u. Berliner, 1996). Für das Spielgespräch bedeutet das, die Gefühlsintensität sollte »mittel« sein, zwar berührt, aber nicht verschreckt. Die professionelle Begleitperson sollte verlangsamen, emotionale Details erfragen, Gefühle benennen und intensivieren, wenn die Intensität zu gering erscheint, bzw. Zeit geben und eventuell die Emotionalität mit Humor oder hilfreichen Gedanken senken, wenn die Aufregung zu groß erscheint. In der Regel ist das Spielniveau emotionaler als das Gesprächsniveau.

2.2 Spielgespräch

Hier wird auch von der Veränderungs- oder Interventionsphase (Klein, 2010; König, 2004) oder szenischem Spiel (Bleckwedel, 2008) gesprochen.

Bisher ging es ausschließlich um die dreidimensionale Gestaltung eines Berichts, das Zeigegespräch. Jetzt geht es um den *Übergang vom Zeigen zur therapeutischen Verarbeitung.* Es geht nun um die Verarbeitung von Erlebtem, Änderungsimpulse für zukünftige ähnliche Situationen etc. Mit den Figuren kann gezeigt werden, wie die Person sich den Verlauf einer Situation oder das Ergebnis gewünscht hätte. Dies kann als *Zielformulierung* dienen. Wenn mehrere Personen anwesend sind, können alle auf diese Weise ihr Wunschbild zeigen. Nach Möglichkeit sollte ein gemeinsames Zielbild formuliert bzw. gezeigt werden. Manchmal ist es sinnvoll, erst hiernach Schritte zum Erreichen dieses Ziels zu suchen.

Zunächst wird die Klientin gebeten, als ihre eigene Figur zu agieren. Dies geschieht bereits im Zeigegespräch, wird jedoch hier noch einmal expliziter. Zudem kann die Person auch gebeten werden, in eine andere Figur auf der Bühne zu schlüpfen, ein *Rollentausch.* Auch deren Veränderungen können hilfreich für eine Lösung genutzt werden (s. Kapitel 3.2).

Die einfachste Anregung besteht wohl darin, die Klientin selbst zu bitten, auf der Bühne mit ihrer Figur *etwas anderes auszuprobieren.* Dies kann auch durch die Einführung der therapeutischen Figur erleichtert werden, die auf der Bühne die handelnden Figuren interviewt, nach gewünschten, verschlimmernden oder auch irrealen alternativen Verhaltensweisen fragt und dann ausprobieren lässt. In dieser Situation ist das gesamte Spektrum therapeutischer Interventionen denkbar, aus meiner Sicht insbesondere systemische Fragen und Interventionen (von Schlippe u. Schweitzer, 2000).

Björn, bzw. die Figur der Therapeutin, kann aber durchaus auch selbst *einen Vorschlag machen,* z. B.: »Wie würde es weitergehen, wenn du (eine andere Figur) jetzt dies tun würdest?« Dann soll die Klientin den vermuteten Verlauf zeigen – bei Bedarf mit therapeutischer Unterstützung. Björn kann zudem auch unterstützend eingreifen, z. B. wenn sich ein Kind nicht gegen Ungerechtigkeiten wehren kann. Er kann selbst auf dem Spielniveau unterstützen, oder die Therapeutin kann das Kind auf dem Regieniveau ermutigen, lauter zu sprechen, möglicherweise laut zu schreien oder auch Widerstand zu leisten.

Auch Bleckwedel (2008, S. 29) weist darauf hin, dass »Klienten auf die Einfälle von Therapeuten angewiesen« sind. Dabei sind diese Vorschläge nicht als Aufträge zu verstehen, sondern eher als »Hypothetisieren in Aktion« (S. 37).

Aus dem Psychodrama (von Ameln, Gerstmann u. Kramer, 2004) stammt das *Doppeln*. Typischerweise stellt sich in einer Skulptur mit lebenden Menschen die Therapeutin leicht hinter die Rollenspielerin und spricht versuchsweise Sätze für diese, die z. B. unterstützend, einfühlend, explorierend, deutend und intensivierend sind. Wenn sie passen, können sie von der Rollenspielerin übernommen werden. Im Spielgespräch können solche Sätze für die Holzfigur gesucht werden. Dies kann auch mit verschiedenen Figuren nacheinander oder im Wechsel geschehen. Wenn es um (innere) Konflikte geht, kann BJÖRN die verschiedenen Seiten mit systemischer Neutralität (von Schlippe u. Schweitzer, 2000) beleuchten.

Bleckwedel (2008, S. 46) schlägt für szenisches Arbeiten *Dialogregeln* vor, die, ein wenig umformuliert und ergänzt, genannt werden sollen, weil sie auch für das Spielgespräch hilfreich sind:

- Sprich von Herzen und fasse dich kurz.
- Nimm die Rolle des Lernenden ein.
- Pendle zwischen Erkunden und Plädieren; sei systemisch behutsam, achtsam für Personen, Gefühle, Interaktionen etc.; greife bei Bedarf beherzt ein, wage den Sprung zu Lösungsfantasien.
- Nimm das Gegenüber im Anderssein an, zeige Respekt für die Geschichtlichkeit allen Verhaltens und Erlebens.
- Beobachte dich selbst und stelle dich selbst infrage.
- Sei bereit, dich im Dialog verändern zu lassen.
- Lasse Pausen und Verlangsamung zu, auch Nichtveränderung kann eine gute Lösung sein – und eine gute Intervention.
- Sei respektvoll gegenüber der Person, respektlos gegenüber Gewissheiten (also z. B. festgefahrenen Denkmustern der Ratsuchenden).
- Horche zwischen den Zeilen, zeige Respekt für das Befinden im Hier und Jetzt
- Mache deine Hintergründe transparent.

In manchen Situationen hilft es, ein von der Klientin als hilfreich und erreichbar erkanntes *Alternativverhalten regelrecht einzuüben* (s. Kapitel 3.6), es also nicht nur einmal zeigen zu lassen, sondern in verschiedenen Varianten zu zeigen. Hierzu kann es sinnvoll sein, das Verhalten der anderen Interaktionspartner leicht zu variieren und immer wieder die Figur der Klientin ihr gewünschtes Verhalten zeigen zu lassen (z. B. im Kapitel 3.2, Anwaltsspiel).

Einzelne Techniken in der Veränderungsarbeit werden im Kapitel zu Methoden und Techniken (s. Kapitel 3) dargestellt.

Wichtig ist bei allen diesen Ideen, sie zunächst auf der Ebene der Bühne auszuprobieren, aber auch eine Brücke zum Alltagsniveau zu bauen, also z. B. nachzufragen, wie dies denn »in Wirklichkeit« wäre. Es sollte ein *stetiges Pendeln zwischen Spielen/Ausprobieren und Reflexion* der erlebten Situation geben.

2.3 Abschluss des Zeige- oder Spielgesprächs

Auch das Ende des Spielgesprächs benötigt Zeit. Zum Ende fasst die Therapeutin das Geschehen noch einmal zusammen, lobt die Figur der Klientin für ihren Mut oder bestätigt sie für eine gelungene Aktion im Spielgespräch. Dies verstärkt bei den Ratsuchenden das Gefühl eines erzählenden Selbst (Stern, 1992). Die Fähigkeit zu diesem Gefühl entsteht bei Kindern im Alter von drei bis vier Jahren. Antonovsky und Franke (1997) sprechen von einem Kohärenzgefühl, wenn das Leben, bzw. einzelne Erfahrungen als zusammenhängende Geschichten verstanden werden. Dieses Kohärenzgefühl hat einen starken Zusammenhang zu psychischer Gesundheit.

Insbesondere nach dem Zeigen belastender Ereignisse sollte *am Ende ein gutes Bild* auf der Bühne stehen, nicht die belastende Szene – um die Erinnerung an die Szene und das Spielgespräch positiv zu gestalten.

Häufig geschieht dies durch das Zeigen einer Lösung, wie oben beschrieben. Manchmal gelingt es auch dadurch, dass nach der schwierigen Szene ein bisschen weitererzählt und gezeigt wird, bis es wieder gut ist. Es ist auch möglich, zu dieser Stelle »vorzuspulen«. Zur Not kann auch eine andere gute Szene gezeigt werden, auf die man aufgrund einer früheren Erzählung der Klientin zurückgreifen kann.

Wenn dies alles z. B. aus Zeitgründen nicht möglich sein sollte, sollte zumindest die therapeutische Figur wertschätzend zusammenfassen, was gezeigt wurde. Es können Ressourcen angedeutet werden und Hoffnung gemacht werden etc. Diese Variante sollte aber nur in Ausnahmefällen verwendet werden.

Wenn so ein angenehmes Abschlussbild aufgebaut wurde, geht es um das *Entrollen auf der Bühne (Spielniveau).* Die therapeutische Figur könnte die Ergebnisse loben und die Klientinnenfigur fragen, ob man für heute aufhören könne.

Anschließend kann die Therapeutin das *Spielgespräch auf Gesprächsebene beenden,* sich bei der Klientin bedanken für das Vertrauen dies alles zu zeigen.

Eine *Reflexion des Gezeigten,* der dabei entstandenen Gefühle, Gedanken, Lösungsideen etc. sollte zumindest bei erwachsenen Ratsuchenden nicht fehlen. Manchmal hilft es, an den Alltag der Klientin anzuknüpfen. Gibt es Schlussfolgerungen oder Vorsätze für den Alltag, was könnte sich durch das Zeigen und Erzählen geändert haben?

Ein *Foto* der Situation kann sinnvoll sein, um später auf die Situation zurückzugreifen. Dieses Foto kann den Ratsuchenden auch als Anker mitgegeben werden (Perls, Hefferline u. Goodman, 1991; Grinder u. Bandler, 1981/2007; s. Fallbeispiel Carl rastet aus, Kapitel 4.4).

Die verschiedenen Hinweise sind in Kasten 5 zusammengefasst:

Kasten 5: Vorgehen beim Spielgespräch[16]

Vorbereitung

- Plane genügend Zeit ein:
  - 10–15 Minuten Zeigegespräch; 5 Minuten bei »schnellem Zeigen« kurzer Situationen
  - 15–30 Minuten Erspielen von Alternativen
  - 10 Minuten Abschluss
- wähle eine für den Therapieprozess wichtige Situation (passend zum Auftrag, Beschreibung nicht verstanden, Vertiefung hilfreich)
- bei Kindern: Versichere dich, dass die Eltern den Fokus des Gesprächs kennen und gutheißen
- bei kleinen Kindern: Zeige dein Büro nachgebaut auf der Bühne oder Ähnliches
- begrenze das Material: Was wird für dieses Gespräch benötigt?

Beginn

- Bühne markieren
- beginne mit etwas Allgemeinem/Ungefährlichem
- begründe deine konkrete Bitte, diese Situation zu zeigen
- benenne klar den zeitlichen und räumlichen Rahmen der Situation
- Zeigegespräch:
  - Platz/Grundriss mit Tape aufkleben (bzw. viereckiger Rahmen für das Innere)
  - relevante Personen (bzw. dich und andere/Anteile) auswählen und aufstellen (nicht zu viele; Ausnahme: bei Netzwerk)
  - Ablauf zeigen

16 Nach Soltvedt (2005, S. 209), Nilsson und Sjölin-Nilsson (2008) und Nilsson (2021) jeweils frei übersetzt und ergänzt.

Allgemeine Hinweise

- Gezeigtes und Gesagtes sollten möglichst gleichzeitig geschehen: wörtliche Rede der Figuren hilft
- hilf durch Lob und Ermunterung
- offene Fragen, W-Fragen, z. B. »Was geschah wann, wo, mit wem, was hast du dann getan?« etc.
- als Gesprächsführer:in schaut man eher auf die Figuren – wie auf einen Film, den man gemeinsam schaut – als auf die Erzählerin
- Kinder sind sehr konkret und lieben Details; Soltvedt (2005) sagt: Trau dich, nach Details zu fragen und halte dich mit konkreten Beschreibungen auf (Übersetzung B. R.)
- Sorge für eine mittlere Gefühlsintensität/ein mittleres Erregungsniveau
- baue immer wieder eine Brücke zwischen dem Spielniveau und dem Alltagsniveau

Veränderungen anstoßen (Spielgespräch)

- benutze das kindliche Spiel als Kommunikationsform, lasse z. B. das Kind seine Fantasien zeigen, Situationen verändern, verschlimmern, verzaubern
- Alternativen erspielen – unterstützt durch die therapeutische Figur
- Doppeln, auf verbaler Ebene
- auf Spiel- und Verhaltensebene Lösungen, gewünschte, irreale, eigene Verhaltensweisen ausprobieren und einüben, immer wieder etc.
- wechsle zwischen Zeigen und Spielen, zwischen dem Gespräch über das Gezeigte und dem Ausprobieren von Neuem
- nutze Gefühlsfiguren
- weitere Techniken (s. Kapitel 3)

Abschluss

- Mit »gutem Bild« aufhören:
  - Szene weiterspielen oder »vorspulen«, bis die Szene »gut« ist
  - andere gute Szene, die aus der Vorerfahrung bekannt ist, zeigen lassen
  - Lösungsbild stehen lassen
- Entrollen
  - a) auf der Bühne: die therapeutische Figur sagt zu Kinderfigur: »Gute Arbeit, reicht für heute!«
  - b) im Gespräch mit der Therapeutin: »Wir sind fertig für heute. Danke!«
- Wem darf die Therapeutin das wie zeigen? (s. Kapitel 6.1.5)

Nachbereitung bei größeren Kindern und Erwachsenen

- Reflexionsphase
- Anknüpfung an die Realität, z. B. Vorsätze oder Schlussfolgerungen oder Ähnliches

2.4 Kernaufgaben der Therapeutin

Das Zeigegespräch soll die *Erzählkompetenz fördern,* also dazu verhelfen, eine »Geschichte« verständlich und emotional nachvollziehbar darzustellen. Im Veränderungsprozess sollen Alternativen sichtbar werden oder eingeübt werden. Dazu ist es notwendig, dass der oder die Erzählende sich als kompetent erlebt. Detaillierte Nachfragen können helfen, sollten aber nicht das Gegenteil bewirken. Ein gutes Tempo, ein gutes Maß an Detailfragen und emotionalem Fingerspitzengefühl sind günstig.

Eigentlich ist es eine Selbstverständlichkeit: Die gezeigte Situation sollte für die Zeigenden *subjektiv bedeutsam* sein. Lediglich zu reinen Übungszwecken oder zur Vorbereitung schwieriger Sequenzen können auch andere Situationen gezeigt werden.

2.4.1 Die Rolle der Alter-Ego-Figur

Natürlich benötigt man eine eigene Figur, wenn man etwas Eigenes berichten möchte oder das eigene Büro zeigen möchte. In anderen Situationen ist das Spielgespräch ohne Alter-Ego-Figur zwar durchführbar, ich empfehle jedoch ihre Verwendung. Ihre Anwesenheit sorgt für mehr Verspieltheit und Experimentierfreude. Durch sie wird die Aufmerksamkeit noch mehr auf den Tisch gelenkt als auf die direkte Interaktion zwischen den beteiligten Personen. Das »Mitspielen« der Therapeutin ermöglicht auch ungewöhnlichere Vorschläge und ermutigt die Ratsuchenden, ihrerseits auch ungewöhnlichere Wege auszuprobieren: Es zeigt, dass es sich »nur um Spiel« handelt. Ich empfehle dringend, immer dieselbe Figur als Alter-Ego-Figur zu wählen. Bei mir ist dies BJÖRN, der mich seit vielen Jahren in der Arbeit begleitet. Diese Figur gibt der Therapeutin und den Ratsuchenden Sicherheit. Man gewöhnt sich an genau diese Figur, verhält sich anders, als wenn man nicht diese Figur in der Hand hätte, wie eine »konditionierte Reaktion« der Therapeutin auf die Figur.

Ich merke zudem, dass Ratsuchende – besonders Kinder – meine Figur, BJÖRN, anfangen zu »mögen«. Manche fragen danach, wann ich ihn hinzuziehe. So ist die Alter-Ego-Figur beziehungs- und hoffnungsfördernd und bringt mehr und leichter Humor und Naivität ins Spiel.

Damit ist die Rolle der Alter-Ego-Figur bereits beschrieben: Sie ermuntert, ermutigt, experimentiert und regt zu all diesem auch die Ratsuchenden an. Dabei kann sie Vorschläge machen, hinterfragen, Gedanken beisteuern etc.

Die Frage, wann die Alter-Ego-Figur hinzugenommen wird, ist nicht einfach zu beantworten. Manche Anwender:innen stellen sie direkt von Beginn an mit auf die Bühne, um sie im Bedarfsfalle sofort nutzen zu können. Die meisten Ratsuchenden sind nicht irritiert, wenn sie auftaucht, obwohl sie in der »wahren« Situation natürlich nicht dabei war. So kann Björn beim Aufbau helfen oder er kann Verständnisfragen stellen, um die Verspieltheit der Situation mehr zu betonen. In manchen Situationen erscheint es mir wichtig, das möglichst genaue Nachstellen der Situation zu betonen. Dann nehme ich Björn erst später hinzu und stelle die Fragen von außen. In anderen Situationen bietet Björn Sicherheit (s. Kapitel 4.8, Jakob) oder es ist gerade wichtig, die Verspieltheit zu betonen, um etwas Schwere aus der Situation zu nehmen.

Wenn ausschließlich gezeigt wird (Zeigegespräch), nehme ich Björn nicht immer hinzu. Spätestens wenn es um Veränderungsideen geht, kommt Björn mit auf die Bühne. Auch Nilsson (2021) meint, in dieser Situation soll die therapeutische Figur eine aktivere Rolle einnehmen.

Wenn Björn mir helfen soll, nehme ich ihn einfach hinzu und sage: »Das ist Björn. Das bin ich.« Dann beginnt er zu handeln oder zu sprechen.

2.5 Verschiedene Niveaus beim Spielgespräch

Wenn es zum Zeige- oder Spielgespräch kommt, kann zwischen drei Niveaus unterschieden werden:

Die professionelle Begleitperson kann auf dem *Regieniveau* Anweisungen geben, z. B. »Kleben Sie bitte den Grundriss Ihrer Wohnung auf.« Oder »Wählen Sie eine Figur für sich.« etc. Dabei ist es wichtig, diese Regieanweisungen einerseits so eindeutig zu formulieren, dass Ratsuchende genau verstehen, was sie tun sollen, sie aber andererseits die Anweisung nicht als autoritär erleben und frei bleiben, sie abzulehnen.

Es kann auf dem *Gesprächsniveau* über das Aufgebaute gesprochen werden oder auch darüber, was zwischen den Figuren geschieht. Dabei ist der Blick meistens auf die Bühne gerichtet. Es kann sogar sinnvoll sein, eine Figur in die Hand zu nehmen, nicht um *mit* ihr, sondern *über* sie zu sprechen. Das Gespräch auf diesem Niveau dient der Reflexion des Spiels. Es kann am Ende eines Spielgesprächs geschehen, aber auch zwischendurch, bevor wieder weiter gezeigt wird.

Und schließlich gibt es natürlich das *Spielniveau.* Die Figuren auf der Bühne sprechen »selbst«, bzw. sie werden von den Zeigenden oder Spielenden in wörtlicher Rede begleitet. Auch die therapeutische Figur spricht und agiert mit den anderen Figuren. Dies ist in der Regel das lebendigste Niveau und das mit den meisten neuen Ideen.

3 Einzelne Methoden und Techniken

In diesem Kapitel werden verschiedene Techniken beschrieben, die im Spielgespräch Verwendung finden können. Dabei helfen diese Techniken in bestimmten Situationen, gehören jedoch nicht zum Standardvorgehen, das im vorigen Kapitel beschrieben wurde.

Begonnen wird mit einem Fallbeispiel, in dem verschiedene Techniken angewendet werden (s. Kapitel 3.1 bis 3.6). Andere Techniken werden später in anderen Beispielen erläutert.

VORGESPRÄCH/VORGESCHICHTE Der neunjährige Dustin hatte große Schwierigkeiten mit Gleichaltrigen in der Schule. Mehrmals in der Woche gab es Streit, häufig mit Geschrei und Tränen, manchmal mit Prügeleien. Die Schulsozialarbeiterin hatte Dustins Eltern empfohlen, mit ihm in die Beratungsstelle zu kommen. Es soll eine Stunde beschrieben werden, in der Dustin mir einen Streit in der Schule schilderte und anschließend viele Möglichkeiten ausprobierte, wie er sich anders hätte verhalten können.

3.1 Zeigegespräch einer konkreten Situation

Dustin spielt Rundlauf

ZEIGEGESPRÄCH Dustin klebt den Schulhof auf. Es gibt eine Tischtennisplatte, an der er mit vielen anderen Rundlauf spielt. Er wählt ca. acht Figuren, die um die Platte stehen: natürlich eine Figur für sich sowie für Lukas und Esra, die ihn »immer« ärgern würden. Er zeigt zunächst eine Runde, in der LUKAS als erster ausscheidet und im Anschluss DUSTIN jedes Mal, wenn er an ihm vorbeigeht, ein Bein stellt. DUSTIN sagt nichts.

Er zeigt eine weitere Runde, in der er selbst recht früh ausscheidet. LUKAS und ESRA lachen ihn aus: »Du bist noch zu blöd zum Tischtennisspielen!« Jetzt stellt DUSTIN LUKAS ein Bein. Er nimmt eine andere Figur (MOHAMED): »Hey, hör auf damit! Lukas hat dir nichts getan.« Das habe ihn besonders geärgert, dass »dieser Schleimer« sich »immer« einmischen müsse. DUSTIN: »Lukas hat mir auch ein Bein gestellt!« Und schon beginnt er die nächste Runde. Es seien einige Runden ganz gut gelaufen, dann sei er gegen Esra ins Endspiel gekommen. Als er seinen zweiten Punkt gemacht habe, er zeigt, wie der Ball (ein kleiner Klumpen aus Tape) genau auf die Kante der Platte trifft, ruft ESRA: »Das zählt nicht! Das war mein Punkt!« LUKAS springt auf: »Der DUSTIN pfuscht!« Er nimmt MOHAMED hinzu: »Der war gar nicht drauf! Das ist ein Punkt für ESRA!« Das sei einfach zu viel gewesen, dass der sich schon wieder eingemischt hätte. Er hätte ihm dann eine gegeben. Ich bitte ihn, das zu zeigen. Er nimmt DUSTIN in die Hand, führt ihn zu MOHAMED und knufft ihn mehrfach, bis dieser umfällt und auf dem Boden liegt. Nun kommen LUKAS und eine andere Figur und versuchen DUSTIN zurückzuhalten. Dieser dreht sich um und knufft nun diese beiden. Er zeigt ein wildes Durcheinander zwischen diesen drei Figuren. Schließlich kommt noch eine Figur, der LEHRER, hinzu und brüllt: »Auseinander!« Er lässt die Figuren los: »Da haben die endlich aufgehört und ich konnte dann auch loslassen. – Und nachher habe ich wieder Ärger bekommen!«

Die Situation erschien sehr bedeutsam für das Anliegen, für das Dustin Unterstützung suchte. Er schien tatsächlich geärgert worden zu sein, reagierte jedoch dann später ziemlich über; anschließend verstand er nicht, warum er Ärger bekam, da doch die anderen sich auch falsch verhalten hätten. Ich entschied mich für ein Spiel, das ich als »Anwaltsspiel« kennengelernt habe (Reiners, 2011).

3.2 Das Anwaltsspiel

Das Anwaltsspiel ist eigentlich als Rollenspiel im Gruppensetting im Rahmen eines Konfliktseminars für Jugendliche gedacht, die mit gewalttätigen Auseinandersetzungen aufgefallen sind (Reiners, 2011). Im Rollenspiel erhalten alle Mitspielenden einen Anwalt, der sie berät, was sie tun können, um die entstandene Eskalation zu verhindern. Genau dies sollen sie anschließend ausprobieren. So wird die Situation mehrfach durchgespielt. Auf diese Weise soll deutlich werden, dass es verschiedene Möglichkeiten gibt, eine Eskalation zu verhindern. Das Anwaltsspiel ist aber auch als Spielgespräch anwendbar. Ich bat also Dustin, die Situation noch einmal von vorne zu zeigen und dabei durch veränderte Verhaltensweisen die Eskalation zu verhindern.

Dustins Anwaltsspiel

VERÄNDERUNGSARBEIT Dustin beginnt erneut mit der Situation, als LUKAS ihm ein Bein stellte. Ich unterbreche ihn: »Wenn LUKAS das nicht gemacht hätte, wärest du dann später genauso wütend geworden und hättest genauso gehandelt?« »Nein, ich glaube nicht«, erwidert er zögerlich.

Diese Intervention soll zeigen, dass die Eskalation nicht allein seine Schuld war. Natürlich war er es, der sich am Ende falsch verhalten hatte – und er konnte nur sein eigenes Verhalten verändern. Aber das Verständnis dafür, dass es nicht nur an ihm liegt, soll es ihm erleichtern, auch sein eigenes Verhalten kritisch zu hinterfragen.

Er zeigt die Situation, als LUKAS und ESRA ihn auslachen. Dustin meint, wenn die das nicht getan hätten, wäre er später nicht so »ausgerastet«. Allerdings wünsche er sich für die Zukunft eine gute Antwort. Wir überlegen, was er sagen könnte. »Eben bist du als erster rausgeflogen!« sein Vorschlag. Oder: »Ich ruh mich nur aus, um gleich noch fitter zu sein!« meiner. Ich schlage vor, noch ein paar »verrückte« Vorschläge zu machen, und ihm fallen einige ein. Gemeinsam lachen wir über die Ideen. Es wird deutlich, dass er tatsächlich seinen Ärger selbst verändern könnte.

Vielleicht hätte sich dann Mohamed, der »Schleimer«, nicht eingemischt, erkennt er. Das hätte seinen Ärger weiter reduziert. Aber wenn doch? Was könnte er Mohamed erwidern? »Halt du dich da raus!« sein Vorschlag. Aber so was habe er eh schon gesagt. »Da hast du aber eben schlecht aufgepasst, als *er mir* ein Bein gestellt hat!« sein nächster Vorschlag. Oder, verrückter: »Wenn die Hühner grüne Quadrate futtern, dann sagst du vielleicht was richtig Hilfreiches ...« Wir lachen beide. Ob dies zur Deeskalation führen würde? »Nee, dann hätte Mohamed sich ja total aufgeregt. – Ach, das ist so schwer!«, schimpft er, bleibt aber motiviert. »Okay: Wenn die Hühner grüne Quadrate futtern, schaffe ich's, mich über solche Bemerkungen nicht mehr zu ärgern.« Hm. Er nimmt alles auf sich, ob's ihm damit gutgeht? »Jedenfalls gibt's dann keinen Ärger.«

3.3 Gute, schlechte und dritte Version

Eine weitere Technik, verschiedene Varianten durchzuspielen, besteht darin, sich von Ratsuchenden eine Wunschversion zeigen zu lassen, den schlimmsten Fall, den man sich vorstellen könnte und eine weitere, dritte Version.

Dabei ist die Wunschversion, nicht selten wie bei der Wunderfrage, eine »Anleitung«, wo die Beratung hingehen sollte (s. Kapitel 4.3). So kann sie viele Ideen für das Ziel der Beratung liefern. Der Worst Case kann Hinweise liefern, worauf geachtet werden sollte, welche Gefahren bestehen. Und die dritte Version eröffnet neue Gedanken und Ideen.

Ein Beispiel für diese Technik findet sich im Kapitel 4.8 »Therapieverlauf mit dem Spielgespräch«, als Jakob zeigt, wie das Gespräch mit seinen Eltern ablaufen könnte.

3.4 Einsatz der Taschenlampe

Mit einer kleinen Taschenlampe kann der »Spot« auf eine Figur geworfen werden, sie kann so im »Super-Trouper«, also im Einzel-Scheinwerferlicht auf der Bühne stehen. Damit kann die Konzentration auf diese Figur erheblich gesteigert werden. Zudem kann die Figur dadurch ohne Worte gewürdigt werden.

Besonders bei Ratsuchenden, die sich sonst nicht so gut konzentrieren können, kann es sinnvoll sein, die Taschenlampe nacheinander auf verschiedene Personen zu richten und damit den Klient:innen zu ermöglichen, die verschiedenen Perspektiven in den Fokus zu nehmen.

Dies ist auch einsetzbar, wenn eine Klientin ihre inneren Anteile aufbaut oder verschiedene Gefühlsfiguren. Das Betonen eines Teils der Person oder eines bestimmten Gefühls kann diesen Anteil würdigen und damit aus der Tabuzone holen. Oder es kann helfen, dass es gut gewesen wäre und zukünftig gut sein könnte, diesen Teil mehr zu zeigen.

Auch Dustin half es, sich wieder auf seine eigene Person zu konzentrieren:

VERÄNDERUNGSARBEIT Schließlich zeigt Dustin die Situation, als der Ball auf ESRAS Seite die Kante berührt. »Die hätte das einfach anerkennen können«, schimpft er – und damit hat er natürlich recht. »Und wenn LUKAS oder MOHAMED sich nicht eingemischt hätten, wäre auch nix passiert!« Auch da gebe ich ihm Recht. »Aber jetzt geht's noch mal um dich, was hättest du anders machen können?« Ich nehme meine TASCHENLAMPE und lasse den Spot auf DUSTIN ruhen, wie ein Super-Trouper im Theater (s. Foto 5).

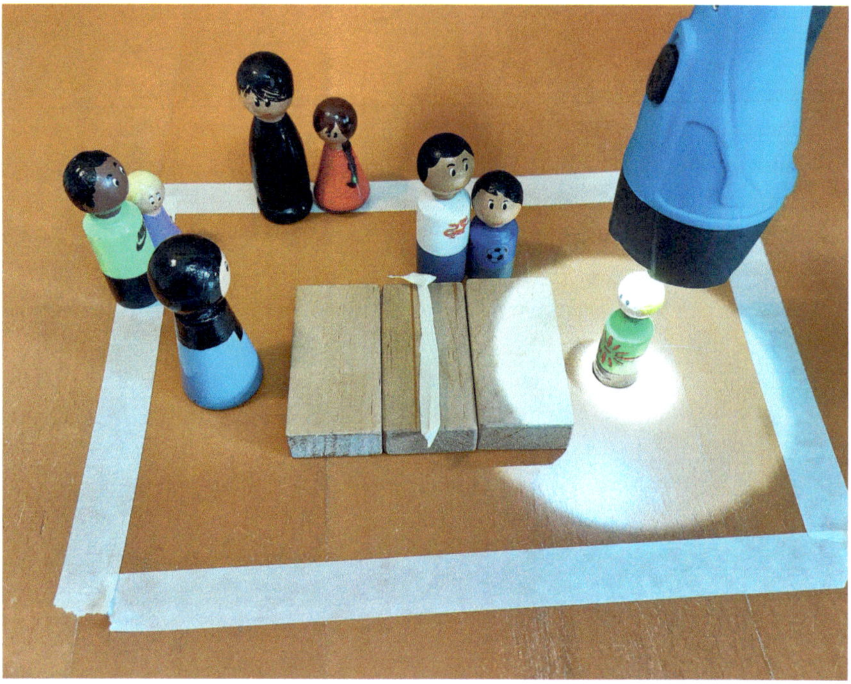

Foto 5: DUSTIN im Spotlight © Emma Reiners

»Ich hätte natürlich einfach nachgeben können«, meint er unzufrieden. »Aber das geht nicht. Der Ball *war* drauf!« BJÖRN kommt hinzu: »Du könntest einen Vorschlag machen: ›Lass uns abstimmen. Wer ist der Meinung, der Ball war drauf?‹ – Und wenn wirklich die Mehrheit denkt, der Ball war nicht drauf, musst du dich wohl fügen.« »Aber die würden nicht das Richtige sagen, weil die alle auf LUKAS' Seite sind oder Angst vor dem haben!« Auch wenn ich mir vorstellen kann, dass genauso viele Kinder Angst vor ihm haben, verkneife ich mir das Äußern dieser Idee. Es scheint gerade keine Idee zu geben, wie eine faire Mehrheitsentscheidung gefunden werden kann. So suchen wir auf andere Weise weiter.

3.5 Der kluge Dustin

Diese Methode verdanke ich einer Idee von Frauke Keidel. Es geht schlicht darum, eine weitere Figur auf die Bühne zu stellen, die »der kluge Dustin« [Name der Klientin] genannt wird. Diese wird nun interviewt, was sie dazu denkt. Es ist immer wieder erstaunlich, welche Ideen diese Figur manchmal hat, die vorher der Klientin schlicht nicht eingefallen sind.

Eine Variante, wenn Kinder z. B. eine frühere Traumatisierung nachstellen, ist die jetzige »große« Lisa [Name der Klientin]. Diese jetzige Figur wird gefragt, was sie der damaligen Figur raten würde. In dieser Variante zeigt sich die Entwicklung der Klientin und ihre hinzugekommenen Ideen und Fähigkeiten.

In der Teiletherapie wird dies als Einführung der erwachsenen Person aus der Gegenwart als innere steuernde Instanz (Peichl, 2012) beschrieben.

Hier folgt jedoch der Einsatz des klugen Dustins – dem Fallbeispiel folgend:

Veränderungsarbeit Ich nehme eine weitere Figur aus dem Schrank und stelle sie etwas abseits auf den Tisch. »Das ist der kluge Dustin! Was würde der empfehlen?« »Naja«, beginnt er, »der würde sagen, Abstimmen ist auf jeden Fall besser als der Streit, der dann entstanden ist. Ich darf dann halt nicht sofort so zuhauen.«

»Hm«, beginne ich, »vielleicht fällt dem klugen Dustin noch mehr ein, was du tun könntest ...« Nach einigem Hin und Her wählt Dustin eine Figur von den Spielern. »Das ist Felix. Das ist mein Freund. Manchmal. Der hätte sagen können: ›Hey, beruhigt euch. Ist ja nur ein Spiel. Wir machen Wiederholung!‹«

Ich lobe ihn für diese Idee. »Wenn Felix dein Freund ist, weiß er, dass du weniger ausrasten möchtest?« Das bestätigt Dustin. Ob er ihn im Vorfeld bitten könnte, auf solche Situationen zu achten und beruhigend einzuwirken? Das will Dustin nicht. Wir sprechen darüber, was Felix denn tun könne, wenn er wisse, dass Dustin in solchen Situationen Hilfe brauche. Tatsächlich sei das schwierig, weil Dustins Ausbrüche auch für Felix oft nicht vorhersehbar seien. Er hätte allerdings dazwischen gehen können, als Dustin das erste Mal zugeschlagen hatte. Das hätte geholfen, anders als bei Lukas. Aber Dustin will das ohne Felix' Hilfe schaffen.

Ohne mein Zutun nimmt Dustin den klugen Dustin in die Hand. »Du darfst nicht zuschlagen! Du musst das mit Reden klären!«, sagt er zu Dustin. Er schaut mich an. »Ja, das ist es eigentlich. Ich darf mich nicht so sehr ärgern, dass ich zuschlage. Ich bräuchte eine innere Stimme, diesen klugen Dustin, der mir das sagt!«

3.6 Einüben des günstigen Verhaltens

Soltvedt (2005, S. 208) berichtet, dass er mit einem Mädchen eine gute Lösung für einen Konflikt gefunden hatte. Im Spielgespräch übte das Mädchen dieses Verhalten danach in diversen verschiedenen Situationen ein. In einer der darauffolgenden Sitzungen fragte er sie, wie denn die letzte vergleichbare Situation auf dem Schulhof gelaufen war. Das Mädchen antwortete: »Ja, Mensch, das hatte ich doch schon im Spielgespräch geübt, das hat natürlich geklappt!«

Sehr ähnlich konnte dieses Vorgehen auch bei Dustin mit Erfolg eingesetzt werden:

Einüben von Verhalten Jetzt spielen wir die Situation einige Male durch. Ich übernehme das Spielen der anderen Figuren, die sich beschweren: Esra, Lukas, Mohamed. Er spielt Dustin und den klugen Dustin, der immer wieder ruft: »Bleib ruhig. Rege Dich nicht auf. Regle das mit Reden!« Und immer wieder spielt er Dustin, der die verschiedenen Lösungswege ausprobiert, vorschlägt, einen Kompromiss zu finden etc. Ich lobe ihn ausführlich für diese kreativen Ideen.

Wir üben dieses Vorgehen – ruhig bleiben, reden, Kompromisse vorschlagen – noch mit zwei weiteren fiktiven Situationen, in denen ich die »blöden anderen« spiele. Ihm macht das beinahe Spaß.

Reflexion Dustin ist noch länger zu mir gekommen, weil es für ihn nicht so einfach war, sein Verhalten zu ändern. Er fühlte sich häufig im Recht, als die anderen ihn im Unrecht sahen. Auch über die geschilderte Situation sprachen wir wiederholt, weil er die Ungerechtigkeit nicht verstand, warum er Ärger vom Lehrer bekommen habe und nicht die anderen. Tatsächlich griff ich an dieser Stelle noch einmal kurz die Figuren auf und begann an der Stelle, an der der Lehrer hinzukam. Was der wohl gesehen habe? Als erstes, dass Dustin Mohamed mehrfach geschlagen habe, dann dass die anderen versucht hätten, ihn daran zu hindern und schließlich, dass Dustin trotzdem weiter geschlagen habe. Dustin konnte einsehen, dass der Lehrer kaum zu einem anderen Schluss kommen konnte, als dass Dustin der »Schuldige« war, auch wenn es natürlich einige andere gegeben hätte, die ebenfalls beteiligt waren.

Dustin selbst sagte in seiner letzten Sitzung, »das mit dem Zeigen mit den Figuren«, das habe ihm besonders geholfen. Und dass wir dann da geübt haben, was er machen könne. Tatsächlich habe er bei einem späteren Konflikt an die Figur des klugen Dustins gedacht, die sei ihm einfach in den Kopf gekommen und habe gesagt: »Reden – nicht hauen!« Und das habe funktioniert.

3.7 Zeigen einer bewältigten Situation

Bisher finden sich hauptsächlich Beispiele für die Anwendung des Zeige- und Spielgesprächs in als problematisch erlebten Situationen. Beide können aber auch hervorragend angewendet werden, um gelungene Situationen zu zeigen. Dies ist allgemein selbstwert- oder selbstbewusstseinsstärkend. Mit dieser Technik können auch bisher nicht erkannte Ressourcen ins Bewusstsein geholt werden (s. Kapitel 4.4). Es lohnt sich, auch ohne explizite Suche nach Ressourcen, die gelungene Ausnahme (de Shazer, 1996) zu zeigen. Das gute Gefühl der Ausnahme damit zu vertiefen, kann sehr hilfreich sein. Ebenso kann die Frage förderlich sein, wie in dieser Situation die Bewältigung gelungen ist, wenn sie in anderen Situationen schwerfiel. So kann eine bewältigte Situation auch bei der Auftragsklärung (s. Kapitel 4.3, 8.1.3) hilfreich sein.

3.8 Die Stammgeschichten-Technik

Von Emde, Wolf und Oppenheim (2003) stammt die sogenannte »story-stem-technique« (dt. Stammgeschichten-Technik). Die Forschergruppe hat über ca. 20 Jahre mit bestimmten Geschichtsanfängen Kinder untersucht. Diese Stammgeschichten waren ähnlich wie Satzergänzungstests (Rauchfleisch, 2000) dazu konstruiert worden, Informationen von Kindern über ihre erlebte Umwelt zu bekommen. Diese Technik ist besonders hilfreich, wenn das Spielgespräch z. B. zur Begutachtung verwendet wird.

Im Spielgespräch wird die Stammgeschichten-Technik z. B. so verwendet, dass die Therapeutin mithilfe einiger Figuren eine Geschichte beginnt, die die Ratsuchenden schließlich beenden sollen. Ich fange häufig mit der Stammgeschichte an, wenn ich eine Situation nicht genau verstehe. Dann wähle ich Figuren, um das aufzubauen, was ich von der Situation, die das Kind erzählt hat, verstanden habe. So zeige ich eine angepasste, individuelle Stammgeschichte. Das Kind wird neugierig und kann nun selbst zeigen, wie die Situation genau ausgesehen hat (s. Kapitel 4.2.1). Ein Beispiel für dieses Vorgehen findet sich bei Gloger-Tippelt und König (2016) mit dem Geschichtenergänzungsverfahren zur Bindung (GEV-B) (s. Kapitel 8.2.3). Außerdem kann die Technik theaterpädagogisch genutzt werden (s. Kapitel 3.9).

Zur Veranschaulichung dieser Technik soll ein leicht gekürztes Beispiel aus Reiners (2013/2019) mit einer 72-jährigen Dame dienen:

Frau Soltau hält ihre Enkel für gefährdet

VORGESPRÄCH/VORGESCHICHTE Frau Soltau besuchte die Beratungsstelle, weil ihre Enkel »gefährdet« seien. Ihre Schwiegertochter übe psychische Gewalt gegen ihre Enkel und ihren Sohn aus. Insbesondere schimpfe sie viel mit den Kindern, schreie sie an, verbiete ihnen den Kontakt zur Oma etc. Als besonders schlimm erlebte Frau Soltau einen Anruf ihrer siebenjährigen Enkelin, die weinend erzählte, die Mama habe ihre ganze Schublade mit Spielsachen einfach ausgeschüttet, nachdem sie nicht aufgeräumt habe. Sie habe dann ihre Schwiegertochter zur Rede gestellt, woraufhin diese dem Mädchen verboten habe, so etwas der Oma zu erzählen. Ihr Sohn habe in der Vergangenheit über seine Frau geklagt. Sie vermutete, dass ihr Sohn sich von seiner Frau trennen wollte. Aber »die Frau hat den fest im Griff«, meinte sie, denn seit einigen Monaten spreche auch ihr Sohn nicht mehr mit ihr.

Bei mir entstand die Hypothese, dass es sich nicht um psychische Gewalt gegen die Kinder handelte, sondern um eine Oma, die sich aus Sicht der Eltern zu stark in ihr Leben, die Erziehung und die Partnerschaft einmischte. Ich entschied mich, mit Frau Soltau, einer gut situierten pensionierten Schulleiterin, ein Spielgespräch durchzuführen. Ich befürchtete, dass sie sich möglicherweise nicht auf solchen »Kinderkram« einlassen würde … Doch diese Befürchtungen waren vollkommen unnötig.

STAMMGESCHICHTE Ich wähle für FRAU SOLTAU zügig eine Figur, ebenso für ihren SOHN, und stelle sie auf den Tisch. Für ihre SCHWIEGERTOCHTER und die ENKEL wählt sie bereits selbst Figuren. In ihrer Anordnung steht die Familie eng beieinander, sie selbst etwas abseits. Ich verstärke diesen Effekt, indem ich um die Familie eine kleine Mauer aus Stiften lege. Tape habe ich in dieser Situation nicht zur Hand.

ZEIGEGESPRÄCH Frau Soltau zeigt mit den Figuren das Gespräch mit ihrer Schwiegertochter, nachdem ihre Enkelin ihr die Geschichte mit der Schublade erzählt hat. Meine Frage lautet: »Was passiert jetzt mit der Mauer zwischen Ihnen und Ihrer Enkelin?« Ohne Zögern antwortet sie: »Die baut die höher!« Dabei zeigt sie auf die SCHWIEGERTOCHTER. Ich lege statt des Stiftes ein Lineal an die Stelle (s. Foto 6).

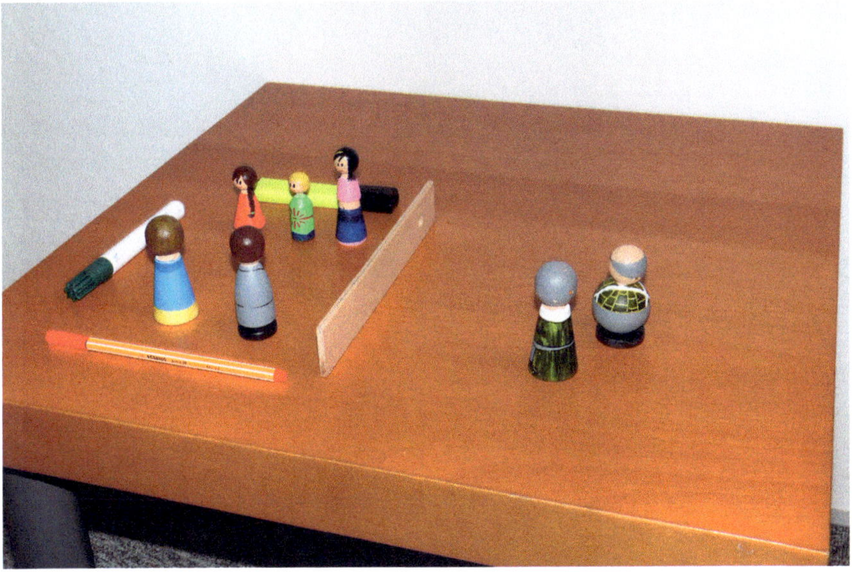

Foto 6: Frau Soltau steht mit ihrem Mann vor einer Mauer © Bernd Reiners

Nachdem sie sich das kurz angeschaut hat, fragt sie: »Soll ich das denn lassen?«

In einer zweiten Sequenz bitte ich Frau Soltau, das Gespräch mit ihrem Sohn nachzustellen, in dem er über seine Frau schimpft. Ohne Zögern stellt sie die Situation nach. Auf meine Frage, was danach passiert sei, vermutet sie, dass der Sohn mit seiner Frau gesprochen habe – und diese erneut die Mauern höher gebaut habe.

Veränderungsarbeit Wir überlegen, wie sie alternativ reagieren könne, wenn sie Beschwerden über ihre Schwiegertochter höre. Einerseits ist ihr Ziel, die Mauer nicht zu verstärken, andererseits will sie die Enkel schützen. Wir probieren mit den Figuren verschiedene Varianten aus. Schließlich findet sie, dass sie die Kinder durchaus bitten könne, solche Beschwerden mit dem Vater zu besprechen. Dann seien sie innerhalb der Mauern gut aufgehoben. Der Vater würde keine psychische Gewalt zulassen und die Kontakte zur Oma blieben weiterhin erhalten.

Abschluss Zum Abschied schenkte ich Frau Soltau den Stift, der die Mauer zwischen ihr und den Enkeln dargestellt hatte, nachdem die Mauer (das Lineal) etwas kleiner geworden war.

Anker für zukünftige Situationen Sie wollte ihn sich zu Hause hinlegen, damit er sie immer daran erinnerte, was sie an diesem Tag gelernt hatte.

3.9 Theaterpädagogik mit dem Spielgespräch

Theaterpädagogische Methoden (Anklam, Meyer u. Reyer, 2018; Höhn, 2015) können mit dem Spielgespräch wunderbar angewendet werden. So können Menschen Regeln vermittelt werden, wie sie sich in bestimmen Situationen verhalten sollen. Es kann psychoedukativ erläutert werden, warum ein bestimmtes Verhalten zu ungünstigen Ergebnissen führt. Soziale Gruppentrainings (Beck, Cäsar u. Leonhardt, 2006; Pflug, 2019) können mit den Figuren statt mit realen Gruppenmitgliedern umgesetzt werden etc.

Ein Beispiel hierfür findet sich bei der Prävention im Kinderschutz mit den drei Fragen, ob eine Situation ein gutes Gefühl gebe, jemand wisse, wo das Kind sei und das Kind im Zweifel Hilfe holen könne (s. Kapitel 5.2.1). Aber auch andere Regeln können vermittelt und ihr Verstehen überprüft werden, z. B. wie sich eine Klientin des betreuten Wohnens bei einer Besprechung zur Überprüfung ihres Anspruchs verhalten soll etc.

3.10 Wiederholtes Zeigen derselben Situation

Jan Nilsson (2021) beschreibt ein »Manual« für eine Therapie, die aus verschiedenen Spielgesprächen über dieselbe Situation besteht. Er macht damit deutlich, dass es durchaus helfen kann, dieselbe Situation mehrfach zu zeigen. Diese Erfahrung habe ich bei sehr schwierigen Themen auch gemacht. Nilsson hat ausgesprochen viel mit traumatisierten Erwachsenen gearbeitet. In diesem Zusammenhang ist das Manual entstanden, jedoch keineswegs auf dieses Anwendungsfeld beschränkt.

In einem *ersten Zeigegespräch* soll die Klientin das ausgewählte Ereignis schlicht zeigen. Die Therapeutin beschränkt sich auf Ermunterung und Unterstützung. Das Ziel ist, die gemeinschaftliche Handlung und damit die Arbeitsbeziehung zu stärken. Die Situation soll emotional nicht zu belastend oder bedrohlich werden.

Am Ende sollten das Entrollen und eine kurze Reflexion nicht fehlen. Es kann sinnvoll sein, den Unterschied zwischen Zeigen und bloßem Erzählen herauszuarbeiten, um für die weitere Arbeit zu motivieren.

Im nächsten Termin könnte die Klientin erzählen, wie es ihr nach dem ersten Spielgespräch ergangen ist, ob es Veränderungen in der Sicht auf die Situation gab. Falls ja, sollen sie mit dem *zweiten Zeigegespräch* dargestellt werden. Ansonsten wird die Situation noch einmal wie beim ersten Mal gezeigt. Nun können jedoch mehr Details fokussiert werden, weil der grobe Ablauf bereits bekannt ist. Eine Reflexion erfolgt im Anschluss.

Durch die Zeigesituation entsteht ein dreidimensionales Bild der Situation – mit Einleitung, Hauptteil und Abschluss. Es wird detailreicher, komplexer, mit mehr sensorischen Eindrücken und gefüllten Lücken, die beim ersten Zeigen oft noch bestehen.

Klient:innen sollten nach einer kurzen Wiederholung der Problemsituation versuchen, eine *Wunschsituation* zu beschreiben. Häufig wird sich gewünscht, dass ein Täter oder eine Bedrohung verschwinden soll.

Das so beschriebene Ziel kann manchmal in einem Spielgespräch erreicht werden. Viele Ratsuchende können zeigen, wie das Ziel aussieht, was sie benötigen, um es zu erreichen und können die Erkenntnisse in den Alltag übertragen.

Manchmal sind längere Therapiephasen nötig, das Ziel sollte dann in Teilziele unterteilt werden. Ein erstes Teilziel könnte sein, zu wagen, die Gefahr oder die gefährliche Figur aufzustellen und anzusehen, ihren Blick zu ertragen, sie mit Namen anzusprechen, ihr zu sagen, was die Klientin denkt, dies mit lauterer Stimme zu tun und schrittweise von der Bühne zu schubsen – »aus meinem Leben heraus«.

Die Klient:innen sollten dieser Konfrontation emotional gewachsen sein (zum besonderen Umgang mit traumatisierten Menschen, s. Kapitel 5.4). Daher braucht es Unterstützung durch die Begleitperson mit ihrer Figur. Es kann zudem hilfreich sein, weitere nahestehende Personen mit auf die Bühne zu stellen – auch wenn diese in der tatsächlichen Situation nicht anwesend waren. Einen sicheren Platz aufzukleben und mit Gegenständen anzureichern, die Sicherheit vermitteln, kann ebenso helfen (s. Kapitel 5.4.5, Julia).

3.11 Gefühlsfiguren

Diese Figuren wurden von Suzanne Norberg und Kerstin Nilsson in der Kinder- und Jugendpsychiatrie in Schweden entwickelt (Sjölin-Nilsson, 2020, mündliche Mitteilung). Sie hatten den Eindruck, dass das Spielgespräch mit Kindern mit verschiedenen Einschränkungen mit Gefühlsausdrücken ergänzt werden sollte, wenn die Kinder zeigten, was sie erlebt oder getan hatten. Es war sehr mentalisierungsförderlich, Gefühle zu konkretisieren, wenn die Kinder z. B. in der Schule geärgert worden waren oder wie sie es erlebten, dass die Mama wütend war.

Es gibt Gefühlsfiguren in unterschiedlicher Anzahl und Ausprägung. Gängig sind neun Figuren, manchmal werden aber auch fünfzehn verschiedene Figuren gemalt. Elke Goebel hat für Gefühlsfiguren den Begriff »Moods« geprägt. Diese Figuren sehen alle gleich aus, bis auf ihren Gesichtsausdruck, der möglichst eindeutig verschiedene Gefühle ausdrücken soll: Freude, Trauer, Überraschung, Angst, Wut, Entsetzen, neutrale Gefühle etc. (s. Foto 7).

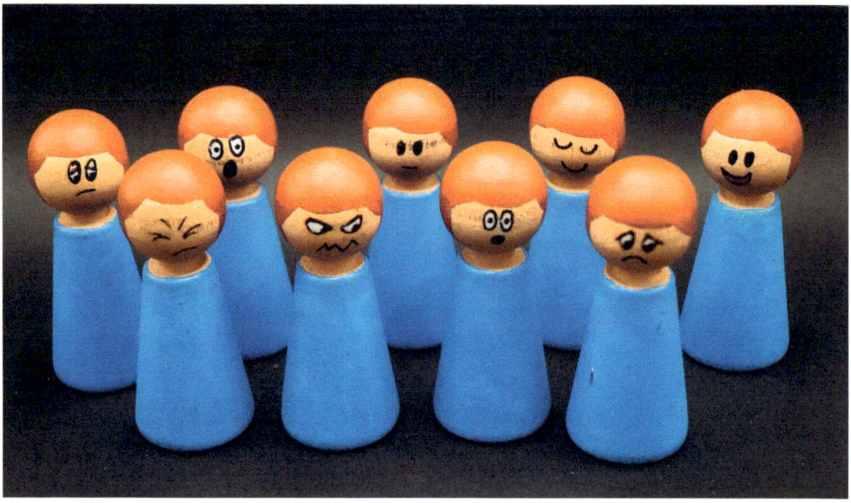

Foto 7: Gefühlsfiguren oder Moods © Elke Goebel-Engmann (www.kof-figuren.de, Zugriff am 23.08.2024)

Manche nutzen stets zwei gleiche Sets, damit auch die Gefühle der Interaktionspartner:innen gezeigt werden können. Manche haben auch nur Plättchen mit Gefühlen bemalt. Diese können in die Nähe der Figur gelegt werden. Bei www.KOF-Figuren.de (Zugriff am 23.08.2024) gibt es auch »Emojis«, wie sie z. B. in Messengerdiensten verwendet werden als Figuren. Das kommt gerade bei Jugendlichen häufig gut an (s. Foto 8).

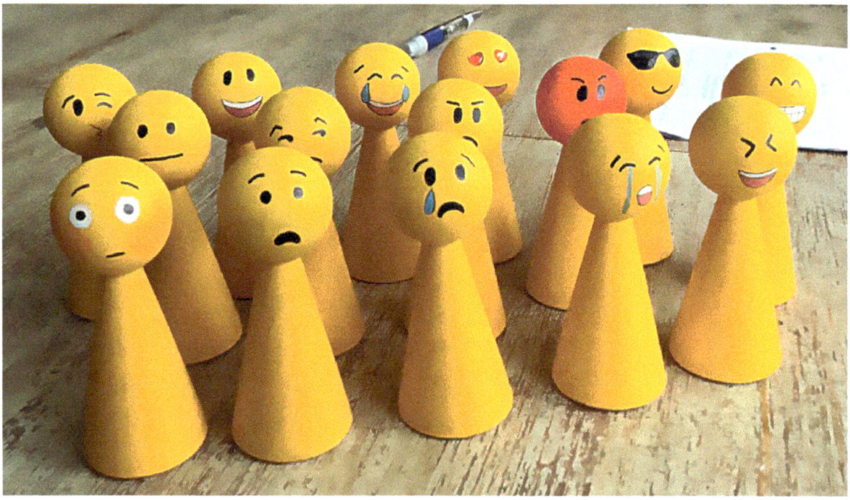

Foto 8: Messenger-Moods © Elke Goebel-Engmann

Das Darstellen und Benennen der Figuren vereinfachen das emotionale Reflektieren der Situation sowie die zukünftige Affektregulation. Um bestimmte Figuren besonders zu fokussieren, kann es helfen, sie mit einer kleinen Taschenlampe wie mit einem Spot zu beleuchten (s. Kapitel 3.4).

Wenn andere Gefühlsfiguren aufgestellt werden oder die Nähe der Moods zu den Personenfiguren verändert wird, kann erfragt werden, was dies ändern würde, wie die Situation mit den jetzt aufgestellten Gefühlen weiterverlaufen würde etc. Manchmal ist es auch hilfreich, nicht nur die primär von Klient:innen genannten Gefühle aufzustellen, sondern mehrere oder auch stets alle Grundemotionen: Angst, Trauer, Wut, Freude. Diese werden in unterschiedlichen Abständen – je nach Intensität des gezeigten Gefühls – zur Klientinnenfigur aufgestellt. Manchmal wird deutlich, dass die Wut der Trauer im Weg steht oder eine größere Nähe der Wut der Klientin guttäte (s. Kapitel 5.5.1, Paula). Mit unterschiedlichen Positionen können im Spielgespräch andere Verhaltensideen kreiert und ausprobiert werden. Gefühlsfiguren sind besonders förderlich, wenn die Emotionen das Geschehen zu steuern scheinen, der bewussten Reflexion aber zunächst wenig zugänglich sind. Mit ihnen wird deutlich, dass Gefühle vorhanden sind und dass sie das Geschehen beeinflussen. So können sie benannt werden und die Affektregulation vereinfachen.

Beispiele zur Verwendung der Gefühlsfiguren finden sich im Eingangsbeispiel zu Beginn des Buches (s. Kapitel 1.1, Max' Kopfschmerzen), im Kapitel zu Schicksalsschlägen (s. Kapitel 5.3, Nadine) und im Kapitel zum Umgang mit Emotionen (s. Kapitel 5.5, Paula).

3.12 Weitere Figuren

Östergren und Ståhlkloo (2011) arbeiten in verschiedenen Kontexten überwiegend mit der Darstellung des Inneren. Dabei beschreiben sie verschiedene Arten von Figuren, die die Darstellung innerer Zustände erleichtern können. So beschreiben sie z. B.

- sogenannte Matrjoschka-Puppen: hohle Puppen, in denen eine etwas kleinere, weitere hohle Figur steckt, in der wiederum eine kleinere steckt etc. Sie schlagen vor, diese Figuren unterschiedlich zu bemalen. So ist z. B. die äußere Figur fröhlich, die innere traurig; die äußere wütend, die innere traurig; die äußere »cool«, die innere ängstlich; die äußere freundlich, die innere wütend etc.
- eine hohle Figur, die das Gefühl, sich hohl zu fühlen, zeigt
- Figuren, die in der Mitte durchgesägt sind, um die Zerrissenheit von Kindern zwischen zerstrittenen Eltern darstellen zu können. Eine Hälfte gehört zu Mama, die andere zu Papa

- eine Figur mit einer Flamme auf dem Bauch, die die Hyperaktivität einer Aufmerksamkeitsdefizit-/Hyperaktivitätsstörung (ADHS) oder »inneres Brennen« symbolisiert
- eine Figur mit einem Fragezeichen, das zeigt, dass die Person anders denkt und nicht immer verstanden wird, z. B. bei einer Störung aus dem Autismus-Spektrum
- manisch-depressive Menschen können sich von einer Figur vertreten fühlen, die zwei Seiten zeigt, eine lächelnde und eine traurige. Der Körper könnte mit einem Pluszeichen, die andere Seite mit einem Minuszeichen bedeckt sein
- zur Darstellung einer Anorexia nervosa empfiehlt sich eine sehr schlanke Figur
- weitere Figuren könnten sein:
  - eine schwarze Figur für das »Böse« oder ein Ereignis etc.
  - eine Figur mit dem inneren Kind
  - ein Roboter – um zu zeigen, dass man nur »funktioniert«
  - eine Figur, die mit einer Kugel »festgekettet« ist – dabei kann die Größe der Kugeln die Schwere der »Schuld« oder der Gebundenheit zeigen
- ebenso können unterschiedlich dicke Scheiben helfen, auf die man die Figuren stellen kann, um ihren Einfluss oder ihre Macht zu symbolisieren (s. Foto 9).

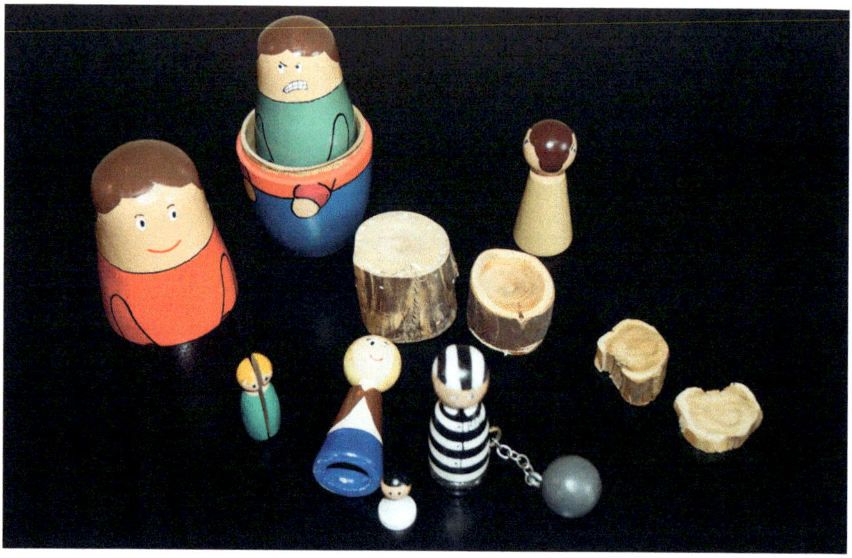

Foto 9: Weitere Figuren © Bernd Reiners

Elke Goebel hat das Corona-Virus als Figur dargestellt, die in den Jahren der Beschränkungen oft nützlich eingesetzt werden konnte.

Sicherlich kann kritisch gesehen werden, wenn Klient:innen sich mit der Diagnosefigur identifizieren. Dies kann symptomstabilisierend wirken. Andererseits finden manche Klient:innen es hilfreich, ihre zutiefst ungewöhnlichen und kaum aussprechbaren Gefühle so deutlich darstellen zu können.

Es gilt, die Darstellung zügig nach Veränderbarkeit abzutasten. So kann eine Jugendliche, die sich mit den beiden Matrjoschkas – außen freundlich, innen wütend – zeigt, gefragt werden, was wäre, wenn die äußere nicht sichtbar wäre. Man könnte verschiedene Situationen zu Hause oder in der Schule mit den verschiedenen Figuren anspielen und reflektieren.

3.13 Übersicht über die Techniken

Kasten 6 zeigt zusammenfassend die Techniken des Spielgesprächs.

Kasten 6: Techniken im Spielgespräch

- Stammgeschichten-Technik: der Beginn der Geschichte wird von der Therapeutin aufgebaut, die Klientin zeigt den weiteren Verlauf des Geschehens (bisher Verstandenes zeigen, Theaterpädagogik etc.)
- Zeigen einer bewältigten Situation: zur Steigerung des Selbstwertgefühls, zur Ressourcensuche oder zur Auftragsklärung
- Zeigegespräch einer konkreten Situation – die Therapeutin schaut nur zu und interveniert nicht
- Anwaltsspiel: für alle Figuren auf der Bühne werden Alternativen überlegt, wie sie den Ausgang einer Handlung hätten beeinflussen können
- Gute, schlechte und dritte Version: diese möglichen Verläufe werden gezeigt und reflektiert
- Einsatz der Taschenlampe: wie ein Spot auf die Figur, über die gerade gesprochen wird; dies hilft, sich auf diese Person zu fokussieren
- der kluge Dustin [Name der Klientin]: es wird eine Figur hinzugestellt, die als vernünftiger Teil der Klientin fungieren könnte und das Geschehen kommentieren kann; Alternative: der erwachsene Dustin [Name der Klientin]
- Einüben des günstigen Verhaltens: Verhalten kann nicht nur ausprobiert, sondern auch in verschiedenen Situationen regelrecht geübt werden

- wiederholtes Zeigen derselben Situation: es entstehen vermehrt Details, einzelne Aspekte können sehr genau untersucht und kleinschrittig verändert werden
- Gefühlsfiguren: insbesondere zum Verdeutlichen der emotionalen Verflechtungen, zur Unterstützung der Mentalisierung
- weitere, auch diagnosespezifische Figuren: zum Verdeutlichen (krankheits-)typischer Dynamiken

TEIL 2 Anwendung des Spielgesprächs: Aufgaben, Anwendungsfelder, Kontexte

4 Aufgaben, die das Spielgespräch übernehmen kann

Ging es im ersten Teil um eine Einführung und die Beschreibung des allgemeinen Vorgehens und verschiedener Techniken, werden in diesem Teil mit Beispielen die vielfältigen Einsatzmöglichkeiten des Spielgesprächs präsentiert.

Dieses Kapitel beschreibt die verschiedenen Aufgaben (jeweils mit Beispielen), die mit dem Spielgespräch übernommen werden können: Das Verdeutlichen einer Situation und ihre Veränderung, das Vermitteln von Informationen, die Aktivierung von Ressourcen, Visualisieren von Netzwerk und Familienbild, und Rückfallvorbeugung. Zum Abschluss des Kapitels erfolgt zur Verdeutlichung ein Fallbeispiel, in dem verschiedene Aufgaben in verschiedenen Therapiephasen umgesetzt werden.

4.1 Verdeutlichen einer Situation und Veränderungsarbeit

Aufgrund der besonders häufigen Anwendung des Spielgesprächs in diesem Bereich werden in diesem Unterkapitel *zwei* Beispiele aufgeführt.

Da das Zeigegespräch häufig in eine Veränderungsarbeit übergeht, die eher verspielt geschieht und daher als Spielgespräch bezeichnet wird, werden Zeigegespräch und Veränderungsarbeit in diesem Praxisteil nicht in getrennten Kapiteln beschrieben. Üblicherweise beginnt das Spielgespräch mit einem Zeigegespräch. Eine ratsuchende Person spricht über eine Situation, die anschließend gezeigt wird. Erst im nächsten Schritt wird das Gezeigte im Sinne der Lösungsfindung variiert.

Kinder fühlen sich mehr von einem Rollenspiel angesprochen als von einem bloßen Gespräch. Daher wird oft vorgeschlagen, eine schwierige Situation nachzuspielen. Solche Ansätze kommen z. B. aus der Spieltherapie (Oaklander, 1978/1999), dem Psychodrama, aber auch aus der systemischen Therapie: Gammer (2007) beschreibt eine Methode als »Wiederholungsdramatisierung«; Minuchin und Fishman (1992) beschreiben ein ähnliches Vorgehen als »enactment«. Die beteiligten Familienmitglieder spielen im Therapieraum eine Situation nach, z. B. zuerst die Sichtweise des Kindes, dann die der Mutter und zuletzt die des Vaters.

Entscheidend ist, dass eine emotionale Situation durch das Nachspielen verlangsamt werden kann. So können innere Prozesse wie Gefühle, Gedanken, Impulse, Wünsche oder Ähnliches ausgedrückt werden, die in der realen Situation nicht gezeigt wurden. Durch einen Rollentausch kann auch der Perspektivenwechsel *erlebt* werden. So kann zum einen das Verständnis für die Sichtweise der anderen vergrößert werden, zum anderen ergeben sich nicht selten ohne viel Zutun neue Lösungsideen.

Üblicherweise übernehmen im Psychodrama keine Figuren, sondern die Mitglieder der Gruppe selbst eine Rolle. So hilfreich Rollenspiele mit lebenden Personen sein können, so bergen sie einige Nachteile im Vergleich zum Spielgespräch. Die Distanzierung ist erschwert. Kinder profitieren häufig von der Distanzierung; manchen sind nur so eine Reflexion der eigenen Motive und ein Perspektivenwechsel möglich. Für Erwachsene ist ein direkteres Erleben in bestimmten Situationen durchaus vorteilhaft, weil so ihre bewusste Kontrolle etwas abgeschwächt wird und die Emotionen stärker erlebt werden. Die Gefahr, von den Gefühlen überschwemmt zu werden, ist jedoch nicht nur in traumasensiblen Kontexten bei weniger Distanzierung größer.

4.1.1 Ein Konflikt bei Familie Kronenberg

Die meisten Beispiele in diesem Buch beschreiben ein Spielgespräch mit einer Einzelperson, gelegentlich im Beisein weiterer Personen, z. B. der Eltern, die jedoch eher zuschauen. Dies ist auch die häufigste Form, in der ich mit dem Spielgespräch arbeite, wobei die Eltern später in das Spielgespräch mit ihren Sichtweisen oder Veränderungsideen einbezogen werden können. Dass jedoch eine ganze Familie aktiv daran teilnimmt, ist seltener und soll daher in diesem Kapitel anhand der Darstellung eines Konflikts beschrieben werden.

Vorgespräch/Vorgeschichte Familie Kronenberg hatte zwei Kinder. Der elfjährige Samuel war musisch begabt, ein sensibler, manchmal weinerlich erscheinender Junge, dessen Hobbies eher wenig kompetitiv waren. Er mochte keine Wettkämpfe, liebte jedoch das Theater. In der Schule zeigte er gute Leistungen, war allerdings oft ängstlich im Kontakt mit Gleichaltrigen. So wollte er z. B. nicht mit auf Klassenfahrt, weil er fürchtete, Heimweh zu entwickeln. In vielerlei Hinsicht ähnelte seine neunjährige Schwester Karola ihm, allerdings liebte sie die Pfadfinder-Reisen mit den Gleichaltrigen. Herr Kronenberg war ein eher »klassischer« IT-Beschäftigter, leistungsbezogen, sehr sachlich, eher kantig-männlich. Frau Kronenberg rief in der Beratungsstelle an, weil die »beiden Männer« häufig aneinandergerieten. Üblicherweise würde ihr Mann dann laut und aufbrausend, ihr Sohn hingegen ziehe sich zurück und werde immer stiller. Da ihr Sohn und ihr Mann auch unter den Streitigkeiten litten, waren sie einverstanden, gemeinsam zur Beratungsstelle zu gehen.

Szenenauswahl Am Tag vor der dritten Sitzung, zu der alle vier Familienmitglieder erschienen, hatte es zu Hause Streit gegeben. Bei Samuel stand ein Wandertag an. Er hatte mit seiner Mutter darüber gesprochen, dass er daran nicht teilnehmen wolle. Lieber wolle er in einer Parallelklasse am Unterricht teilnehmen. In diese Diskussion sei der Vater hereingeplatzt. Es sei dann sehr schnell laut geworden, Samuel sei in sein Zimmer gegangen und habe nicht mehr herauskommen wollen. Während die Mutter diese Situation schilderte, standen Karola und Samuel die Tränen in den Augen. Ich bat Frau Kronenberg, die Situation einmal genau zu zeigen.

Zeigegespräch Frau Kronenberg klebt zunächst die Umrisse von Küche, Flur und Wohnzimmer auf. Alle vier sitzen beim Abendbrot um den Tisch in der Küche. Der Vater sei aufgestanden, um etwas im Fernsehen zu sehen und sei ins Wohnzimmer gegangen. Mit etwas Anleitung wählt Frau Kronenberg für jedes Familienmitglied eine Figur und lässt den Vater ins Wohnzimmer gehen. Nun lässt sie Samuel sagen: »Mama, muss ich zu dem Wandertag mitgehen? Ich möchte das nicht!« Die Mutter fragt: »Warum möchtest du das denn nicht?« »Wir machen bestimmt so blöde Spiele und dann können die anderen das wieder viel besser als ich und so.« Samuel unterbricht, das sei ganz anders gewesen. Ich bitte ihn, zunächst seine Mutter die Situation zeigen zu lassen, er dürfe später auch zeigen. So zeigt die Mutter weiter: Der Vater ruft aus dem Wohnzimmer: »Du musst da mitgehen. Es ist Schulpflicht. Und damit Ende der Diskussion!« Nun lächelt der Vater und sagt: »Naja, *so* habe ich das nicht gesagt!« Auch seine Version soll später gezeigt werden. Die Mutter fährt also fort: »Der«, sie zeigt auf Samuel, »hat dann angefangen zu weinen.« Der Vater kommt in die Küche: »Sei doch nicht immer so feige!«, herrscht er Samuel an. Die Mutter führt Samuel in den Flur und in eine Ecke auf dem Tisch, dort sei sein Zimmer. Dann sei er da nicht mehr herausgekommen. Die Mutter sagt zum Vater: »War das jetzt wieder nötig?«, woraufhin der Vater schimpft: »Du verweichlichst den doch total.« Nun lässt die Mutter Karola aufstehen und ebenfalls weinend zu Samuel laufen. Die Mutter beendet ihr Zeigegespräch mit der Bemerkung, so laufe es leider öfters bei Konflikten.

Einholen anderer Perspektiven Nun will Samuel seine Version zeigen. Auch bei ihm geht der Vater ins Wohnzimmer. Auf die Nachfrage der Mutter, warum er nicht zum Wandertag wolle, sagt Samuel: »Auf dem Freizeitgelände gibt es einen Fußballplatz, das wollen dann bestimmt alle spielen und ich kann das ja nicht so gut.« Beide Eltern nicken, das habe Samuel tatsächlich gesagt. Samuel lässt den Vater aus dem Wohnzimmer rufen: »Du wirst ja wohl keine Angst vor einem Fußballspiel haben! Du gehst da mit. Es wird Zeit, dass du auch mal ein bisschen mutiger wirst. Und damit Ende der Diskussion!« Der Vater sagt eher für sich im Wohnzimmer: »Mein Sohn ist noch zu feige für einen Wandertag. Das gibt's doch gar nicht. Es wird Zeit, dass wir das mal ändern!« »Da habe ich angefangen zu weinen«, fährt Samuel fort und beginnt erneut zu weinen. Ich bitte ihn, sich auf die Figuren zu konzentrieren, ob er die Geschichte noch zu Ende zeigen könne. Er fasst sich und zeigt weiter. Der Vater kommt in die Küche und sagt zur Mutter: »So geht das nicht weiter. Wir müssen den zwingen, sich auch mal was zu trauen. Er muss das lernen. Da musst du auch mitmachen!« Nun nimmt Samuel seine Figur und führt sie in sein Zimmer, wenig später setzt er auch Karola dazu. Das sei gut gewesen, dass die gekommen sei.

Wir sprechen kurz darüber, dass Samuel das Gefühl hat, der Vater fände ihn immer feige und er könne es ihm nie recht machen, weil er einfach nicht so mutig und stark sei, wie der Vater es sich wünsche.

Der Vater meint, er habe tatsächlich im Wohnzimmer so etwas gesagt, wie Samuel gezeigt habe. Er habe nicht gewusst, dass Samuel das gehört habe. Das täte ihm leid.

Einholen anderer Perspektiven Anschließend frage ich Karola, was der Unterschied in den zwei Versionen sei. Ob sie eine Idee habe, warum Samuel in der ersten Version geweint hat und ob das in der zweiten Version der gleiche Grund gewesen sei.

Karola versteht schnell und sagt, so wie Mama das gezeigt hat, sei Samuel traurig, weil der Vater auf der Teilnahme am Wandertag bestanden habe, so wie Samuel es zeigte, sei er traurig, weil der Vater ihn feige findet. Samuel sitzt derweil auf seinem Stuhl und weint still.

Ich frage den Vater, wozu es ihm so wichtig sei, dass Samuel mit zum Wandertag fahre. Er schaut mich fragend an, daher sage ich: »Ich könnte mir vorstellen, dass es Ihnen für Ihren Sohn leidtut, dass ihm da etwas entgeht, dass es doch Spaß macht, so ein Wandertag.« Er nickt. »Und ich könnte mir vorstellen, dass Sie denken, wenn man ihn da hinbekommt, wird das mit der Angst nicht so schlimm sein. Dann genießt er es selbst und es fällt ihm das nächste Mal leichter dahinzugehen.« Wieder nickt er: »Ja, natürlich. Deswegen möchte ich das.«

Samuel schaut überrascht.

Zeigen der guten Lösung Ich bitte den Vater, das mit der Figur einmal zu sagen. Ich spiele die Situation im Sinne einer Stammgeschichte an und lasse Samuel in der Küche sagen, er wolle nicht zum Wandertag, weil da Fußball gespielt werde. Herr Kronenberg nimmt den Vater und lässt ihn im Wohnzimmer sagen: »Ach, wie schade. Da könnte Samuel etwas entgehen. Aber Birgit (seiner Frau) fällt es immer so schwer, da etwas von ihm zu fordern. Wie können wir Samuel nur dazu bringen, dass er es ausprobiert? Ich geh mal in die Küche und überlege mit den beiden.« Karola beschwert sich, sie sei ja auch noch da gewesen. Samuel nimmt seine eigene Figur in die Hand und sagt: »Ich mag das aber nicht. Ich will das auch gar nicht lernen, das zu mögen. Mir fehlt da nix.«

Wegen der Erfahrung mit Karolas guten Ideen frage ich sie, was man jetzt Samuel oder dem Vater raten könnte? Sie nimmt ihre Figur in die Hand und sagt zu Samuel: »Ich glaub' schon, dass du was verpasst. Und so schlecht spielst du gar nicht Fußball.«

Auch Frau Kronenberg schaltet sich ein. Aus dem eben gezeigten Streit wird allmählich ein Ringen um eine Lösung. Diese sieht schließlich so aus, dass Karola, die gern mit auf den Wandertag gehen will und dies auch darf, Samuel begleitet. So ist er bereit, mitzugehen. Außerdem schlägt Frau Kronenberg vor, ihr Mann möge Samuel ein paar Fußballtricks zeigen. Diese Idee findet Samuel in Ordnung. So kann diese Stunde beendet werden.

NACHGEDANKEN Natürlich war der Konflikt zwischen Vater und Sohn damit nicht beigelegt. Es ging sicherlich um mehr als um diese eine Situation. Grundsätzlich hatte Samuel das Gefühl, der Vater habe Erwartungen, insbesondere in Bezug auf seinen Mut, denen er nicht gerecht werden könnte. Über die gefundene Lösung entstand aber die Hoffnung, dass auch in anderen Situationen eine Lösung gefunden werden könnte. Samuel hatte eine Vorstellung entwickelt, dass sein Vater seine Forderungen als Unterstützung meinen könnte. Herr Kronenberg hatte die Idee, dass es seinem Sohn helfen könnte, wenn er seine Absichten nennt, statt seine Forderungen einfach durchzusetzen.

4.1.2 Jasmin zeigt ihrer Mutter ihre Wünsche

Im folgenden Beispiel hilft das Kind seiner Mutter mit einem Spielgespräch, es zu verstehen.

VORGESPRÄCH/VORGESCHICHTE Die fünfjährige Jasmin lebte seit drei Monaten in einer Bereitschaftspflegefamilie. Grund der Inobhutnahme war eine schwere Verwahrlosung des Mädchens. Sie wurde mehrfach nachmittags nicht aus der Kita abgeholt – beim letzten Mal war die Mutter bis zum nächsten Morgen nicht erreichbar. Drei ältere Kinder der Mutter lebten bereits in verschiedenen Einrichtungen und einer Pflegefamilie. Alle Fremdunterbringungen verliefen für Mutter und Kinder hochdramatisch. Die Mitarbeiterin des Pflegekinderdienstes, Frau Hase, wollte nun die Bereitschaft der Mutter erhöhen, einer Unterbringung in einer Erziehungsstelle zuzustimmen.

Jasmins Mutter hatte zuvor den Vorschlag des Jugendamts abgelehnt, in eine Mutter-Kind-Einrichtung zu ziehen. Jasmins erhebliche Entwicklungsverzögerungen wurden in den drei Monaten seit der Fremdunterbringung zu einem großen Teil ausgeglichen. Dies wurde von den Helfern als Beleg gewertet, dass die mangelnde Förderung für die Entwicklungsverzögerungen verantwortlich war.

Weil Jasmins Mutter bei Umgängen mit ihrer Tochter regelmäßig die Bereitschaftspflegeeltern bedrohte, bzw. lautstark äußerte, sie würde Jasmin wieder mitnehmen, fanden nur noch begleitete Umgänge im Jugendamt statt. Die Mutter hatte die Unterbringung der anderen Kinder zwar abgelehnt, vertraute aber dennoch der Mitarbeiterin des Pflegekinderdienstes. Da sie inzwischen ihre Wohnung verloren hatte, war eine Rückführung in unerreichbare Ferne gerückt. Dennoch erzählte sie ihrer Tochter bei jedem Umgang, diese werde bald zur Mutter zurückkehren. Jasmin verunsicherte dies zutiefst, sie nässte nachts ein, hatte Albträume und Essattacken. Auch für die Bereitschaftsfamilie wurde die Unklarheit zum Problem.

SZENENAUSWAHL In dieser Situation überlegte sich Frau Hase, das Spielgespräch einzusetzen. Jasmin sprach gut auf das Spiel mit MARIE an, der Alter-Ego-Figur von Frau Hase. Jasmins Mutter schaute gern zu. Frau Hase hatte die Hoffnung, dass Jasmin im Spiel Bilder erzeugen würde, die die Mutter verstehen konnte. Das Spielgespräch sollte einen sicheren Rahmen bieten, der Mutter die Bedürfnisse ihrer Tochter näherzubringen, ohne Vorwürfe zu erzeugen.

ZEIGEGESPRÄCH Nach einer kurzen Begrüßung beginnt Jasmin aufzubauen. Sie weist ihrer Mutter einen Platz zu und bittet sie zuzuschauen. Anders als im Spielgespräch üblich, ist nicht vorher abgesprochen, welche Szene Jasmin zeigt.[17] Sie wählt eine Szene mit Mama, Oma und Opa, die mit Jasmin spazieren gehen. Jasmin spielt in sich versunken. Abseits steht eine Figur, die sie »PAPA« nennt, der sich jedoch nicht um die Familie kümmert. Jasmin kommentiert, dass der PAPA der MAMA nicht guttue, er sei immer laut und habe die MAMA gehauen – dies war im Jugendamt bis dahin nicht bekannt gewesen – deswegen habe die jetzt einen anderen Mann. JASMIN habe jetzt eine andere Familie. Denn sie sei oft nicht vom Kindergarten abgeholt worden.

Sie stellt eine andere Szene dar, in der sie im Kindergarten durch die Scheibe sieht, wie MAMA und PAPA vor der Tür streiten. JASMIN sagt, sie hoffe, dass die Tür zubliebe, damit sie nicht abgeholt werde.

ABSCHLUSS Plötzlich beendete Jasmin das Spiel, weil sie die weinende Mutter am Tisch wahrnahm. Sie lief zu ihr und kletterte ihr auf den Schoß, um sie zu trösten.

Da die Zeit für den Umgang beinahe vorbei war, wurde mit der Mutter ein Termin zum Nachgespräch vereinbart und die Stunde beendet.

REFLEXION Jasmins Mutter war überrascht, was Jasmin »alles mitbekommen« hatte, sie sei so vernünftig. Und sie als Mutter hätte versagt, ebenso wie der Vater. Am meisten habe sie die Schlussszene berührt. Es sei sehr schön gewesen, als Jasmin gekommen sei, um sie zu trösten.

Auch wenn dieses Gefühl sehr nachvollziehbar war, war doch deutlich, dass sich hier die Rollen vertauscht hatten – und gerade darin die emotionale Vernachlässigung von Jasmin deutlich wurde. Diese Sicht allerdings konnte Jasmins Mutter nicht teilen.

---

17 Hier zeigen sich Einflüsse der Kinderorientierten Familientherapie im Vorgehen von Frau Hase.

Nachdem sich die Situation weiter zuspitzte und Jasmin nun immer öfter fragte, wann sie denn zu ihrer Mutter zurückkönne, erschien es notwendig, vonseiten der Fachkräfte zu intervenieren.

Jasmins Mutter stand einer dauerhaften Unterbringung ambivalent gegenüber. In manchen Momenten sah sie diese als sinnvoll an, in anderen fühlte sie sich dadurch als Rabenmutter und befürchtete, Jasmin wolle sie dann nie wiedersehen. Es wäre aber natürlich für Jasmins Entwicklung vorteilhaft, wenn ihre Mutter die Verantwortung für die Unterbringung übernehmen würde. Sie war gern bereit, sich in einem weiteren Spiel anzusehen, wie Jasmin ihre Situation selbst einschätzte.

Zweites Spielgespräch mit Jasmin

ZEIGEGESPRÄCH Wie immer brachte Jasmins Pflegemutter sie zum Termin im Jugendamt. Frau Hase setzt sich mit ihr und ihrer Mutter an den Tisch. Jasmin wird gebeten zu zeigen, wie es ihr derzeit mit ihrer Mutter und der Pflegefamilie gehe. Jasmin nickt, wählt aber nicht nur Menschenfiguren, sondern auch einige Tiere – wie Kinder das manchmal tun. Sie baut ein Gehege und setzt drei Giraffen hinein. Ihre eigene Figur setzt sie neben das Gehege. Schließlich baut sie noch ein Gehege, in das sie ein kleines und ein großes Zebra setzt.

Nach einer kleinen Einführung sagt JASMIN zu MARIE: »Guck mal, ich habe Giraffen da hinten in meinem Gehege. Da gibt's auch Mamas, die Großen sind die Mamas und die Kleinen sind die Kinder.« Sie zögert, fährt dann aber fort: »Ich glaube, das eine Kind gehört gar nicht zu der großen Giraffe, sondern die große Giraffe hat das aufgenommen, das Kind. Weil die andere Mama konnte das nicht mehr versorgen. Das ist so wie bei mir, ich wohne auch nicht mehr bei meiner Mama.« An dieser Stelle nimmt sie das kleine Zebra und setzt es zu den Giraffen in das Gehege. »Die Giraffen nehmen das Zebra auf, die kümmern sich gut um das Zebra. Die Zebra-Mama kann das nicht.« Sie schaut zu ihrer Mutter auf der anderen Seite des Tisches hinüber. Die Mutter sagt nichts, doch rollen ihr Tränen über die Wange. Jasmin nimmt das kleine Zebra und sagt: »Das kann immer zurückgehen, um das große Zebra zu besuchen« (s. Foto 10).

NACHGEDANKEN Jasmin ging mit ihrer Pflegemutter vor die Tür, weil ihre Mutter mit Frau Hase sprechen wollte. Jasmins Mutter war in der Lage, Parallelen zu ihrem Alltag zu benennen. Sie konnte erkennen, wie weit sich Jasmin schon von ihr wegbewegt hatte und welche inneren Konflikte damit verbunden waren. Sie konnte auch erkennen, dass ihre Tochter ihr zu

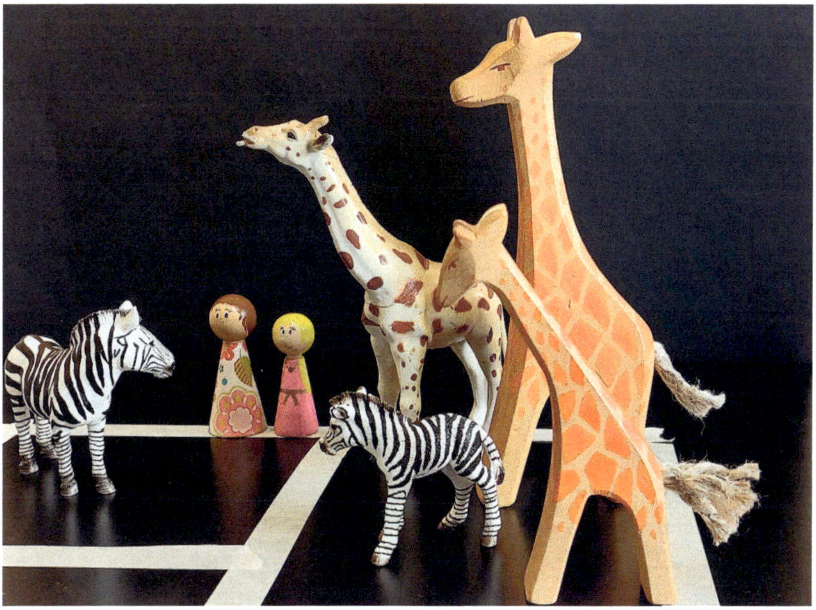

Foto 10: Jasmin zeigt ihrer Mutter ihre Wünsche © Emma Reiners

Recht kein anderes Verhalten zutraute. An dieser Stelle war sehr sichtbar, wie bewegt sie war. So sehr sie es sich auch wünschte, sie bekäme das mit den Kindern einfach nicht hin. Sie zog Vergleiche mit ihrer eigenen Mutter und wie sehr sie sich deren Liebe gewünscht hätte. Es tröstete sie, dass das Zebra zu Besuch zurückkommen könnte.

Letztlich erfolgte durch die Mutter die Erlaubnis, dass Jasmin nun dauerhaft in eine Pflegefamilie ziehen konnte, ohne das Familiengericht über einen Entzug der elterlichen Sorge zu beteiligen. Jasmin bekam regelmäßig Besuch von ihrer Mutter. Insgesamt war der Verlauf sehr positiv.

4.2 Information vermitteln

Das Spielgespräch kann der Therapeutin helfen, den Klient:innen Informationen zu vermitteln. Häufig handelt es sich dabei um eine Zusammenfassung, was bisher verstanden wurde, manchmal wird Klient:innen das weitere Vorgehen in der Beratung oder Therapie verdeutlicht. Es folgen zum Abschluss einige weitere Beispiele.

4.2.1 Zusammenfassen, was verstanden wurde

Häufig steige ich in das Spielgespräch ein, indem ich mit einem von mir geführten Zeigegespräch (Stammgeschichten-Technik, s. Kapitel 3.8) zeige, was ich im bisherigen Gespräch verstanden habe. Gerade bei Jugendlichen kann diese Methode auch dabei helfen, dass sie die Figuren selbst in die Hand nehmen und zeigen, wie eine Situation tatsächlich abgelaufen ist. Man kann sie auf diese Weise einladen, das Spielgespräch zu verwenden.

Elena zeigt einen Streit zwischen ihren Eltern

Vorgespräch/Vorgeschichte Die 12-jährige Elena hatte ausführlich von einem Streit ihrer getrennten Eltern erzählt. Trotz mehrfachen Nachfragens war mir an manchen Stellen nicht klar, welcher Elternteil was gesagt hatte. Besonders unklar war für mich, was genau sie mitbekommen hatte und was sie im Nachhinein von ihrer Mutter erzählt bekommen hatte.

Szenenauswahl Elena erzählte von der Streitsituation im mütterlichen Haushalt. Ihr Vater sei noch bei ihnen gewesen, weil er sie nach Hause gebracht habe. Beide Eltern seien in der Küche gewesen, sie hingegen war schon in ihr Zimmer gegangen, das neben der Küche liege. Ihre Mutter sagte später, der Vater hätte ihr Vorwürfe gemacht, weil sie zu viel Wein trinke. Plötzlich sei in der Küche geschrien worden. Ihre Mutter habe gerufen: »Jetzt verpiss dich endlich!« Dann habe sie einen Knall gehört, da habe der Vater gegen eine Schranktür geboxt. Ihre Mutter sei daraufhin in den Flur gelaufen und habe nur noch ganz laut »Ah!« geschrien. Dann habe der Vater ganz leise gesagt: »Wenn du so weitermachst, wird Elena nicht bei dir bleiben können.« Ihre Mutter sei »ausgerastet«. Elena habe Schläge gehört. Da sei sie aus dem Zimmer in den Flur gekommen. Ihr Vater habe ihre Mutter festgehalten, die vor Wut geschäumt hätte. Er habe sie langsam zurückgedrängt und sei zur Wohnungstür gegangen und habe dann zu Elena gesagt: »Ruf mich an, wenn Mama sich nicht wieder beruhigt.«

Stammgeschichte Wie gesagt, war mir nicht so ganz klar, woher die verschiedenen Informationen kamen, z. B. wer wen schlug etc. Schnell klebe ich den ungefähren Grundriss von drei Zimmern auf: Küche, Flur und Jugendzimmer. Ich setze eine Figur für Elena in deren Zimmer und Elternfiguren in die Küche.

Ich beginne bei dem plötzlichen Schrei der Mutter und dem Knall. Woher genau dieser gekommen sei. Elena wiederholt, dass der Vater gegen eine Schranktür geschlagen habe. Da sie dies nicht gesehen haben konnte, drücke ich meine Vermutung aus, dass die Mutter ihr dies im Nachhinein erzählt habe. Elena stimmt zu. Nun nehme ich die MUTTER und setze sie schreiend in den Flur.

Ich frage Elena, ob sie durch die Zimmertür hören konnte, wie ihr VATER diese leisen Sätze sagte.

ZEIGEGESPRÄCH Elena nimmt nun ihre Figur in die Hand und sagt: »Nein, da bin ich schon rausgekommen. Deswegen habe ich das gehört!« Nun übernimmt sie die Führung und steigt ins Zeigegespräch ein.

Sie fände die Drohung des Vaters unmöglich. Sie nimmt die MUTTER und rennt mit ihr zur Küche. Die MUTTER schlägt mehrfach heftig gegen die Tür, bis die Hand blutet. Elena zeigt unbeholfen auf die Holzfigur. Nach einigen Schlägen beruhigt sie sich etwas. Der VATER steht daneben, »hilflos« wie Elena ergänzt. ELENA läuft ins Bad, um ein Pflaster zu holen – damit es schneller geht, klebt sie keine Umrisse, sondern zeigt nur, wo das Bad liegt. Die MUTTER schreit weiter. Als ELENA aus dem Bad zurückkommt, hält der VATER die MUTTER fest und sagt zu ELENA, sie solle ihn anrufen, wenn seine MUTTER sich nicht beruhige. Dann sei er gegangen.

Die Unterschiede zwischen dem Erzählten und dem Gezeigten mögen nicht so gravierend sein. Wie immer zeigt das Zeigegespräch aber plötzlich Details, die vorher nicht deutlich wurden: Was wurde gesehen, was gehört? Die blutende Hand, Elenas Aktivität mit dem Pflaster, die Hilflosigkeit des Vaters usw. waren vorher nicht bekannt.

NACHGEDANKEN Durch das Zeigen dieser Details wurde es für Elena möglich, den Streit nicht mehr einseitig durch die »Brille« ihrer Mutter zu sehen, sondern die Verwobenheit beider Eltern zu verstehen. Sie beschloss, den Vater zu fragen, wie er den Streit erlebt habe und warum er gesagt habe, Elena könne vielleicht nicht bei ihrer Mutter bleiben. Gleichzeitig wollte sie ihm sagen, dass sie auf jeden Fall bei ihrer Mutter leben wollte, weil die sich eben viel mehr kümmere als er.

Das Beispiel verdeutlicht, wie Klient:innen durch das Zeigen des Verstandenen dazu gebracht werden können, selbst das Zeigegespräch anzuwenden und so zu einem besseren Verständnis einer Situation zu gelangen.

4.2.2 Die Therapeutin erläutert das eigene Vorgehen

Kinder verstehen oft nicht, was in der Therapie geschieht. Manchmal hilft es, den Grundriss der Arbeitsstelle aufzukleben. Nun kann gezeigt werden, in welchem Raum die Eltern warten, wo die Therapie stattfindet. Es kann gezeigt werden, dass das Kind nur zu fragen braucht, wenn es die Eltern benötigt und der Therapeut das Kind dann dorthin führt etc.

Im Rahmen von Gesprächen über mögliche Kindeswohlgefährdungen (s. Kapitel 5.2.3) kann gezeigt werden, mit wem die Therapeutin in bestimmten Fällen spricht – z. B. mit den Eltern oder dem Jugendamt. Ebenso kann gezeigt werden, was das Jugendamt macht – eventuell spricht es mit den Eltern, macht einen Hausbesuch (s. Kapitel 4.8, Jakob).

Gynäkologische Untersuchung

Von einer Gynäkologin habe ich gehört, wie sie mithilfe einer Puppe das Vorgehen bei einer gynäkologischen Untersuchung nach einem möglichen sexuellen Missbrauch zeigt – ähnlich, wie es im Zeigegespräch geschieht.

In den meisten Fällen dienen diese Untersuchungen eher dem Gefühl der Eltern oder des Opfers, körperlich unversehrt zu sein – tatsächliche Beweise des Missbrauchs sind seltener zu finden. In jedem Fall sind diese Untersuchungen für Kinder meist nicht einfach. Dies kann durch die emotionale Verfassung der Eltern stark beeinflusst werden.

Diese Gynäkologin hatte eine Puppe, mit der sie vorher genau zeigen konnte, wie sie eine Untersuchung von »Kopf bis Fuß« durchführen würde. Sie zeigte, wie die Puppe auf einem gynäkologischen Stuhl saß, mit welchen Geräten sie die Puppe untersuchte – das Kind durfte selbst mit einem Otoskop in vermeintliche Körperöffnungen der Puppe angucken etc. Erst danach wurde das Kind gefragt, ob es der Untersuchung zustimmte.

So konnte sich das Kind eine Vorstellung von der Untersuchung machen und sich darauf einstellen.

4.2.3 Weitere Beispiele

Ablauf eines Gefängnisbesuchs

Eine 19-Jährige wollte ihren Vater im Gefängnis besuchen, hatte aber Angst vor der Begegnung – nicht etwa wegen ihrem Vater, sondern aufgrund der Rahmenbedingungen. Da ich das Gefängnis bereits kannte, konnte ich ihr das Prozedere des Eingangs mit Passkontrolle, Abtasten etc. ebenso mit Tape und Figuren zeigen wie den groben Aufbau des Besucherzimmers, die Anwesenheit von Beamten etc. Dies beruhigte sie etwas, auch wenn ich viele ihrer Fragen nicht beantworten konnte. Ich fragte sie, ob wir zusätzlich eine Beamtin fragen sollten. Doch sie war beruhigt genug, sodass der Besuch stattfinden konnte.

Ablauf einer Gerichtsverhandlung

Von einer psychosozialen Prozessbegleiterin, die viel mit kindlichen Zeugen bei sexueller Gewalt arbeitet, habe ich gehört, wie sie regelmäßig ihren kindlichen Klient:innen mit dem Spielgespräch den Ablauf einer Verhandlung im Gericht zeigt (s. Foto 11). Die Befragung bei der Polizei ist meistens bereits geschehen, bevor sie hinzugezogen wird, sonst könnte auch diese Vernehmung vorher gezeigt werden.

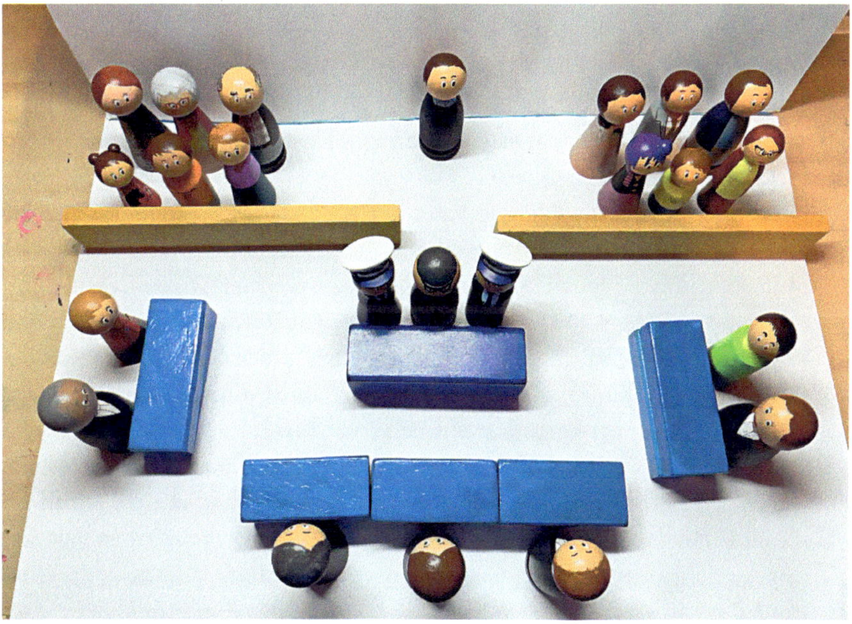

Foto 11: Bei Gericht © Elke Goebel-Engmann

Besuch im Krankenhaus

Eine Familienhelferin erzählte mir, dass sie bei einem fünfjährigen Jungen vor dem Besuch der krebskranken Mutter im Krankenhaus einige Details des Besuchs zeigte. Sie zeigte die langen Gänge des Krankenhauses mit vielen Betten, in denen andere Kranke lägen, die nicht gestört werden wollten. Sie zeigte das Bett der Mutter und ihrer Zimmernachbarin. Sie selbst hatte die Mutter bereits besucht. Mit Tape und einer Playmobillampe hatte sie den »Tropf« gebastelt, an dem die Mutter »hing« und dem Jungen erklärt, wozu dies wichtig sei und dass man diesen nicht berühren solle. Sie hatte dem Jungen gezeigt, wo er auf dem Bett sitzen könne und wo im Krankenhaus es etwas zu trinken und einen Maltisch gab.

Begleiteter Umgang

Auch im begleiteten Umgang ist das Spielgespräch sehr sinnvoll einzusetzen.

Lisa soll im begleiteten Umgang ihren Vater treffen

Vorgespräch/Vorgeschichte Die neunjährige Lisa konnte sich an ihren Vater nicht erinnern. Bei der Trennung ihrer Eltern war sie zwei Jahre alt gewesen. Aufgrund langer Krankheit und sehr schwierigen Lebensumständen hatte der Vater sich über viele Jahre nur sehr selten bei ihrer Mutter gemeldet. Jetzt aber wünschte er Kontakt zu seiner Tochter. Die Mutter hatte nichts dagegen, wollte dem Vater jedoch möglichst nicht begegnen, zumindest nicht im Beisein der Tochter.

Vor dem ersten Treffen von Vater und Tochter gab es mehrere Einzelgespräche mit beiden Eltern. Auch auf zwei gemeinsame Gespräche ließ sich die Mutter ein, um die genauen Bedingungen abzusprechen. Vor dem ersten Kontakt mit dem Vater sollte Lisa mich kennenlernen, um ein gewisses Vertrauen für diese ungewohnte Situation aufzubauen. Ich sprach ein wenig mit ihr über ihre Hobbys, ließ mir mit dem Zeigegespräch ihre Wohnsituation zeigen etc. Wir spielten ein paar kurze Kartenspiele.

Informationen vermitteln Schließlich zeige ich ihr, wie der begleitete Umgang ablaufen werde. Ich klebe zunächst das Büro, in dem wir sitzen und in dem auch der erste Kontakt mit dem Vater geschehen soll. Ich zeige, wie ihre Mutter sie bringt und in welchem Zimmer die beiden warten werden[18]. Ich zeige, wie der Vater kommt und in den Raum geführt wird, in dem wir uns gerade befinden. Anschließend holt Björn Lisa bei der Mutter ab. Wir sprechen darüber, was ihr Vater, sie und ich zusammen tun können, wie das Ende der Stunde aussehen soll und wie es danach weitergehen soll. Da ich ihr verspreche, wir würden mit dem Vater viel spielen, vielleicht auch eins der Spiele, die wir vorhin ausprobiert hätten, freut sie sich auf das Treffen.

---

18 Später zeige ich ihr die tatsächlichen Räume.

Erklärung in der Kindertagesstätte

Von Kika Risse Röed, einer klinischen Kinderpädagogin, stammt das Beispiel einer Vierjährigen, die bereits viele Beziehungsabbrüche erlebt hatte, und die im Kindergarten sehr damit beschäftigt war, zu kontrollieren, wer vom Personal kam und ging (Sjölin-Nilsson, 2020, mündliche Mitteilung). Sie unterbrach ihr Spiel und folgte jeder Mitarbeitenden bis vor die Tür und verlangte, genau zu wissen, wann sie wiederkäme.

Eine Vierjährige möchte verstehen, wann die Erzieherinnen zurückkommen

Informationen vermitteln Kika spricht gemeinsam mit einer Erzieherin mit dem Mädchen. Zunächst malt sie den Kindergarten, ihr eigenes Zuhause und je ein Haus für das Zuhause der Mitarbeitenden auf. Das Mädchen wählt Figuren für sich und die Mitarbeitenden. Kika zeigt, wie während der Betreuungszeit alle im Kindergarten sind – und dass die Mitarbeitenden manchmal zu Hause sind, aber wiederkommen, genau wie sie – nur zu anderen Zeiten. Das Mädchen ist glücklich zu sehen, dass die Mitarbeitenden alle wiederkommen.

Nachgedanken In den folgenden Tagen führte die anwesende Erzieherin täglich das gleiche Zeigegespräch mit dem Mädchen durch. Es hörte zügig auf, sich mit dem Kommen und Gehen der Erziehenden zu beschäftigen, weil sie verstanden hatte, dass diese zwar zwischendurch nach Hause gingen, aber immer wiederkehrten.

Psychoedukation

Natürlich kann das Spielgespräch auch zur Psychoedukation verwendet werden, z. B. zur Vermittlung von Wissen über psychische Erkrankungen, ihre Entstehung oder Behandlung etc. In einem Kurs erlebte ich, wie eine Teilnehmerin einem Rollenspiel-Kind mit dem Häschen-Denker-Modell (Hantke, 2014) seine Reaktion auf sehr belastende Situationen erklärte. Dabei hatte sie verschiedene Figuren für das Häschen in uns, das für Reaktionen wie Kampf, Flucht und Einfrieren steht, und für den Denker in uns, der für die überlegenden Reaktionsweisen steht. Durch die Darstellung der beiden Anteile mit Figuren konnte das Kind seine eigenen Reaktionsweisen besser verstehen.

4.3 Beratungsziele entwickeln und verdeutlichen

In der systemischen Beratung und Therapie gilt die Auftragsklärung und damit verbunden die Entwicklung realistischer Ziele als hohes Gut (Hanswille, 2015; von Schlippe u. Schweitzer, 2000, 2009). In der Tat vereinfacht es die Arbeit, wenn klar ist, was Klient:innen wünschen. Manchmal hilft die Klärung des Ziels so sehr, dass das Weitere geradezu von selbst geschieht; dies insbesondere, wenn die Zielformulierung schwerfällt. Die Zielklärung ist schwieriger mit Menschen, die weniger klar formulieren können, was sie genau möchten, z. B. auch bei Kindern. Daher soll hier ein Beispiel eines Kindes folgen, das mithilfe des Spielgesprächs seine Ziele formulieren konnte.

Jonas möchte Freunde haben

Vorgespräch/Vorgeschichte Der achtjährige Jonas kam in die Beratungsstelle, weil seine Eltern sehr besorgt um ihn waren. Er besuchte eine Förderschule. Besondere Schwierigkeiten zeigte er in sozialen Situationen. Er hatte keine Freunde und zog sich zurück, sobald sich ihm die Gelegenheit bot. Seine Eltern hatten im Erstgespräch beschrieben, dass er selbst das verändern wolle, ihn aber in der jeweiligen Situation der Mut verließ. Dieser Beschreibung hatte Jonas zugestimmt.

Bereits in der zweiten Sitzung hatte er sich ein wenig geöffnet und genickt, als ich ihm die Frage stellte, ob er mir sein Ziel einmal mit ein paar Figuren und etwas Tape zeigen wolle. Die Frage hatte er ohne Zeigegespräch nicht beantworten können.

Szenenauswahl Im Anschluss fragte ich ihn, ob er mir zeigen wolle, was so schwierig mit den Freunden sei. Wieder nickte er.

Stammgeschichte Ich bitte Jonas, eine Figur für sich zu wählen und auf den Tisch zu stellen. Dieser Bitte kommt er zögernd nach. Ich zeige ihm zunächst, was ich verstanden habe (s. Kapitel 4.2.1). Dazu nehme ich ein paar weitere Figuren, die ich um ihn herum aufstelle: »Du wärst gern deren Freund?« Er nickt. »Aber du traust dich nicht, sie anzusprechen, mit ihnen etwas gemeinsam zu machen, sondern tust häufig das?« Dabei schiebe ich Jonas in die Ecke des eilig aufgeklebten Tape-Rahmens. Er nickt erneut.

Veränderungsarbeit angelehnt an die Wunderfrage »Stell dir vor, da käme ein Zauberer«, den ich jetzt auf den Tisch stelle. »Der würde die Situation so zaubern, wie du es dir wünschst. Wie genau sähe das dann aus?«, frage ich ihn.

Jonas zeigt, wie die anderen Figuren seiner Figur hinterhergehen und sich um ihn herumstellen. Ich bestätige, dass dies schön sei. Aber das Verhalten der anderen werde sich ja vermutlich nicht durch die Beratung verändern, denke ich bei mir. Ob *er* etwas anders machen könne? So zeigt er noch einmal die Situation, dass die Jungs etwas zusammen tun. JONAS wendet sich einem von ihnen zu und fragt, ob er mitmachen könne. Jonas sagt: »Ich möchte auch eigene Ideen sagen können.« Wenn die anderen dann nicht weggehen, sondern ihn mitmachen lassen würden – er zeigte es mit den Figuren – wäre er zufrieden. Er wolle also lernen, eigene Ideen so einzubringen, dass die anderen bei ihm bleiben? Er stimmt zu.

Da Jonas das Ziel so deutlich zeigen konnte, wurde zunächst das Zielbild stehengelassen, damit er es verinnerlichen konnte. Wenn ein Ziel so deutlich gezeigt werden kann, wie in dem Beispiel, ist seine Erreichung oft nicht mehr so schwierig. Bei Jonas dauerte es dennoch mehrere Sitzungen, weil die Hindernisse, warum er sich nicht traute, groß waren. Er hatte schlechte Erfahrungen gemacht und war tatsächlich nicht sehr geschickt darin, die Aufmerksamkeit anderer zu gewinnen. Es half ihm, verschiedene konkrete Situationen nachzustellen, in denen er sich zwischen den Sitzungen nicht getraut hatte, auf die anderen Kinder zuzugehen, die er mit dem Fokus der Therapie viel besser erinnerte. Mehrfach übten wir Verhaltensalternativen (s. Kapitel 3.6), bis es ihm schließlich gelang.

4.4 Ressourcenaktivierung – »Dann wische ich wieder Wasser auf«

Susanne Kade[19]

Ich nutze das Spielgespräch in der therapeutischen Arbeit mit Kindern und Jugendlichen mit sogenannter geistiger Behinderung in einer Heilpädagogischen Tagesstätte, die an eine Schule mit dem Schwerpunkt »Geistige Entwicklung« angegliedert ist. Das Spielgespräch erlebe ich als eine insgesamt sehr hilfreiche Möglichkeit, Menschen, die kognitive und/oder verbale Einschränkungen haben, zu helfen, mit mir über ihre Belange in Kontakt zu kommen. Die Besonderheiten der Methode für Klient:innen mit intellektuellen Einschränkungen werden in Kapitel 6.2 beschrieben.

19 Dr. phil. Susanne Kade ist Diplom-Psychologin mit Spezialisierung auf Lösungsfokussierte Therapie und Kognitive Verhaltenstherapie sowie zusätzlich qualifiziert als kinderorientierte Familientherapeutin. Sie arbeitet seit vielen Jahren im Raum Bamberg mit Kindern und Jugendlichen mit intellektuellen Einschränkungen und deren Bezugssystemen (Familie, Tagesstätte, Schule, Betreuungspersonen).

In diesem Beitrag möchte ich den Fokus auf den Nutzen der Methode für die Aktivierung von Ressourcen richten.

Carl rastet aus

VORGESPRÄCH/VORGESCHICHTE Carl, 13 Jahre, mit einer leichten Intelligenzminderung und einer expressiven Sprachentwicklungsstörung, zeigte immer wieder deutliche Probleme mit der Affektregulierung. Wenn er sich überfordert oder kritisiert fühlte, neigte er dazu, in der Nähe befindliche Gegenstände auf den Boden zu werfen. Er kam daraufhin zu mir in die Einzeltherapie. Seine Hausaufgabe aus der vergangenen Stunde war, zu beobachten, wann und wie es ihm gelingen konnte, trotz Frustration keine Gegenstände zu werfen und zu beobachten, was er dann stattdessen machte.

ZEIGEGESPRÄCH – BEWÄLTIGTE SITUATION Tatsächlich kann er sich an eine Situation aus der vergangenen Woche erinnern und mit den Figuren stellen: Er klebt mit dem Kreppband den Klassenraum, wählt eine Figur und stellt sie vor einen Tisch (aus dem Puppenhausmaterial). Er nimmt sich einen kleinen Puppenbecher, den er zunächst hinstellt, dann aber umstößt. Er erklärt, dass der Wasserbecher umgefallen sei und sich Wasser sowohl über den Tisch als auch über seine Hose ergießt. Er nimmt eine andere Figur, die zu ihm läuft. Dies sei die Lehrkraft, die sagt: »Hilf mit, den Tisch wieder zu trocknen!« Er tut so, als würde seine Figur wischen. Die LEHRKRAFT fordert ihn auf: »Und jetzt geh dich umziehen.« Er geht mit seiner Figur aus dem Raum und beschreibt, dass er sich auf der Toilette umzieht.

GEFÜHLSFIGUREN Die Situation wird noch einmal mit den Gefühlsfiguren gestellt. Auch die Toilette wird als Raum mit Kreppband etwas entfernt auf den Tisch geklebt. Es zeigt sich, dass Carl zunächst sehr aufgebracht ist – er stellt eine wütende Gefühlsfigur zu CARL. Bereits beim Säubern des Tisches stellt er die WUT von seiner Figur etwas weiter weg. Auf der Toilette kann er sie ganz wegstellen.

RESSOURCENSUCHE Auf die Frage, wie er es geschafft hat, ruhig zu bleiben, als noch alles nass war, kann Carl zunächst keine Antwort geben. Ich beschreibe daraufhin, was passiert, während er alles noch einmal gleichzeitig mit den Figuren nachspielt: Die LEHRKRAFT bleibt ruhig, kommt gleich, gibt ihm die Tücher, er trocknet den Tisch, das heißt, er hat etwas zu tun; dann geht er aus der Situation, in einen Raum, in dem er allein ist. Er vermutet, dass es ihm besonders geholfen hatte, dass er gleich etwas zu tun bekommen hat. Auf Nachfrage stimmt er zu, dass er jemand ist, der gern was zu tun hat. Wir schauen gemeinsam auf die gestellte Situation und ich frage:

»Was kannst du noch gut, das dir in so einer Situation helfen kann?« Er berichtet, dass er gut malen könne. Auf die anschließende Frage, wie ihm das in einer Situation wie dieser helfen könne, findet er keine Antwort. Wir sprechen daraufhin zunächst über andere Dinge, die er gern macht. Jetzt wirkt er sehr positiv. Schließlich frage ich ihn mit Blick auf die bewältigte Situation: »Wie kannst du in Zukunft in einer ähnlichen Situation wieder so ruhig bleiben?« Er antwortet, dass er dann wieder das Wasser aufwischen würde. Ich melde ihm zurück, dass ich das für eine gute Idee halte und dass ich ihm auch ein Foto von dieser Situation mit den Figuren mitgebe (s. Foto 12), damit er sich daran erinnert.

ANKER FÜR ZUKÜNFTIGE SITUATIONEN Für ihn war die Karte mit dem Bild eine gute Möglichkeit, sich an eine gelungene Situation und an eine mögliche Strategie zur Affektregulierung zu erinnern.

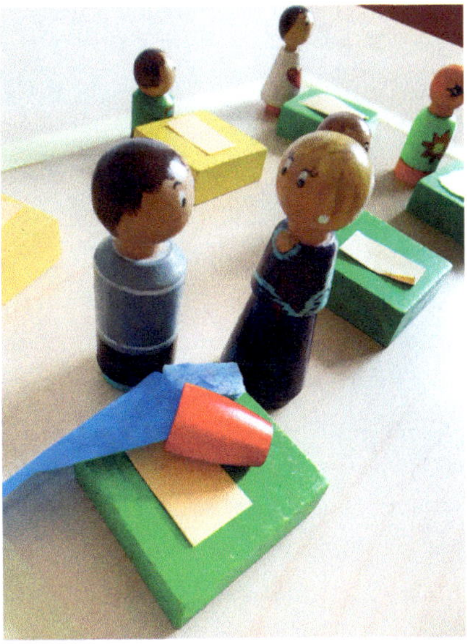

Foto 12: Carl bleibt ruhig © Susanne Kade

4.4.1 Weshalb sind Ressourcen so wichtig?

Schon seit längerem ist die Ausrichtung auf Ressourcen in der psychologischen und psychotherapeutischen Literatur und Praxis angekommen (Schaller u. Schemmel, 2013, S. 11). Sie werden häufig als »Stärken« oder »Potenziale« umschrieben. Grawe (2000) definiert Ressourcen als Bedingungen und Faktoren, die als Kraftquelle zur Gesundheit und zur Befriedigung von grundlegenden Bedürfnissen dienen. Willutzki (2013) beleuchtet den Begriff von verschiedenen Seiten und betont die Funktionalität von Ressourcen – also inwieweit sie hilfreich für das Erreichen eines Ziels sind. Wir wissen, dass subjektiv wahrgenommene Ressourcen in engerem Zusammenhang zur Gesundheit einer Person stehen als objektive Ressourcen (z. B. spielt es weniger einer Rolle, ob Außenstehende glauben, dass Carl gut malen kann – wichtig ist, dass er es selbst von sich annimmt). Ressourcenaktivierung als konkrete Förderung der vorhandenen Potenziale innerhalb einer Therapie oder auch Therapiesitzung gilt als zentraler Wirkfaktor. Damit gemeint sind Interventionen, die »die eigenen Fähigkeiten erlebbar« (Senf, Broda,

Wilms, Broos u. Neher, 2019, S. 321) machen und die primär auf die Stärken, positiven Eigenarten und Gewohnheiten fokussieren. Grawe weist auf Basis seiner langjährigen Psychotherapieforschung darauf hin, dass er diesen Wirkfaktor als wichtigsten ansieht (Grawe u. Grawe-Gerber, 1999). Ressourcenaktivierung entscheidet über die Produktivität einer Sitzung, über das Wohlbefinden von Klient:innen in unterschiedlichen Phasen der Therapie und letztlich über den Erfolg der Therapie. Sie erhöht die Bereitschaft, an aversiven Vermeidungszielen[20] zu arbeiten, und die Zuversicht bei Klient:innen, dass Veränderung überhaupt möglich ist (Deppe-Schmitz u. Deubner-Böhme, 2016, S. 24 ff.).

Auch *neurobiologisch* können diese Befunde mittlerweile untermauert werden. Mentha (2013, S. 89) blickt auf das Gehirn als »Megaressource«. Für die Erfüllung seiner Aufgaben sammelt das Gehirn Erfahrungen, die in einer spezifischen Situation in Gedächtnissystemen zur Verfügung stehen. Dabei passt das Gehirn seine Struktur und seine damit zusammenhängende Funktion der gemachten Erfahrung an (Neuroplastizität). Die Übertragungsbereitschaft an neuronalen Synapsen nimmt zu, je öfter sie gebraucht werden. Auch Imaginiertes oder Gesprochenes aktiviert die Synapsen und fördert die Bahnung. Das heißt, je mehr wir über stärkende Erfahrungen und Ausnahmen von Problemen sprechen, umso mehr wird zur Bahnung von sogenannten Lösungsnetzwerken (anstelle von Problemnetzwerken) beigetragen.[21] Diese können dann auch wieder leichter aktiviert werden. Da eine aktive Schwächung von Problemnetzwerken vermutlich nicht möglich ist, ist es sinnvoll, über Ressourcen zu sprechen, um diese Netzwerke entsprechend zu aktivieren und dadurch schneller und leichter zugänglich zu machen, und so gewissermaßen den Zugriff darauf in bestimmten Situationen zu erleichtern. Schließlich kommt dem Botenstoff Dopamin eine herausragende Rolle zu: Dopamin wird unter anderem immer dann ausgeschüttet, wenn eine Situation vom Organismus besser als erwartet bewertet wird. Über Endorphine wird schließlich das neuronale Belohnungssystem aktiviert. Dabei wirkt Dopamin im Sinne eines Verstärkungssystems, sodass die Wahrscheinlichkeit steigt, dass die Erfahrungen wiederholt werden wollen. Es gibt wenig, was unser Gehirn so sehr lernen lässt, wie die erfolgreiche Bewältigung von Herausforderungen und Belastungen (Mentha, 2013), das heißt, es ist wichtig, im Therapie- oder Beratungskontext die Aufmerksamkeit darauf zu lenken und diese Erfahrungen möglichst einprägsam zu wiederholen.

---

20 Verhaltensweisen, die darauf abzielen, unangenehme Konsequenzen zu vermeiden, anstatt positive Ziele zu erreichen, meist motiviert von negativen Emotionen wie Angst oder Unsicherheit.

21 Vgl. auch »Hebb'sche Regel«: »Neurons that fire together, wire together.«

4.4.2 Möglichkeiten der Ressourcensuche mit dem Spielgespräch

Die Ausgangssituationen für ein Ressourcen-Spielgespräch sind unterschiedlich. Hier sollen exemplarisch einige Anlässe aufgelistet werden.

Im Rahmen einer Beobachtungaufgabe

Im Rahmen eines Beobachtungsauftrags in der letzten Sitzung sollte nach gelungenen Situationen oder auch Ausnahmen vom Problem, Miniwundern etc. gesucht werden (s. Eingangsbeispiel Carl auf S. 67).

Im Prozess eher »zufällig«

Das Kind oder der/die Jugendliche berichten von einer Situation, die gut gelungen ist. Besonders günstig sind in diesem Zusammenhang Beispiele, bei denen etwas besser als erwartet funktioniert hat.

Gespräch mit dem Lehrer

Vorgespräch/Vorgeschichte Ida, 16 Jahre alt, mit leichter Intelligenzminderung, besuchte seit drei Monaten die Berufsschulstufe, die durch einen periodisch wechselnden, klassenübergreifenden Projektunterricht mit verschiedenen Lehrkräften gekennzeichnet war. Anlass für die Sitzungen bei mir waren ursprünglich Schlafstörungen, seitdem sie bei einer Freundin übernachtet hatte und dort Zeugin eines eskalierenden Konflikts zwischen den Eltern der Freundin geworden war. In der dritten Sitzung bei mir berichtete sie davon, dass sich ihr Stundenplan verändert hatte, und sie nun an zwei Tagen einen Kurs bei einer Lehrkraft hätte, die sie nicht mochte. Sie sei darüber zunächst sehr verzweifelt gewesen. Schließlich habe sie mit ihrem Klassenlehrer gesprochen, dass sie zumindest an einem von den beiden Tagen zu einem anderen Kurs mit einer anderen Lehrerin gehen wollte. Es sei ihr sehr schwergefallen, ihren Klassenlehrer darauf anzusprechen, weil sie ihn noch nicht so lange kenne und er ein Mann sei. Bisher habe sie immer nur Lehrerinnen im Unterricht gehabt.

Zeigegespräch Ich fordere sie auf, das Gespräch mit dem Klassenlehrer nachzustellen. Dabei wird deutlich, dass es für sie vor allem schwierig war, ihn überhaupt anzusprechen. Das habe sie aber geschafft, weil ihre Mutter sie sehr ermutigt hätte, mit ihm zu sprechen. Und außerdem sei sie sowieso sehr »stur«.

Sie stellt ihre Figur und den LEHRER an einen Tisch und lässt sie miteinander sprechen. Der LEHRER macht keine Zusage, dass sie wechseln darf, sagt aber, dass er mit anderen Kursleiter:innen spricht, ob diese noch einen freien Platz für Ida hätten.

REFLEXION Im Anschluss überlegten wir gemeinsam, wofür sie noch viel Mut braucht und wie sie dabei die Ermutigung ihrer Mutter und ihre »Sturheit« gut nutzen kann.

Fokus legen auf gelungene Aspekte in schwierigen Situationen

Bei dieser Variante der Anwendung des Spielgesprächs mit Ressourcenblick wird bei der Schilderung einer schwierigen, problembehafteten Situation der Fokus auf mögliche, kleine gelungene Aspekte gelegt.

Scheitern beim Zahnarzt

VORGESPRÄCH/VORGESCHICHTE Anna, 9 Jahre alt, mit leichter Intelligenzminderung und der Diagnose »Selektiver Mutismus«[22] hatte große Angst vor dem Zahnarzt. Bisher hatten keine zahnmedizinischen Behandlungen stattfinden können, da sie verweigerte, den Mund zu öffnen. Die Mutter berichtete, dass Anna beim letzten Mal kurz den Mund geöffnet hätte, den Mund aber fest geschlossen hielt, als die Zahnärztin in den Mund schauen wollte. Ich bat Anna daraufhin, mir die Situation vom letzten Mal im Sand (bei jüngeren Kindern nutze ich eher den Sand als den Tisch mit dem Tape; s. Kapitel 2.1.1) nachzustellen.

ZEIGEGESPRÄCH Anna nimmt einen länglichen Holzklotz für den Zahnarztstuhl und lehnt ihre Figur aufrecht daran. Danach wählt sie Figuren für ihre Mutter, die Zahnärztin und die Helferin, die sie in den Sand daneben setzt. Anna nimmt ihre Figur in die Hand und öffnet zeitgleich den Mund. Auf die Frage, ob ihre Figur gerade den Mund aufgemacht hat, nickt Anna – ich zeige mich sehr überrascht und frage nach, wie das möglich ist – sie antwortet nicht. Wir bleiben länger bei dieser eigentlich kurzen Sequenz, indem ich sie immer wieder auffordere, mir zu zeigen, wie sie den Mund aufmacht. Sie kommt der Aufforderung lächelnd nach und öffnet und schließt ihren Mund mehrmals, während sie ihre Figur festhält. Schließlich bitte ich sie, mir zu zeigen, was dann

22 Selektiver Mutismus beschreibt die Unfähigkeit, trotz grundsätzlich vorhandener Kommunikations- und Interaktionsfähigkeit in spezifischen sozialen Situationen (z. B. in der Schule) oder mit bestimmten Personen (z. B. mit Menschen, die nicht zur engen Familie gehören) zu sprechen.

passiert ist. Sie nimmt den Holzklotz und legt ihn mit ihrer Figur darauf in den Sand. Jetzt wird Anna sehr ernst, wirkt auch bedrückt. Sie presst ihre Lippen fest aufeinander. Ich deute auf die Figur und sage: »Mund aufmachen ist jetzt schwierig?« Anna nickt. Ich fordere sie auf, ihre Figur wieder mit dem »Zahnarztstuhl« hinzustellen und mir nochmal zu zeigen, wie sie den Mund in dieser Situation aufmacht. Dies zeigt sie mir wieder und lächelt erneut. Auf die Frage, ob sie gern im Sitzen untersucht werden möchte, nickt sie deutlich.

NACHGEDANKEN Der Zahnarztbesuch war im Vorfeld als Scheitern von allen Beteiligten bewertet worden. Über das Spielgespräch gelang es jedoch, den Fokus auf ein gelingendes Element der Situation zu legen. Anna konnte damit schließlich eine Lösung für diese sie sehr belastende Situation zeigen, beziehungsweise sie unter Umständen auch erst entwickeln.

REFLEXION Mit der Mutter besprach ich später diese Situation und sie klärte mit der Zahnärztin, dass der nächste Behandlungsversuch im Sitzen stattfinden sollte. Tatsächlich schaffte Anna es in den kommenden Sitzungen bei der Zahnärztin, den Mund zu öffnen und konnte so untersucht und behandelt werden – im Sitzen, der Behandlungsstuhl durfte nicht nach hinten gekippt werden.

Bewältigung von als schwierig antizipierten Situationen

Ressourcen-Spielgespräche sind schließlich auch nützlich für die künftige Bewältigung von als schwierig antizipierten Situationen oder auch Zielen (s. Kapitel 3.7). Dabei wird zunächst nach Situationen gesucht, in denen notwendige Fähigkeiten, die jetzt gebraucht werden, schon gezeigt wurden.

Lina kann nicht »Nein« sagen

VORGESPRÄCH/VORGESCHICHTE Lina, 12 Jahre alt, mit einer leichten Intelligenzminderung, war sehr beliebt in ihrer Tagesstättengruppe. Sie fand es sehr schwierig, »nein« zu ihren Freund:innen zu sagen. Dies betraf z. B. die Frage, ob sie mit ihnen spielen wollte, aber auch andere Forderungen nach ihrer Hilfe. Es belastete sie zudem, dass sie viel umarmt wurde, obwohl sie die Nähe gar nicht immer und von allen mochte.

ZEIGEGESPRÄCH – BEWÄLTIGTE SITUATION Es fällt ihr zunächst schwer, eine Situation zu finden, in der sie besser »nein« sagen kann. Schließlich erinnert sie sich an eine aus ihrer Sicht erfolgreich bewältigte Situation: Sie markiert mit dem Tape den Flur, die Garderobe sowie die Gruppenzimmertür in der Tagesstätte und setzt Figuren für sich und für Mitschüler:innen. Ihre

Figur steht etwas weiter weg, sie lässt die drei anderen nach ihr rufen. Sie nimmt ihre Figur und geht zu den anderen. Die drei reden auf sie ein: »Komm, spiel hier mit uns!«. Lina nimmt ihre Figur, geht ein paar Schritte weg und hält inne. Ich frage sie, was sie gerade tut. Sie atmet tief ein. Ich kommentiere: »Du atmest?« Sie bejaht, nimmt auf die Nachfrage, was dann passiert ist, ihre Figur und geht wieder zu den anderen; dann lässt sie ihre Figur sprechen: »Ich möchte jetzt erst mal ein bisschen meine Ruhe haben.« Die anderen wollen dies nicht akzeptieren, aber Lina nimmt ihre Figur und geht durch die markierte Tür zurück ins Gruppenzimmer.

Ressourcensuche Auf Nachfrage äußert sie, dass es wichtig ist, mal kurz wegzugehen, damit sie »überhaupt denken kann«. Wir schauen uns diese Sequenz nochmal an. Ich mache ein Foto davon und gebe es ihr ausgedruckt und laminiert (in Kreditkartengröße) mit. Lina schafft es zukünftig besser, sich mit einer Antwort Zeit zu lassen, um dann bewusster sagen zu können, was sie möchte und was nicht.

Exkurs: Gedanken zum »Körpereinsatz« beim Spielgespräch

Es ist auffallend, dass sich die Kinder und Jugendlichen in meinen Beispielen zusätzlich zur Figurendarstellung auf dem Spielniveau auch gestisch, mimisch und körperlich mitteilen: so z. B. Lina (S. 71), die tief durchatmet, oder Anna, die den Mund öffnet und schließt oder auch die Lippen zusammenpresst. Nach meiner Erfahrung passiert dies tatsächlich nicht selten. Bei den Beispielen von Bernd Reiners kommt dies hingegen weniger oft vor.

Dies könnte daran liegen, dass Kinder mit Entwicklungseinschränkungen oder Intelligenzminderung mehr eigenen Köpereinsatz zeigen und sich vielleicht auch stärker in die Figuren hineinversetzen, also mehr auf dem Spielniveau sind. Möglicherweise sind sie es aber auch eher gewohnt, mehr zu zeigen als zu sprechen, weil sie oft größere Probleme haben, sich verbal zu erklären. Eine andere oder zusätzliche Interpretation könnte sein, dass ich neben den Handlungen auf dem Spielniveau verstärkt auf diese körperlichen Merkmale achte, um möglichst viele Informationen zu erhalten, die für die Klient:innen (zunächst) nicht bewusst zugänglich sind, oder für die sie auf Anhieb auch keine Worte finden.

Ich versuche dann auf dem Gesprächsniveau mit ihnen herauszufinden, inwieweit das gezeigte Verhalten auch für eine Lösung nutzbar ist. Ein Zwischenschritt kann darin bestehen, auf dem Regieniveau die Anweisung zu geben, dieses Verhalten auf dem Spielniveau zu zeigen (z. B. die Figur »atmen« zu lassen). Ich halte es generell für wichtig, während des Spielgesprächs neben den Handlungen auf dem Spielniveau auch immer wieder die Person und ihr Verhalten in den Blick zu nehmen.

4.4.3 Wie bleibt die Ressource in Erinnerung?

Ressourcen-Spielgespräche haben aus meiner Sicht vor allem dann eine stärkende Wirkung, wenn der Bezug zu einer erwünschten Situation oder einer Verhaltensänderung, sprich: zu einem Ziel, herausgearbeitet werden kann. Dies wird meist gut über lösungsfokussierte Fragen erreicht (de Shazer, 1996; Steiner, 2011): In welchen Situationen, bei welchen Gelegenheiten kannst du diese Fähigkeiten oder das, was du mir gezeigt hast, wieder gebrauchen? Wie wirst du es dann genau tun? Hier kann im Übrigen das zukünftig erwünschte Verhalten über das Spielgespräch ebenfalls bereits ausprobiert bzw. geübt werden.

Üblicherweise gebe ich den Kindern und Jugendlichen ein kleines laminiertes Foto von dem Spielgespräch in Kreditkartengröße für die Hosentasche mit. Das Kind legt fest, welcher der dargestellten Momente der wichtigste war und dieser wird fotografisch festgehalten. Dies kann dann auch den Eltern gezeigt und erklärt werden. Das Reden über die Ressourcen hat wiederum einen stärkenden Effekt.

Sehr gern filme ich mit dem Einverständnis der Kinder, Jugendlichen und ihren Eltern auch das Agieren mit den Figuren. Dies hat den Vorteil, sich eine solche Situation nochmal gemeinsam mit den Klient:innen anschauen zu können und auch die Erinnerung an das meist als positiv empfundene Vorgehen bzw. auch an die Ressource immer wieder aufleben lassen und damit auch den Zugriff darauf noch stärker festigen zu können. Außerdem finden es viele auch ausgesprochen schön, wenn ihren Eltern die Filmsequenz gezeigt wird, teilweise auch in ihrem Beisein. Um Zugang zu den Ressourcen zu haben, sind oft bestimmte Rahmenbedingungen notwendig (z. B. die Behandlung im Sitzen bei der Zahnärztin, s. Fallbeispiel Anna). Auch daher kann es wichtig sein, Bezugspersonen einzubeziehen, damit diese zu einem solchen ressourcenaktivierenden Rahmen beitragen (s. Kapitel 6.1.5). Einen Überblick über die Einsatzmöglichkeiten des Spielgesprächs in der Ressourcenarbeit bietet Kasten 7.

Kasten 7: Einsatzmöglichkeiten des Spielgesprächs in der Ressourcenarbeit

- *Gelungene Erlebnisse* und schöne Erfahrungen können im Spielgespräch gezeigt und detailliert beschrieben und damit verankert werden.
- Mit *Beobachtungsaufgaben* zwischen den Sitzungen wird der Fokus auf positiv bewertete Erlebnisse, bewältigte Situationen, auf Ausnahmen vom Problem, Miniwunder etc. gerichtet und in der nächsten Sitzung mit dem Zeigegespräch gezeigt.
- Auch bei negativen Erlebnissen kann während des Spielgesprächs der

Fokus auf gelungene Aspekte gelegt werden – hier wird dann genauer nachgefragt (z. B. Wie ist dir das gelungen?) und länger dabei verweilt.

- Für die *künftige Bewältigung von als schwierig antizipierten Situationen* können mit dem Spielgespräch Szenen nachgestellt werden, in denen die notwendigen Fähigkeiten bereits gezeigt wurden.
- Mit den Kindern und Jugendlichen wird erarbeitet, wofür sie die Ressource/n nutzen wollen und können (Zielorientierung) – auch dies kann im Spielgespräch vorwegnehmend ausprobiert werden.
- Die *stärkende Wirkung* der Ressourcenmomente im Spielgespräch kann durch Fotos und Filmaufnahmen erhöht werden. Wichtigen Bezugspersonen kann das Spielgespräch (bzw. auch Fotos oder Filme davon) gezeigt werden. Eltern können dadurch in die Ressourcenarbeit einbezogen werden.

4.5 Schilderung der familiären Geschichte: Die Lebenslinie

Eine Timeline oder Lebenslinie (Nemetschek, 2013; Natho u. Pohl, 2020; Schauer u. Ruf-Leuschner, 2014; Lindner, 2015), die üblicherweise im Raum dargestellt wird, kann natürlich auch mit Figuren und Tape dargestellt werden. Man klebt eine Linie mit Tape auf die Bühne, dies symbolisiert die Lebenslinie von Geburt bis jetzt. Nun können z. B. rechts der Linie Blumen für positive Ereignisse und links Steine für die schwereren Ereignisse gelegt werden, wie es Schauer, Neuner und Elbert (2011) vorschlagen. Bei einer Familiengeschichte könnten die Ereignisse z. B. das Kennenlernen sein, die Geburt von Kindern, ein Jobverlust, Umzüge, Tod von Familienmitgliedern etc. Auf der anderen Seite des Tapes könnten Ressourcen ausgelegt werden, die entweder während dieser Ereignisse gelernt oder bereits verwendet wurden.

In der Literatur (Nemetschek, 2013; in Lehrbüchern systemischer Therapie z. B. Levold u. Wirsching, 2014; Hanswille, 2022) werden zahlreiche Anwendungsmöglichkeiten beschrieben.

Bei Kindern kann diese Methode sinnvoll angewendet werden, indem man sie bittet, auf der einen Seite der Linie Symbole oder Karten für die schönen Ereignisse zu legen und auf der anderen Seite Symbole für die schwierigen. Es kann für Kinder sehr erkenntnisreich sein, »ihr Leben« so aufgereiht zu sehen. Manche erkennen dadurch Zusammenhänge, über die sie bislang nie nachgedacht haben.

In der Paartherapie können z. B. beide Partner ihre Lebenslinien ab dem Zeitpunkt des Kennenlernens miteinander verschränkt aufkleben, um dann auf je einer Seite die subjektiv wichtigen Ereignisse mit Symbolen zu versehen, sodass jeder unterschiedliche Ereignisse benennen und zeigen kann.

Eine andere Möglichkeit besteht darin, das präsentierte Problem, bzw. seine Historie direkt anzusehen. Das Tape kann dann dort beginnen, wo das Problem das erste Mal auftrat. Eventuell ist es sinnvoll, zu erfragen, was kurz vorher geschah oder in welchem – auch zeitlichen – Kontext dies geschah. Vermutlich hilft es, nach Ausnahmen zu fragen – oder auch, wann das Problem stärker oder weniger stark auftrat oder ob es zeitgleiche Ereignisse gab, die scheinbar wenig mit dem Problem zu tun hatten. Für alle diese Dinge können Symbole, Figuren oder Karten an die Seite des Tapes gelegt werden. Ebenso für Lösungsversuche. An dieser Stelle dürfen auch professionelle Unterstützer mit aufgebaut werden. Es lohnt sich durchaus, misslungene Lösungsversuche anzusehen – allerdings brauchen manche Klient:innen hierfür etwas Motivation, weil sich der Sinn für sie nicht immer erschließt.

Das Tape sollte über den jetzigen Zeitpunkt hinaus in die Zukunft geklebt werden, z. B., um zu fragen, wie sich die Situation in einem oder fünf Jahren anfühlen wird. Mit einer Figur kann zu der Situation in fünf Jahren gewechselt werden. Mit den Moods können die Gefühle weiter veranschaulicht werden. So können das Wissen bzw. die Vermutung über den zukünftigen Status in die Jetztzeit geholt werden. Im Zeigegespräch kann das z. B. durch die entsprechenden Moods dargestellt werden, die zunächst in der Zukunft aufgebaut werden und anschließend in der Jetztzeit.

Häufig ist es sinnvoll, zu fragen, wie lange ein Problem wohl noch bleiben wird oder wie es verschwindet – plötzlich oder schleichend, mit Rückfällen etc. Und natürlich kann es hilfreich sein, zu fragen, was bis zum Verschwinden noch geschehen kann oder soll. Selbstverständlich wird auch dies symbolisch dargestellt. Nicht selten hilft auch ein wenig Psychoedukation, dass Probleme Vorteile haben können, weil sie den Übergang in eine andere Lebensphase verlangsamen, sodass noch nicht erreichte Ziele, Träume oder Wünsche der aktuellen Phase vielleicht doch noch erreicht werden oder Ähnliches.

Alle Techniken, die mit der Timeline verwendet werden, können auch mit der Spielgespräch-Timeline verwendet werden.

4.6 Visualisierung des Netzwerks

Spätestens mit der systemischen Therapie und ihrer Idee, den Menschen nur im Kontext seiner sozialen Umgebung verstehen zu können, wurde es gängig und als wichtig erkannt, die soziale Lage von Ratsuchenden zu verstehen. Es erschien wichtig, sich einen Überblick über die für die Ratsuchenden wichtigen Personen zu verschaffen. So versuchte Moreno dies im sozialen Atom (zit. nach von Ameln et al., 2004). Weitere Methoden in der Arbeit mit Gruppen wurden entwickelt (König u. Schattenhofer, 2022; Antons, 2020). Es ist jedoch jeweils die Anwesenheit von mehreren Personen notwendig. In der Arbeit mit einzelnen Klient:innen sind sie eher unpraktisch.

Für eher diagnostische Zwecke wurde daher die Netzwerkkarte entwickelt. Die Methode ist inzwischen so verbreitet, dass kaum eine Erstnennung oder eine Entwicklerin benannt werden kann. Üblicherweise wird das Netzwerk zeichnerisch auf einem Papier dargestellt. Im Zentrum des Blattes wird die ratsuchende Person eingezeichnet. Es können verschiedene Segmente des Papiers für Menschen aus verschiedenen Bereichen dieser Person vorgehalten werden, so z. B. Schule/Beruf, Freizeit, z. B. Freund:innen/Bekannte, Familie, professionelle Helfer. Auch weitere Einteilungen, z. B. Hobby, mediale Kontakte, Nachbarn etc., sind möglich. Die Instruktion lautet jeweils, die relevanten Personen auf dem Papier einzuzeichnen: Je wichtiger die Person für die ratsuchenden Person ist, desto näher soll sie an sie heran gezeichnet werden. Zudem kann die Reihenfolge der gewählten Personen bedeutsam und informativ sein.

Eine solche Netzwerkkarte könnte z. B. wie in Abbildung 1 aussehen:

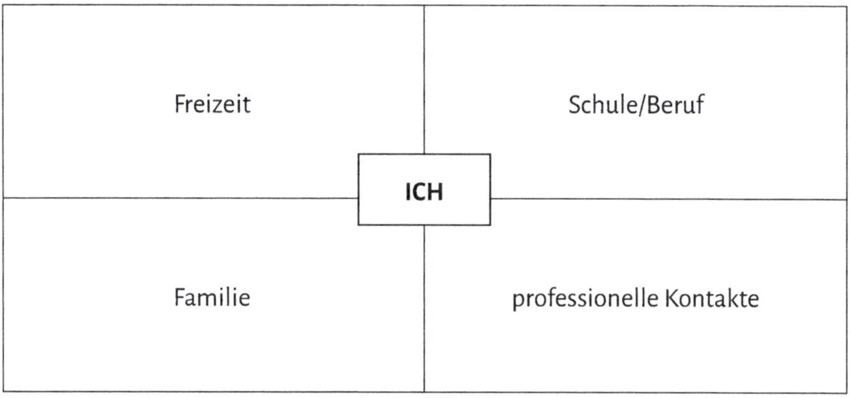

Abbildung 1: Netzwerkkarte

Das Ziel bei der Erarbeitung der Netzwerkkarte ist zunächst, durch eine Visualisierung einen Überblick über die sozialen Kontakte der Person zu gewinnen. Es kann auch gezeigt werden, wie viele Personen potenziell bei der Lösung einer aktuellen Schwierigkeit helfen können. Nicht selten ist auch eine Veränderung der sozialen Kontakte angestrebt. Es sollen mehr oder andere Kontakte gepflegt oder entwickelt werden. Es können unter anderem soziale Ressourcen verdeutlicht werden. Es kann eine Veränderung des Netzwerks deutlich werden, wenn die Karte zu verschiedenen Zeiten gezeichnet wird etc.

Mit dem Spielgespräch gelingt eine Darstellung des Netzwerks in dreidimensionaler Weise. Dabei können in der einfachsten Form Figuren als Stellvertreter für die Personen im sozialen Umfeld auf das Papier der Netzwerkkarte oder bei kleineren Kindern auch im Sandkasten gestellt werden – bei ansonsten gleichbleibender Vorgehensweise. Vorteile sind z. B., dass die Figuren leichter zu verrücken sind als gezeichnete Elemente. Zudem wird durch die Darstellung mit Figuren die anschließende Beschäftigung mit einzelnen Personen in der Karte übersichtlicher. Nicht zuletzt bleibt die Netzwerkkarte in dieser Darstellung besser im Gedächtnis. Zudem zeigen die Figuren einfacher als in einer Zeichnung eine Blickrichtung – so können sie andere Personen ansehen, von ihnen abgewendet stehen, sie können unterschiedliche Größen aufweisen, sodass die Darstellung um zusätzliche Informationen ergänzt werden kann. Außerdem entfällt das Problem, dass manche Menschen nicht »zeichnen« möchten, weil ihnen das peinlich ist.

Der »Rahmen« der Netzwerkkarte kann außer einem Blatt Papier auch die in diesem Buch übliche Darstellung mit Tape auf einer Schreibtischunterlage sein (Nilsson, 2021). Dies hat den Vorteil, dass es schon vor Beginn der eigentlichen Erzählung von sozialen Kontakten eine Einladung zu Aktivität und Handlung gibt. Bei der Arbeit mit Kindern kann es wichtig sein, die verschiedenen Segmente zu visualisieren. So kann z. B. gefragt werden, was das Kind in seiner Freizeit gern tut. Es könnte dann z. B. ein Fußballtor, ein Ball, eine tanzende Figur, ein Pony, ein Musikinstrument etc. in die entsprechende Ecke gestellt werden. Ebenso kann ein Gebäude für die Schule gewählt und in diese Ecke platziert werden und ein Haus, das dem Wohnhaus der Familie ähnelt für die dritte Ecke. In die Ecke der professionellen Helfer stelle ich üblicherweise ein großes Gebäude, das dem Haus unserer Beratungsstelle ähnelt.

Eine Variante kann auch sein, sich die Wohnung der Klientin zeigen zu lassen, z. B. als Grundriss mit den Bewohnenden in den entsprechenden Zimmern etc.

Linda Winn (1994, zit. nach Nilsson, 2017) lässt in ihrer Gruppen-Dramatherapie ein Mitglied ihr Netzwerk auf eine ähnliche Weise darstellen – ergänzt um einen Satz oder eine Aussage jeder aufgestellten Person – und bittet anschließend die anderen Gruppenmitglieder, ihre Eindrücke und Reaktionen zu dem Bild zu formulieren.

Ähnlich wie in Problemaufstellungen (Varga von Kibéd u. Sparrer, 2009) kann in die Netzwerkkarte auch die Position des Problems, der Krankheit, eines Symptoms oder Ähnliches mit aufgestellt werden. So kann ergänzend gefragt werden, wo das Problem in sechs Monaten sein soll, Hindernisse auf dem Weg zur Erreichung der Ziele können aufgebaut werden, Gewinne beim Nichterreichen etc.

Gegenbild-Erzählung

Jan Nilsson (2021, S. 133) beschreibt eine Variante für Personen mit hohem Angstniveau, die er »Gegenbild-Erzählung« nennt. Ein Rechteck steht für »das Leben«. Es wird mit Tape in zwei ungleiche Teile geteilt. Auf die Mitte dieser Linie wird die Alter-Ego-Figur gestellt. Die größere »Hälfte« steht für das Positive, die kleinere für das Ungünstige. Es wird zunächst die ungünstige Welt erkundet. Welche als negativ erlebten Ereignisse, Personen oder Gedanken sind bislang im Leben der Klientin aufgetaucht? Für jede Person oder jedes Ereignis wird eine Figur oder ein Symbol ausgewählt und in den »negativen« Teil gestellt. Je bedrohlicher oder unangenehmer das Ereignis oder die Person empfunden wird, desto näher wird sie an die Alter-Ego-Figur gestellt. Nun wird das Vorgehen für den größeren, positiven Teil des Rechtecks wiederholt. Günstig ist, wenn auf dieser Seite auch die Therapeutin auftaucht. Wenn nicht, sollte nachgefragt und eventuell über den Wert der Therapie gesprochen werden. Wenn auf der positiven Seite mindestens ebenso viele und ebenso »starke« Symbole stehen wie auf der negativen, kann mit der Veränderungsarbeit begonnen werden.

Zunächst versuchen die stellvertretenden Figuren für die bedrohlichen Gedanken, Ereignisse oder Personen einzeln, die Alter-Ego-Figur anzugreifen. Begonnen wird mit dem gefährlichsten Symbol. Dazu wird gefragt, welche Verteidigungssymbole oder -personen von der anderen Seite den Angriff abwehren können. Es kann gespielt werden, es kann dramatisiert werden etc. In einem nächsten Schritt können die Ratsuchenden im Alltag ausprobieren, ob es gelingt, beim Auftauchen der negativen Gedanken und Personen, die positiven zu Hilfe zu holen.

Die Botschaft kann dann heißen: Das Negative im Leben kann nicht ausradiert werden, aber das Positive kann verstärkt und bewusst eingesetzt werden.

4.7 Rückfallvorbeugung

Wenn es gelingt, sein Verhalten, seine Gedanken und Gefühle auf eine gewünschte Weise zu zeigen oder zu erleben, ist dies nicht immer das Ende des Weges. Häufig besteht – auch zu Recht – die Angst, es könne Rückfälle in das frühere Verhalten geben. In allen diesen Situationen kann es sinnvoll sein, Rückfällen vorzubeugen. Besonders verbreitet ist dieses Vorgehen wohl in der Suchttherapie, daher soll ein Beispiel aus diesem Bereich folgen.

Matthias möchte keinen Rückfall

Vorgespräch/Vorgeschichte Matthias, ein 50-jähriger alkoholerkrankter Mann, hatte zum vierten Mal eine stationäre Entwöhnungstherapie durchgeführt. Er war auch vier Wochen nach der Entlassung noch »trocken«. Die Suchtberaterin kannte ihn seit mehreren Jahren und hatte viele Rückfälle erlebt. Auch Matthias selbst wusste, dass er es »noch nicht geschafft« hatte.

Szenenauswahl Beide suchten nach Vorläufern eines Rückfalls. Matthias beschrieb, dass er Ablehnung durch seinen erwachsenen Sohn und seine Exfrau nur schwer ertragen konnte. Wenn er in der Vergangenheit Kontakt zu ihnen aufgenommen hatte und abgewiesen wurde, hatte er bereits zweimal einen Rückfall. Die Beraterin bat ihn, die Situationen darzustellen.

Zeigegespräch Matthias, nicht bekannt mit dem Spielgespräch, zögert, Figuren für sich und seine Verwandten zu wählen. Er lässt sich jedoch schließlich darauf ein. Er zeigt eine Situation, in der er unangekündigt bei seinem Sohn vor der Tür steht und klingelt. Der Sohn öffnet, lässt ihn jedoch nicht herein. »Brauchst du Geld?«, fragt er. Matthias widerspricht, der Sohn aber lässt ihn nicht herein: »Ich möchte dich nicht sehen!« Matthias lässt von den Figuren ab und berichtet, dass er in so einer Situation Suchtdruck erlebe. Er wird gebeten, diesen darzustellen. Er wählt dafür eine Bacardi-Flasche, die schnell näher rückt und schließlich von Matthias genommen wird.

Veränderungsarbeit Befragt, wie er stattdessen mit der Situation umgehen wolle, beschreibt Matthias, dass er von seinem Sohn weggehen wolle, um weitere Versuche an späteren Tagen vorzunehmen. Er wolle seinem Sohn beweisen, dass er es diesmal schaffe. Er wählt eine lachende Gefühlsfigur für das Gefühl, es geschafft zu haben und eine weitere neutrale Figur für seine Geduld, es weiter zu versuchen. Mit diesen Figuren an Matthias' Seite stellt er die Situation noch einmal nach, als er zu seinem Sohn geht. Der Sohn reagiert wie in der ersten Situation. Matthias aber lässt den Bacardi nicht näherkommen, Geduld und Lachen stehen zwischen ihm und der Flasche. Er sagt zu seinem Sohn: »Schade, dass du mich heute nicht sehen willst. Wann darf ich wiederkommen? Ich verspreche, ich bin nüchtern, und möchte kein Geld.« Was passieren würde, wenn der Sohn »Nie!« antworten würde? Dann würde er sagen, dass er trotzdem alle paar Wochen vorbeikomme – und dies dann auch so tun.

Reflexion Tatsächlich besuchte Matthias seinen Sohn später mehrfach. Es schien allerdings auch nach mehreren Versuchen nicht so, als wolle dieser den Kontakt wieder aufnehmen. Doch wie Matthias damit fertig wurde, ist nicht Teil dieser Geschichte.

4.8 Therapieverlauf mit dem Spielgespräch

Zum Abschluss dieses Kapitels soll ein Therapieprozess beschrieben werden, in dessen Verlauf an verschiedenen Stellen das Spielgespräch eingesetzt wurde. Der 13-jährige Jakob hatte mehrfach miterlebt, dass seine Eltern sich heftig stritten und dass der Vater die Mutter mehr als einmal verprügelte.

Jakob erlebt Streitigkeiten seiner Eltern

Szenenauswahl In einem frühen Stadium der Therapie wollte Jakob erzählen, was er erlebt hatte. Da von den gewalttätigen Auseinandersetzungen zu diesem Zeitpunkt noch nichts bekannt war – die Eltern hatten sich aus eigenem Antrieb gemeldet, weil Jakob so traurig wirkte – ließ ich mir ohne große Bedenken den Streit der Eltern zeigen.

Zeigegespräch Jakob klebt zunächst die Wohnung auf, in der er mit seinen Eltern und seiner dreijährigen Schwester Ida wohnt. Er wählt Figuren für sich, seine Schwester und seine Eltern. Letztere befinden sich im Wohnzimmer, er in seinem Zimmer, Ida schläft in ihrem eigenen Kinderzimmer direkt neben dem Elternschlafzimmer. Jakob zeigt, wie seine Eltern miteinander zu streiten beginnen. Er lässt sie recht laut schreien und Schimpfwörter benutzen. Er wirkt dabei ganz im Spiel vertieft und zögert nicht, die Schimpfwörter im Therapieraum laut zu rufen. Im nächsten Moment aber zeigt sich, dass er die Situation sehr wohl im Griff hat: »Wenn das passiert, gehe ich immer zu meiner Schwester«, sagt er und schaut mich an.

Durch das Geschrei wird Ida wach. Jakob nimmt Ida, macht ihre verschlafene Stimme nach, als er sie aus dem Gitterbettchen nimmt und sich mit ihr auf dem Schoß in den Sitzsack – dargestellt mit einem Tape-Knäuel – fallen lässt. Ida lässt sich gut trösten und schläft zügig in seinem Arm wieder ein, obwohl der Streit im Nachbarzimmer heftiger wird. Die Schimpfwörter werden rauer. Jakob erklärt: »Ich hab' gehört, wie Sachen kaputt gegangen sind. Erst nachher habe ich gesehen, dass es Teller waren und ein Glasdeckel.«

Zum Schutz kommt Björn hinzu

Zwischenreflexion An dieser Stelle überlegte ich, ob das Zeigen der Situation Jakob eventuell zu sehr belasten könnte. Ich hatte Jakob zu dem Zeitpunkt drei Mal gesehen, erst einmal allein. War es hilfreich, wenn er die Situation zeigte? Er selbst zögerte keineswegs.

Einsatz Therapeutische Figur Ich unterbreche das Spiel kurz mit Björn, den Jakob noch nicht kennt: »Warte mal. Ich bin mir nicht sicher, ob es dir hilft, wenn du jetzt weitermachst.« Jakob ist offenbar überrascht. Er stutzt: »Ich möchte das aber zeigen. Das ist wichtig, dass Sie das wissen!«, sagt er zu mir – nicht seine Figur zu Björn. Dabei guckt er sehr ernst. Da ich ihm auch kein Desinteresse oder Angst zeigen will, stimme ich zu. Ich weise jedoch darauf hin, dass Björn in der Nähe bleibt – und halte ihn von diesem Moment an fest – in der Nähe des Zimmers von Jakobs Schwester: »Du kannst ihn jederzeit rufen, wenn es dir zu viel wird – vielleicht kommt er auch mal von sich aus dazu«, sage ich zu Jakob. Er nickt und greift das Spiel wieder auf.

Zeigegespräch Er nimmt die Figur seiner Mutter und lässt sie schreien: »Lass mich in Ruhe! Aua!« Dabei lässt er die Figur des Vaters die Mutter knuffen. Gleich darauf bewegt er die Mutter durch die Tür zur Haustür und beschreibt, dass er die Türe knallen höre (s. Foto 13).

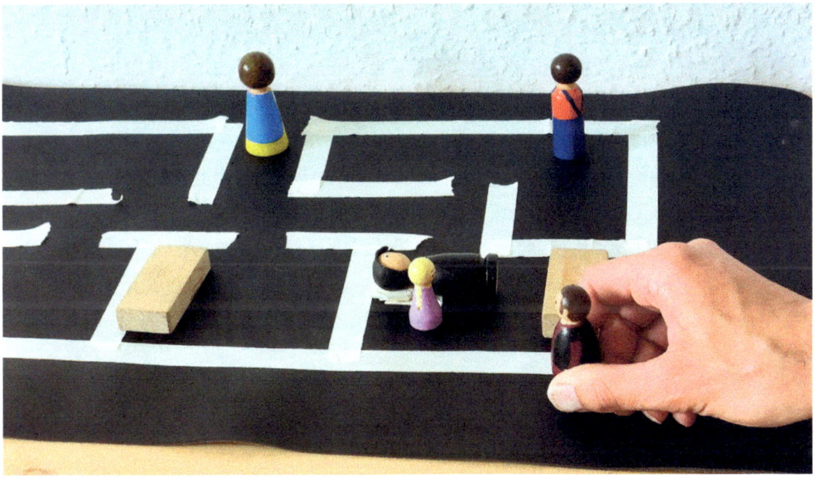

Foto 13: Jakobs Mutter verlässt das Haus[23] © Emma Reiners

Jakob wirkt dabei betroffen, aber auch gefasst. Noch bevor ich überlegen kann, wie Björn helfen könnte, lässt er Jakob laut denken: »Ich wüsste gern, was da passiert ist. Aber Mama ist gegangen, Papa ist noch da. Ich trau mich nicht, den jetzt zu treffen. Hm. Ich lege mal Ida zurück in ihr Bettchen.« Dies zeigt er dann. Ida schläft offenbar im Bettchen weiter. Jakob schaut mich an: »Ich habe dann noch ein bisschen gewartet und bin dann gucken gegangen.«

23 Ida lag eigentlich auf Jakobs Schoß. Da sich dies jedoch mit den Figuren nicht gut darstellen lässt, steht sie im Bild neben seiner Figur.

Zwischenreflexion Das ging alles recht schnell. Im Nachhinein denke ich, dass Björn hätte eingreifen sollen. Aber Jakob wirkte so kompetent und entschlossen zu erzählen – ich war einfach nicht schnell genug.

Zeigegespräch Jetzt bastelt er aus gerollten kleinen Klebebandstücken viele kleine »Röllchen«, die er im Wohnzimmer auf dem Boden verteilt: »Das sind Bierflaschen, die haben Mama und Papa getrunken.« Er führt Jakob ins Wohnzimmer, in dem sein Vater schnarchend auf dem Sofa liegt. Leise schleicht sich Jakob aus dem Wohnzimmer zurück in sein Zimmer. »Ich habe mir meine Decke geholt und die kleine Matratze. Die habe ich bei Ida ins Zimmer gelegt und habe da geschlafen. Ich konnte ja Ida nicht allein lassen.«

Einsatz Therapeutische Figur Nun bin ich schnell genug. Björn geht zu Jakob ins Zimmer: »Das wäre schön, wenn deine Eltern nach euch geguckt hätten. Das hätten die auch tun sollen.« Jakob nickt still.

Spielunterbrechung: Wie ein gutes Ende finden?

Abschluss Ich überlegte, wie ich diese Szene gut enden lassen könnte. Ich wollte nicht, dass das Wohnzimmer mit den vielen Bierflaschen, die kleine Ida mit Jakob im Zimmer so zum Ende der Stunde stehen blieben. Ich fragte Jakob daher, wann die Mama denn nach Hause gekommen sei.

»Am nächsten Morgen bin ich aufgestanden, habe erst mal Ida zum Kindergarten gebracht und bin dann zur Schule gegangen. Als ich von der Schule nach Hause gekommen bin, haben die« – dabei zeigt er auf die elterlichen Figuren, die Mutter hatte er ins Wohnzimmer gestellt – »so getan, als sei alles so wie immer.«

Kein Wunder, dass Jakob so traurig war! Nicht genug, dass er diese Szene erleben musste, die Eltern sprachen noch nicht einmal mit ihm darüber!

Wie sollte ich dieses Spielgespräch gut enden lassen? Ich hätte mir ein Wunschbild zeigen lassen können, z. B., dass die Mutter einfach doch nach Hause gekommen wäre, dass der Vater aufgewacht wäre, alles aufgeräumt, sich bei seinem Sohn entschuldigt hätte für den Krach etc. Ich hätte Jakob auch bitten können, mir eine schöne Situation zu zeigen. Ich entschied mich für eine weitere Variante (Reiners, 2013/2019):

Björn wird von seinem Freund Udo angerufen. Ihm erzählt Björn: »Weißt du, ich habe heute einen Jungen kennengelernt, der hat einen heftigen Streit zwischen seinen Eltern erlebt. Er hat ganz vorbildlich für seine kleine Schwester gesorgt, die davon wach geworden ist. Die Eltern haben das überhaupt nicht mitbekommen. Dann ist auch noch die Mama aus dem Haus gegangen – und keiner hat mit dem Jungen oder seiner Schwester gesprochen! Was sagst du? – Ja, ich finde das auch ganz schön heftig für den Jungen! Und am nächsten Morgen ist der Junge ganz allein aufgestanden, hat seine Schwester fertig gemacht und in den Kindergarten gebracht, um dann selbst in die Schule zu gehen. Das hat der alles hingekriegt! Und erst als er nach Hause kam, war seine Mama wieder da. Und weißt du, was dann passiert ist? Keiner hat mit ihm gesprochen! Sie haben einfach so weitergemacht, als sei nichts passiert.«

Jakob, der sehr aufmerksam zuhört, hat jetzt doch feuchte Augen: »Wahrscheinlich hat Mama gedacht, Papa hätte uns geweckt und zur Schule und zur Kita gebracht.«

Björn lobt Jakob noch einmal für seinen Einsatz, betont jedoch gleichzeitig, dass es eigentlich nicht so laufen dürfte. Er lobt ihn, dass er das so gut erzählt hat und fragt, ob das, weil die Zeit schon fast vorbei sei, so stehen bleiben könne. Jakob nickt tapfer.

Reflexion Ich schaute ihn an: »Jakob, ich verstehe, warum du mir das erzählen wolltest. Das war wirklich wichtig!« Er erklärte, dass diese Situation schon ein paar Monate her ist und sich seitdem nicht wiederholt hätte. Nein, er habe keine Angst, dass sich das so bald wiederhole. Auch tränken seine Eltern zwar schon mal Bier, aber nie so viel, wie an diesem Abend. Ich beendete die Stunde mit der Ankündigung, dass wir da nächstes Mal noch einmal drüber sprechen müssten. Das schien Jakob fast zu erleichtern.

Nachgedanken Ich war sehr besorgt. Jakob hatte das zweifellos gut gemacht, aber natürlich war es nicht gut für ihn, diese Verantwortung ganz allein getragen zu haben. In meinen Augen lagen zweifellos psychische Gewalt, Vernachlässigung und eine Gefährdung vor. Auch wenn die Gefahr nicht sehr akut zu sein schien, konnte die Situation so nicht bleiben. Im Gespräch mit meinem Team kamen wir zu dem Schluss, dass ich mit Jakob darüber sprechen müsse, wie es weitergehen könne.

Gemeinsam wird erarbeitet, wie es weitergehen kann

Jakob ließ sich problemlos darauf ein, über die Erzählung vom letzten Mal zu sprechen. Ich erklärte, dass die Situation so nicht bleiben könne. Ich sei sehr besorgt, dass es vielleicht doch noch einmal vorkommen könnte und dies Jakob sehr belasten könne. Ich würde auch vermuten, dass er seit diesem Erlebnis so traurig sei. Er erwiderte, dass er auch schon vorher manchmal traurig gewesen sei, aber seitdem sei es deutlich schlimmer geworden. Ich erklärte, dass ich verschiedene Ideen hätte, wie ich weiter mit der Situation umgehen könne, die wolle ich ihm zeigen. Er nickte und schaute gespannt zu:

Eigenes Vorgehen erläutern Ich klebe mein Büro auf, setze Björn hinein, der laut denkend kurz zusammenfasst, dass er besorgt sei und dafür sorgen wolle und müsse, dass so eine Situation sich nicht wiederholt.

Ideen zur Lösungssuche Björn zu Jakob: »Ich habe überlegt, ob ich mit deiner Mutter oder deinem Vater sprechen soll.« Ich nehme die Mutter aus dem Schrank, doch da schüttelt Jakob den Kopf und sagt: »Das möchte ich nicht.« Ich zögere, weil ich noch nicht gezeigt habe, wie ich mir das Gespräch vorstelle. »Hm. Ich könnte auch mit dem Jugendamt sprechen«, sagt Björn. Jakob nickt zögerlich. So klebe ich also ein weiteres Rechteck auf und setze eine Figur für eine Jugendamtsmitarbeiterin in dieses Büro an einen Schreibtisch (Bauklotz). Björn erzählt ihr von der Situation, die Jakob gezeigt hat. Die Jugendamtsmitarbeiterin sagt, dass sie mit den Eltern sprechen wolle.

Jakob macht deutlich, dass ihm dies noch weniger gefällt. »Sagt die dann, dass ich ins Heim muss?« »Das glaube ich nicht«, erwidere ich. Jakob nickt. Trotzdem ist er sehr bewegt. »Ich möchte Papa sagen, dass er sowas nicht machen soll.« »Was ›sowas‹?« »Na, Mama so anschreien, wehtun, trinken und so.« »Gut«, erwidere ich, »wie genau willst du das machen? Zeig mal!« Dabei weise ich auf den Tisch und befreie den Tisch von dem, was ich zuvor geklebt habe.

Zeigegespräch Björn fragt Jakob, wo er denn mit dem Papa sprechen wolle. Zu Hause, draußen, im Auto? Jakob meint: »Beim Zocken im Wohnzimmer!«

Jakob will erneut die Wohnung zu Hause aufkleben. Ich biete ihm an, dies auf einer Schreibtischunterlage zu tun: »Dann haben wir die Wohnung schon mal, wenn wir sie noch mal brauchen.« Dem stimmt Jakob zu.

Auf Nachfrage erfahre ich, dass Jakob mit seinem Vater »zockt«, wenn die Mutter Ida zum Tanzen bringt. Die Mutter möge es nicht, wenn die beiden zusammen an der Konsole spielen, daher sei das ihr kleines Geheimnis. Auch wenn mich dies nicht begeistert, sage ich zunächst nichts, um den Fluss nicht zu unterbrechen.

Jakob zeigt seinen Lösungsversuch

Jakob klebt im Wohnzimmer ein Sofa, einen sehr großen Fernseher und setzt Vater und Jakob auf das Sofa. Jakob zögert. Björn geht zu Jakob: »Magst du deinem Vater sagen, dass du mit ihm über etwas Wichtiges sprechen möchtest?« Jakob schüttelt den Kopf, mit Tränen in den Augen: »Ich traue mich nicht!« »Das kann ich gut verstehen«, antworte ich und fahre fort: »Wäre es einfacher, wenn Mama auch zu Hause ist?« Doch auch dies ist nicht der Fall. Jakob will es doch lieber mit mir gemeinsam dem Vater sagen.

Eigenes Vorgehen erläutern Also klebe ich den Grundriss des Therapiezimmers mit vier Stühlen in Kreisform auf den Tisch. Ich soll zeigen, wie ich mir das vorstelle. Ich nehme die schon bereitstehenden Figuren. Björn geht mit ihnen in das Therapiezimmer: »Bitte nehmen Sie Platz«, sagt er, so wie ich das immer mache. »Nein«, sagt Jakob, »ich möchte die Plätze aussuchen.« Er will auf jeden Fall an der Tür sitzen, um schnell gehen zu können, wenn es zu viel werde.

Die Gefühlsfiguren werden hinzugenommen

Gefühlsfiguren Ich bitte Jakob, eine von den Gefühlsfiguren hinzuzunehmen, die dieses »Zuviel« ausdrückt. Er wählt die ängstliche Figur. »Okay, zu viel wäre, wenn die ganz nah bei dir wäre?« frage ich und stelle die Figur direkt neben Jakob. »Kannst du auch eine Figur auswählen für ›Keine Angst‹ oder ›Sicherheit‹?« Er wählt eine lachende Figur.

»Die ist in der Situation etwas weiter weg«, sage ich und stelle sie entsprechend auf. »Was kann ich oder vielleicht jemand anders tun, damit diese Figur näher rückt?« Jakob versteht die Frage sofort, hat aber keine Idee, wer etwas tun könnte. Vielleicht helfe es ihm, wenn er etwas in der Hand halten dürfe? Einen Stift vielleicht? Ich frage ihn, wie sehr das die Angst vertreibe und deute auf den Tisch. Er rückt die Angst ein paar Zentimeter weiter weg, die Sicherheit etwas näher heran, aber die Angst ist immer noch deutlich näher bei Jakob als die Sicherheit (s. Foto 14).

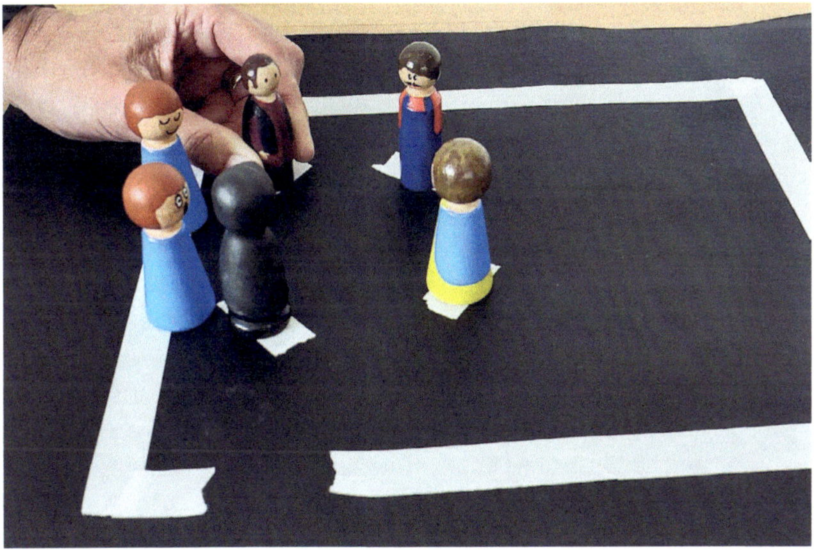

Foto 14: Jakob im Therapiezimmer © Emma Reiners

Was ihm denn noch Sicherheit geben könne? Er wolle halt einfach den Raum verlassen können, aber ohne sagen zu müssen, dass er Angst habe. Das fände sein Vater total blöd. Er wolle ja keinen Feigling zum Sohn … Jakob schlägt vor, dass er den Stift dann einfach fallen lassen könnte, so als geheimes Zeichen mir gegenüber. »Okay«, sage ich, »dann würde ich sagen, dass ich mit deinen Eltern allein weitersprechen möchte und dich bitten, hinauszugehen?« Jakob nickt und rückt die Sicherheit deutlich näher an Jakob heran.

Ob er dann in das Zimmer mit der Kuschelecke gehen könne, will er wissen. Ich verspreche, dieses Zimmer zum Gesprächstermin für ihn zu reservieren, damit es auch frei ist. Jakob lächelt und schiebt die Angst noch ein bisschen weiter weg. »Ich glaube, das reicht!«, strahlt er.

Nachgedanken Man hätte diese Ideen – die Sitzordnung, den Stift, das geheime Signal, die Kuschelecke – eventuell auch ohne Spielgespräch entwickeln können. Die konkreten Vorgehensweisen jedoch wurden erst entwickelt, als Jakob begann, sich seine Ideen – auch das Gespräch mit dem Vater beim Zocken, das Gespräch mit dem Jugendamt, das Gespräch mit seinen Eltern im Therapiezimmer – konkret vorzustellen.

Da die Sitzungszeit vorbei war, planten wir, beim nächsten Treffen weiter darüber nachzudenken, wie das Gespräch mit den Eltern laufen könnte. Da ich die Gefahr für Jakob nicht als akut einschätzte, konnte bis zur nächsten Sitzung abgewartet werden.

Veränderungsideen für die Familie

Jakob kommt zur nächsten Sitzung und will das Gespräch mit seinen Eltern weiter vorbereiten. Er klebt das Therapiezimmer mit den Stühlen wieder auf und bittet mich, seine Familie mit Björn beim Betreten des Raums zu begleiten. Jakob bekommt den Stift (ein Stück Tape) in die Hand. Wir überlegen, dass es klug sei, wenn ich den Platz für Jakob an der Tür vorher mit meinem Schreibblock markiere, sodass sich dort niemand hinsetzt. Wenn Jakob als letzter den Raum betreten würde, könnte ich den Block wegnehmen, mich auf einen anderen Platz setzen, damit Jakob diesen Platz bekommt.

Als alle Figuren um den Tisch herum platziert sind, beginnt Björn mit ein bisschen Smalltalk, um dann anzukündigen, dass Jakob um dieses Gespräch gebeten hat, weil er etwas Wichtiges sagen wolle. Jakob fragt mich, ob ich das so sagen müsse. Dann könne er nicht sagen, dass er doch nichts sagen möchte. Björn sagt nun: »In den Gesprächen, die ich mit Jakob geführt habe, ist mir etwas aufgefallen, über das ich mit Ihnen reden möchte.« Jakob nickt. Er wünscht sich, dass ich sage, Jakob habe einen Streit mitbekommen und mache sich darüber Gedanken. Dann solle ich die Eltern fragen, was das sein könnte. Er glaubt nicht, dass die Eltern das beantworten würden, aber sie würden wissen wollen, worum es gehe. Dann könne er versuchen, alles zu erzählen.

Verschiedene Lösungen ausprobieren Jakob sagt zu seinen Eltern: »Als ihr neulich so schlimm gestritten habt, da wo Mama danach aus dem Haus gegangen ist, da war ich wach. Ich habe alles mit angehört: Wie du (dabei zeigt Jakob auf den Vater) Mama geschlagen hast, wie ihr euch angeschrien habt.« Seine Stimme kippt, es laufen Tränen an seinen Wangen herunter. Ich bitte ihn, zu stoppen. Björn: »Vielleicht musst du gar nicht alles sagen – oder zumindest nicht sofort.« Er stimmt zu. Er könne ja erst mal abwarten, wie seine Eltern reagieren, wenn er sagt, dass er alles mit angehört habe. Diese Idee gefällt Jakob. Er will aber auch noch erzählen, dass Ida wach gewesen sei, dass es nicht der erste Streit war, den er mit anhörte, dass er die Bierflaschen gesehen habe, etc. Aber es komme darauf an, wie seine Eltern reagieren würden.

Gute, schlechte und dritte Version Ich schlage Jakob vor, dass wir verschiedene Reaktionen seiner Eltern durchspielen können. Zum Beispiel können wir mit einer guten oder Wunschversion anfangen, dann einmal den »Worst Case« und noch eine weitere Version.

In der Wunschversion reagieren Jakobs Eltern sehr gelassen auf Jakobs Erzählung. Beide entschuldigen sich bei ihm. Seine Mutter lässt er zum Vater sagen: »Ich dachte, du hättest mit Jakob gesprochen?« Dabei lässt Jakob die Mutter nicht vorwurfsvoll, sondern nur überrascht klingen. Björn empfiehlt den Eltern, über diese Situation weiter ohne Jakob zu sprechen. Seine Mutter lässt Jakob noch sagen, dass sie ihn und Ida nicht mehr allein lassen werde.

Mir scheint, mit dieser Version habe ich eine gute Anleitung bekommen, was in dem Gespräch für Jakob günstig wäre – quasi eine Zieldefinition mit Anleitung für die Gesprächsmoderation. Das erkläre ich Jakob, der dem zustimmt.

In der Worst-Case-Version reagieren die Eltern bei der Äußerung, Jakob habe den Streit mit angehört auch ruhig. Aber bei der Äußerung, der Vater habe Mama wehgetan, wird dieser laut. Er beschimpft Jakob, er solle nicht lügen und schreit seine Frau an: »Siehst du, wozu du den Jungen bringst. Jetzt lügt er hier noch vor anderen!« Jakob zittert, während er dies zeigt. Ich unterbreche das Spiel: »Kann Björn irgendetwas tun?« Er schüttelt den Kopf. Ich erinnere ihn an den Stift, den er fallen lassen könne. Dies spielen wir durch. Björn sagt: »Ich glaube, ich würde gern ein wenig mit Ihnen allein sprechen. Jakob, kannst du im Kindertherapiezimmer warten?« Schließlich bringt Björn Jakob dorthin.

BJÖRN spricht noch weiter mit den Eltern: Er denke, Jakob habe die Situation vielleicht nicht gesehen, sei aber durch die Geräusche und die Stimmung im Haus sehr belastet. Es wäre wichtig für Jakob, über seine Gefühle, Ängste und seine Sicht der Dinge sprechen zu können. Es würde Jakob nicht helfen, wenn sein Vater so lautstark reagiere. Außerdem bittet BJÖRN die ELTERN, von dem Streit zu erzählen. Auch an dieser Stelle gibt Jakob wertvolle Tipps, was Björn sagen solle. Außerdem will er wissen, was passiere, wenn seine Eltern »einfach alles leugnen«? Ich erkläre, dass ich das auch nicht genau wisse, aber versuchen würde, zumindest deutlich zu machen, dass Jakob den Streit gehört habe und die Mutter das Haus verlassen habe etc.

»Wie beenden wir denn das Gespräch? Ich meine, wenn ich mit deinen Eltern allein geredet habe, und ihr geht dann einfach nach Hause, was passiert dann da?«, frage ich. Jakob befürchtet, dass seine Eltern vielleicht nicht mehr mit ihm reden würden. Seine Mutter wäre bestimmt traurig, sein Vater wütend, aber wohl mehr auf die Mama. Nein, Schläge bekäme er ganz gewiss nicht. Aber vielleicht dürfe er dann nicht mehr zu mir kommen. Ich nehme BJÖRN in die Hand: »Und wenn Björn in der Situation sagt: ›Egal was passiert, ich erwarte, dass ich noch einmal mit Jakob sprechen darf. Die Situation ist für ihn schwierig ...‹« Das findet Jakob gut. Er glaubt, dass er das dürfen wird. Sollte es nicht so kommen, würde ich die Eltern an dieses Versprechen erinnern und gegebenenfalls mit dem Jugendamt sprechen müssen. Die meisten Eltern würden spätestens dann einem Gespräch zustimmen. Jakob schaut mich an und lächelt: »Das brauchen Sie nicht. Da bin ich sicher!«

In der dritten Version, die Jakob zeigt, springt sein VATER auf und verlässt den Raum. Weiter kann Jakob sich vorstellen, dass seine MUTTER zu weinen beginnt. Auch wenn sein VATER nicht aufbrausen würde, wäre das schlimm für ihn. Es wird deutlich, dass etliche Varianten denkbar sind, die wir nicht alle planen können. Jakob ist aber beruhigt, dass es für verschiedene Versionen gute Lösungen gibt und will das Gespräch mit seinen Eltern nun wagen.

NACHGEDANKEN Insgesamt dauerte die Vorbereitung des Gesprächs mit den Eltern drei Sitzungen. Dies mag lang erscheinen; ich hielt es aufgrund der Komplexität und der Ängste von Jakob für absolut berechtigt, eher notwendig, sich diese Zeit zu nehmen. Das Spielgespräch half dabei, diese Vorbereitung deutlich konkreter zu gestalten, Details zu besprechen, an die man vermutlich sonst nicht gedacht hätte und verschiedene Reaktionsweisen auf allen Seiten anzuspielen.

Das Gespräch mit den Eltern

Den Eltern zeigen[24] Als das Gespräch stattfindet, reagiert der Vater schon in dem Moment aufbrausend, als Jakob nur sagt, er habe den Streit mit angehört, wohingegen die Mutter einsichtig weint. Bevor Jakob mehr erzählen kann, sind die Eltern in einen recht heftigen Streit verwickelt, in dem seine Mutter sagt, sie denke seit längerem über eine Trennung nach. Jakob lässt seinen Stift fallen, woraufhin ich ihn in die Kuschelecke bringe und mit den Eltern weiterspreche. Der Vater beruhigt sich kaum, umso deutlicher wird Jakobs Mutter, dass sie nicht mehr könne. Ich versuche, die Situation mit dem Hinweis zu beruhigen, dass man nicht sofort eine Entscheidung fällen müsse und dass es mir im Moment nur um Jakob gehe. Es sei wichtig, dass sie die Kinder im Blick behalten würden, wenn sie miteinander streiten. Ich erzähle, dass Ida ebenfalls aufgewacht sei und Jakob sie getröstet, sogar bei ihr geschlafen und sie am nächsten Tag zum Kindergarten gebracht habe. Die Eltern leugnen dies nicht.

Von den Schlägen berichte ich zunächst nicht, um die inzwischen etwas beruhigte Stimmung nicht zu zerstören. Ich lobe die Eltern für ihr Verständnis und bespreche mit ihnen Jakobs Sorge vor weiteren Eskalationen zu Hause. Sie versprechen, künftig ruhig zu bleiben. Als ich Jakob wieder abhole, ist er sichtlich angespannt. Ich lobe Jakob dafür, dass er von der Situation erzählt hat. Seine Eltern würden zu weiteren Gesprächen zu einer Kollegin kommen, um über ihre Streitigkeiten zu sprechen. Sie hätten versprochen, dass es zu Hause ruhig bleibe. Außerdem verabreden wir einen weiteren Termin für Jakob eine Woche später.

Das Ende der Geschichte

In dieser Sitzung erzählt Jakob, dass er das Gespräch gut fand – er wirkt ein wenig stolz, was ich für durchaus angemessen halte. Seine Eltern hätten wirklich zu Hause nicht geschimpft, aber ein paar Tage später hätten sie wieder sehr heftig gestritten. Von Schlägen hätte er zwar nichts gehört, aber trotzdem belaste ihn das sehr. In den folgenden Wochen erzählt er immer wieder von Streitigkeiten zwischen den Eltern. Seine Mutter sei nach dem letzten Streit zu ihm gekommen und habe gesagt, er solle mir das nicht erzählen. Er wolle es aber trotzdem erzählen.

---

24 Aufgrund der Problematik der Szene wird die von Jakob gezeigte Streitsituation nicht gezeigt, sondern erzählt (s. Kapitel 6.1.5).

Nachgedanken Die parallelen Elterngespräche bei der Kollegin verliefen leider nicht besonders glücklich. Beide Eltern leugneten, dass es zu Schlägen gekommen sei. Auch die Situation, dass Jakob nach dem »großen« Streit Ida allein für den Kindergarten fertig gemacht habe, verneinten sie inzwischen. Es ging nicht gut weiter. Jakob berichtete wiederholt von heftigen Streitigkeiten zwischen den Eltern – auch mit Schlägen. Das Jugendamt wurde hinzugezogen und nahm nach einigen Gesprächen beide Kinder in Obhut. Jakob kam noch ein paar Mal zu mir, schien aber im Heim gut angekommen zu sein. Er vermisste seine Schwester, die in einer Pflegefamilie lebte. Sie sahen sich regelmäßig. Auch seine Mutter traf er regelmäßig, seinen Vater hingegen wollte er nicht sehen.

5 Anwendungsfelder

Das Spielgespräch ist in sehr verschiedenen Feldern einzusetzen (s. Kapitel 1.4). Einige dieser Felder sind in diesem Kapitel ausgeführt und häufig mit Beispielen versehen: der Einsatz des Spielgesprächs bei Trennung und Scheidung, im Kinderschutz, in der Traumatherapie sowie in der Arbeit mit Emotionen und inneren Anteilen. Zum Abschluss des Kapitels werden noch einige ungewöhnlichere Anwendungsbeispiele vorgestellt.

5.1 Trennung und Scheidung

Das Spielgespräch hilft Kindern, Situationen zu erläutern, die sie bei ihren getrennt lebenden Eltern erleben. Viele Kinder sprechen darüber nicht gern und erleben ein solches Gespräch als unangenehm. In manchen Situationen ist es jedoch unumgänglich, die kindliche Sicht zu erfassen. Dabei sollte allerdings die Darstellung das Kind so wenig wie möglich belasten und gleichzeitig möglichst wenig durch die Untersucherin beeinflusst werden. Beides ist mithilfe des Zeigegesprächs ausgezeichnet möglich.

Zunächst ist die Frage zu klären, ob Eltern ihrem Kind bei der Darstellung zugucken sollen. Wenn die Anwesenheit der Eltern für das Kind stärkend ist und es sich frei fühlen kann, auch Unangenehmes zu berichten, wenn zudem die Eltern den Loyalitätskonflikt nicht anheizen, kann das Kind in ihrem Beisein ein Zeigegespräch durchführen. Gerade bei sehr zerstrittenen Eltern halte ich das Zeigegespräch in Abwesenheit der Eltern für sinnvoller (s. Kapitel 6.1.5).

Gezeigt werden kann z. B. wie es dem Kind bei Mutter oder Vater geht, was es dort tut, was die Eltern (dort) über den jeweils anderen Elternteil sagen, wie die Übergabe der Kinder zwischen den Eltern abläuft etc.

Pascals Eltern reden nicht miteinander[25]

Im folgenden Beispiel verwendet der achtjährige Pascal die Figuren zum Zeigen seiner familiären Situation eher abstrakt. Er zeigt keinen konkreten Konflikt oder keine konkrete Situation, sondern eher einen allgemeinen Zustand.

Vorgespräch/Vorgeschichte Pascal lebte bei seiner Mutter, besuchte seinen Vater einmal in der Woche am Nachmittag und jedes zweite Wochenende. Der Vater wünschte sich mehr Mitspracherecht und Information. Zwischendurch habe es langanhaltende Streitigkeiten zwischen den Eltern gegeben. In diesen Phasen hätten die Eltern einmal ein halbes Jahr nicht miteinander gesprochen.

Zeigegespräch Als Pascal in die Beratungsstelle kommt, ist er mit der Idee des Spielgesprächs sofort einverstanden. Da mein Büro besetzt ist, muss ich die Figuren meiner Kollegin verwenden. Diese verwendet in ihrer Arbeit ausschließlich Tierfiguren, was sich jedoch nicht als Nachteil herausstellen sollte. Pascal wählt, ohne zu zögern, für sich ein Pferd, für seine Mutter einen Papageien und für den Vater einen Bären. Problematisch seien die

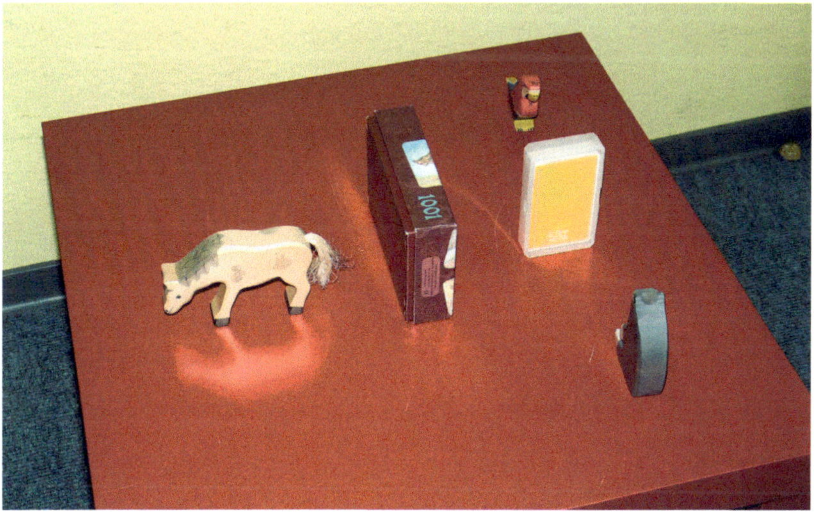

Foto 15: Pascal und seine Eltern mit Mauer und Spiegel © Bernd Reiners

25 Dieses Beispiel ist leicht verändert aus Reiners (2013/2019) entnommen.

Streitigkeiten zwischen den Eltern, dann entstehe immer »das«. Dabei stellt er ein Kartenspiel zwischen den Papageien der Mutter und den Bären des Vaters. Auf Nachfrage erläutert er, dass seine Eltern dann länger nicht miteinander reden würden. Befragt, wie es ihm dann gehe, nimmt er eine größere Spielverpackung und stellt sie zwischen sein Pferd und die Figuren seiner Eltern. Er ziehe sich dann zurück und rede mit niemandem. Manchmal gehe er in sein Zimmer und weine, das bekomme aber niemand mit (s. Foto 15).

Veränderungsarbeit Pascal erklärt seinen Wunsch, dass »das Kartenspiel« zwischen den Eltern wegmüsse. Er könne da leider gar nichts machen. Seine Eltern würden ihm nicht zuhören und immer weiter streiten.

Ich zeige auf die Spielverpackung zwischen ihm und seinen Eltern und frage ihn, ob das ein Einwegspiegel sei. Diesen Ausdruck kennt er natürlich nicht. Nach meiner Erläuterung nickt er: »Sie meinen einen venezianischen Spiegel!« Ich stimme ihm zu, dass diese Spiegel auch diesen Namen tragen. Er meint, dass seine Eltern auch glauben würden, das sei ein venezianischer Spiegel nur mit umgekehrter Blickrichtung: Sie glauben, sie können ihn sehen, er sie aber nicht. Da würden sie aber gewaltig irren.

Selten war ich Zeuge einer derart aussagestarken kreativen Nutzung einer Spielverpackung!

Reflexion Da sich die Stunde dem Ende neigte, sprachen wir darüber, was ich seinen Eltern von dem Gespräch berichten dürfe. Wenn ich das erzählen würde, würde das den Papageien traurig machen, meinte Pascal. Ich nahm schließlich einen Elefanten für mich und zeigte mit ihm, wie

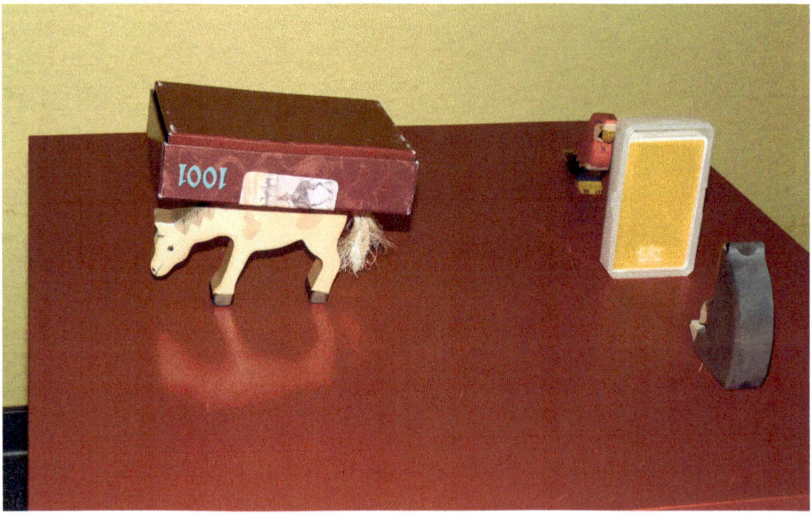

Foto 16: Pascal trägt schwer, wenn seine Eltern nicht aufhören zu streiten © Bernd Reiners

ich den Eltern den Aufbau mit dem Kartenspiel zeigen würde. Pascal sah so, wie der ELEFANT den PAPAGEIEN tröstete und mit ihm überlegte, was er tun könne, um das Kartenspiel verschwinden zu lassen. »Das muss der BÄR auch tun!«, warf Pascal spontan ein. Also sorgte der ELEFANT dafür, dass auch der BÄR überlegte, wie das Kartenspiel verschwinden könne. Schließlich war Pascal damit einverstanden, dass ich den Eltern »alles« erzähle. Wenn das aber nicht klappe, passiere »das«. Dabei nahm er die Spielverpackung und legte sie dem PFERD auf den Rücken. »Und ich weiß nicht, wie lange das Pferd das aushält!« (s. Foto 16).

Die Eltern waren tief bewegt, als ich ihnen in ihrer nächsten gemeinsamen Stunde diese Bilder zeigte. Es half ihnen, in Zukunft ihren Sohn mehr im Blick zu halten, was ihm sichtlich guttat.

Im gerade angeführten Beispiel wurde beschrieben, wie ein Kind in Abwesenheit der Eltern seine Situation zeigt. Es folgt ein kurzes Beispiel, in dem das Kind in Anwesenheit der Mutter die Probleme der Besuche beim Vater schildert. Das Beispiel stammt von Barbro Sjölin-Nilsson (2005, mündliche Mitteilung).

Lenas Mutter sieht alles, was beim Vater geschieht

VORGESPRÄCH/VORGESCHICHTE Die Mutter der fünfjährigen Lena kam zur Sprechstunde, weil ihre Tochter nicht mehr zum Vater wollte. Die Trennung sei sehr hart gewesen und Lena habe einiges mitbekommen. Der Vater habe sie betrogen und beschimpft. Sie habe immer wieder vergebens versucht, die Beziehung zu retten. Sie habe sich schließlich getrennt und sei mit Lena in eine Wohnung in der Nähe des Vaters gezogen. Seit den ersten Besuchskontakten beim Vater habe ihre Tochter damit große Schwierigkeiten gehabt. Sie wolle meistens den Vater gar nicht sehen. Nach den Besuchswochenenden dauere es immer einige Tage, bis Lena wieder »normal« sei. Lenas Mutter war entschieden dagegen, den Vater in die Beratung einzubeziehen. Mit ihm könne sie nicht sprechen. Unter keinen Umständen. Sie war aber sehr an Lenas Meinung interessiert. Gern könne sie Lena beim nächsten Mal mitbringen, Lena brauche aber einige Zeit, um sich zu öffnen.

SZENENAUSWAHL Zum nächsten Gespräch kam Lena mit. Nach dem Gespräch darüber, welche Sorgen sich ihre Mutter machte, bat diese Lena zu erzählen, wie es ihr beim Vater gehe. Es sei nicht schlimm, wenn sie etwas Schlechtes erzähle, es sei aber auch in Ordnung, wenn sie erzähle, dass bei der Mutter etwas Schlechtes passiere. Da die Schwierigkeiten meist auf dem Weg zum Vater begannen, sollte dieser Weg etwas genauer gezeigt werden.

ZEIGEGESPRÄCH So bittet Barbro Lena, ein Haus auszuwählen, das für ihr Zuhause bei Mama stehe. Sie stellt ein Haus auf den Tisch – und ein weiteres für die Wohnung des Vaters. Mit etwas Tape klebt sie einen Weg mit einigen Kurven zwischen den Häusern auf den Tisch. In der Mitte stellt sie eine Kirche auf, die stehe auf einem Hügel, und daran müsse man vorbei.

Lena zeigt, wie sie mit ihrer MUTTER zu Fuß an dieser Kirche vorbei zum VATER geht. Die Situation wirkt nicht gerade fröhlich, aber doch einigermaßen unbedenklich. Das bleibt auch bei der Übergabe so. LENA begrüßt ihren VATER und die MUTTER geht langsam zurück.

Dann geschieht etwas Ungewöhnliches: Während LENA mit ihrem VATER spielt, lässt sie die MUTTER auf den Kirchturm klettern. Von dort schaut sie sehr genau, was LENA und ihr VATER machen. Dies kommentiert Lena auch: »Mama will immer ganz genau wissen, was wir machen. Sie ruft dauernd an. Das findet Papa blöd. – Und ich auch.« Lena zeigt etwas Symbolisches, denn natürlich klettert ihre Mutter nicht wirklich auf den Kirchturm. Eine solche symbolische Darstellung kann zu freiem Spiel führen, das wenig mit der Alltagssituation zu tun hat. In diesem Beispiel gelingt es Barbro, dies zu verhindern.

Lenas Mutter sitzt daneben und wird etwas blass. Sie nickt stumm und meint: »Das mache ich wirklich!« Ihr war nicht klar, dass dies Lena so störte.

ZEIGEN DER GUTEN LÖSUNG SVEA, Barbros Alter-Ego-Figur, kommt auf die Bühne. Mit ihrer Hilfe berichtet LENA, dass die MAMA beruhigt vom Kirchturm herunterklettern und nach Hause gehen könne. Dann sei sie bei PAPA ganz entspannt und könne das genießen.

REFLEXION Im Nachgespräch wurde der Mutter klar, dass sie nicht nur Lena den Besuch beim Papa »vermieste«, wenn sie so kontrollierend war, sondern auch, dass Lena eventuell keine Lust zu Besuchen beim Papa habe, weil sie als Mama so störte.

Das Zeigegespräch verdeutlichte einen Umstand, den die Mutter ohne dies nicht verstanden hätte oder emotional nicht hätte nachempfinden können.

5.2 Kinderschutz: Drei Anwendungsmöglichkeiten des Spielgesprächs

Da mir dieses Thema bei der Arbeit im Kinderschutz-Zentrum Aachen besonders am Herzen liegt, wird es etwas ausführlicher beschrieben.

Im Rahmen des Kinderschutzes gibt es drei Anwendungsmöglichkeiten des Spielgesprächs:

1. Zur Prävention, z. B., um entsprechende Hilfsmöglichkeiten aufzuzeigen,
2. zur »Aufdeckung« oder Klärung einer Gefährdung,
3. zur Verarbeitung der Situation nach Bekanntwerden der Gefährdung und Gewährleistung des Kinderschutzes: Wünsche können geäußert werden, eine eventuelle Traumatisierung kann aufgearbeitet werden (s. Kapitel 5.4), der familiäre Zusammenhalt kann gestärkt werden etc.

Zu den Besonderheiten bei der Gesprächsführung mit Kindern findet sich ein eigenes Kapitel (s. Kapitel 6.1).

5.2.1 Prävention

Obwohl körperliche oder psychische Gewalt bzw. Vernachlässigung ähnlich schädigend sein können, widmen sich die meisten Präventionsprojekte dem Schutz von Kindern vor sexueller Gewalt. Dieser Themenbereich wird daher auch hier betrachtet.

Präventionsprogramme gegen Kindeswohlgefährdung können sich an Eltern richten, an potenzielle Opfer oder, wie Kade (2002) darstellt, auch an potenziell übergriffige Menschen. In den meisten Fällen geht es um die Verhinderung, Opfer zu werden. Die Warnung vor »unbekannten Fremden« greift zu kurz, da 90 Prozent der Opfer ihre Täter vorher zum Teil jahrelang kennen. Kinder zu lehren, sich lautstark zu wehren, greift ebenfalls zu kurz, zumal es suggerieren kann, dass man nur Opfer werden könne, wenn man sich nicht ausreichend wehre.

In der Prävention kann das Spielgespräch eingesetzt werden, um befürchtete Situationen anzuspielen (s. Kapitel 3.8) und zu sehen, wie das Kind in einer solchen Situation reagieren würde bzw. um erwünschtes Verhalten einzuüben.

Die hier beschriebene theaterpädagogische Methode (s. Kapitel 3.9) der Prävention sexueller Gewalt orientiert sich an dem Buch »Mein Körper gehört mir« (pro familia, 2020) und besonders an dem gleichnamigen Gruppenkonzept für Kinder im Kindergarten- oder Grundschulalter der theaterpädagogischen Werkstatt in Osnabrück. Dem Kind wird beigebracht, mit drei recht einfachen Fragen zu klären, ob in einer Situation eine (sexuelle) Gefahr für es besteht:
1. Gibt mir das ein gutes Gefühl?
2. Weiß jemand, wo ich bin?
3. Kann ich Hilfe holen?

Üblicherweise werden vor den Kindern verschiedene Situationen theaterpädagogisch angespielt, das Spiel wird unterbrochen und die zuschauenden Kinder gefragt, ob alle drei Fragen mit Ja beantwortet werden können, ob also das

Kind im Theaterstück in der Situation mitgehen oder besser weggehen solle. Diese oder ähnliche Situationen können im Einzelsetting auch mit dem Spielgespräch durchgeführt werden.

Ida ist zu vertrauensselig

VORGESPRÄCH/VORGESCHICHTE Idas Eltern waren sehr besorgt, weil Ida sehr vertrauensselig war und »mit jedem mitgehen würde«. Die Eltern hatten große Angst, dass ihre Tochter Opfer von sexueller Gewalt werden könne. Die achtjährige Ida hatte das Anliegen ihrer Eltern durchaus verstanden und bereits mehrfach mit ihren Eltern über die Gefahr gesprochen. Dies hatte die Eltern jedoch überhaupt nicht beruhigt. Tatsächlich hatten sie besondere Angst, dass ein Fremder Ida mitnehmen könnte.

Nach einigen Gesprächen mit den Eltern kam Ida mit ihrer Mutter, der Vater war auf Dienstreise, zum Termin in der Beratungsstelle. Das Anliegen war, zu prüfen, ob sie die Gefahr in ungewohnten Situationen gut einschätzen könne und ob sie wisse, wie sie sich bei Gefahr schützen könne. Zunächst besprachen Idas Mutter und ich mit Ida das Anliegen und erläuterten die oben genannten drei Fragen, die sie gut verstand.

THEATERPÄDAGOGISCHE SZENE Nun bitte ich Ida, eine Figur für sich auszuwählen. Auf dem Tisch zwischen uns baue ich eine Szene auf mit einem MANN, der IDA auf dem Spielplatz trifft, den ich mit einigen Gegenständen und Tape angedeutet habe. Der MANN verwickelt IDA in ein schönes Gespräch über Haustiere. Der MANN hat einen HUND dabei, den IDA streicheln darf. Ob sie gemeinsam mit dem Hund spazieren gehen wolle. Ida, die ja weiß, warum sie heute bei mir ist, sagt sofort: »Das würde ich nie machen.« Natürlich ist das im Prinzip die »richtige« Antwort. Ich möchte aber prüfen, ob Ida die Gründe verstanden hat. So nehme ich BJÖRN aus der Tasche, stelle ihn neben IDA und lasse ihn fragen: »Wenn du mitgehst, gibt dir das ein schönes Gefühl?« Ida zögert kurz und meint dann: »Ja, das schon.« BJÖRN fragt weiter: »Weiß dann jemand, wo du bist?« »Nee«, gibt IDA zu. »Wem könntest du Bescheid geben, wenn du doch mitgehen wolltest?« Und, um Ida ein wenig herauszufordern: »Was soll denn schon passieren?« IDA meint: »Ich könnte nach Hause laufen und Mama Bescheid sagen.« Idas Mutter schaltet sich ein: »Und wenn der Mann dann hinter dir herläuft?« »Dann«, Ida hält tatsächlich ihre Figur in der Hand und antwortet mit dieser, »laufe ich entweder schneller, oder ich muss jemanden auf dem Spielplatz um Hilfe bitten.«

Obwohl diese Antworten davon zeugen, dass Ida eine gute Vorstellung von Gefahren hat, stellt BJÖRN auch die dritte Frage: »Kannst du Hilfe holen, wenn du mitgehst?« »Vielleicht«, zögert IDA, »wenn jemand in der Nähe ist.« Wir machen eine kurze Pause mit den Figuren und sprechen darüber, dass Ida zwei Fragen nicht mit Ja beantworten konnte und deswegen nicht mitgehen durfte.

THEATERPÄDAGOGISCHE SZENE In der nächsten Szene bittet eine FREUNDIN IDA, mit in den Wald zu einer Höhle zu kommen. BJÖRN kommt hinzu und bittet IDA, die drei Fragen zu beantworten, ohne dass er sie selbst stellt. Die Antworten fallen ähnlich aus wie in der ersten Szene.

Nun wird Ida gebeten, eine sichere Szene nachzuspielen, in der sie alle drei Fragen mit Ja beantworten kann. Dies gelingt ihr problemlos: Sie zeigt eine Verabredung nach der Schule bei einer Freundin, über die die Eltern Bescheid wissen.

Eine vierte Szene wird wieder von mir (im Sinne einer Stammgeschichte; s. Kapitel 3.8) vorgegeben: IDA hat auf dem Spielplatz einen Bekannten aus einer anderen Klasse getroffen. Sie ist vom Spielplatz mit ihm nach Hause gegangen – unter Missachtung der Frage zwei. Jetzt ist sie bei ihm zu Hause, der JUNGE will »Verprügeln im Dunkeln« spielen. IDA findet die Idee toll und hat zugestimmt – diesmal unter Missachtung der dritten Frage. Bei dem Spiel aber tut er ihr dann tatsächlich weh und sie will aufhören, der JUNGE aber will weiterspielen. An dieser Stelle beende ich das Vorspielen der Szene und lasse BJÖRN IDA fragen, was sie nun tun könne? IDA ruft laut um Hilfe, läuft zur Tür, um sie zu öffnen, damit es zumindest nicht mehr dunkel ist und sie sagt dem JUNGEN deutlich, dass sie jetzt nach Hause gehen möchte. Auch die Mutter wird nach Ideen gefragt, was IDA in dieser Situation noch machen könnte. Auch sie hat ein paar Ideen. Wir spielen die verschiedenen Möglichkeiten durch, sich in dieser Situation Hilfe zu holen.

ABSCHLUSS Nach diesen Spielsequenzen lobte zunächst BJÖRN IDA, wie toll sie mitgemacht habe. Hiernach sprach ich mit Ida. Sie sagte, ihr würden die drei Fragen helfen, weil sie jetzt wisse, wie wichtig das wäre, wirklich jede Frage mit Ja beantworten zu können – und wie blöd es sich anfühle, wenn sie in eine Situation gerate, in der sie dies nicht könne. Mir war noch wichtig, ihr zu sagen, dass solche Situationen nicht immer zu verhindern seien, weil dies auch in Situationen geschehen könne, in denen man sich sicher fühle – und man könne auch nicht durchs Leben gehen und immer befürchten, dass Gefahr komme. Dem stimmte auch die Mutter zu.

REFLEXION In der nächsten Sitzung mit beiden Eltern beschrieb die Mutter, dass Ida noch einige Male von den Situationen gesprochen habe, die sie mit dem Spielgespräch durchgegangen sei. Die Mutter sei sich inzwischen sicher, dass Ida verstanden habe, wie man sich schützen könne. Sie würde dies sicher nicht immer umsetzen, aber das Maß sei nun passend. Ihr Mann erläuterte, dass die Sitzung mit Ida bei seiner Frau viel verändert habe, gerade weil sie verstanden habe, dass Ida wisse, wie Schutz gehe. Beide Eltern hätten viel darüber gesprochen, an welchen Stellen sie bereit seien, ein Risiko einzugehen und an welchen nicht.

Sicherlich hätte man mit Ida auch einfach über die drei Fragen und verschiedene Situationen sprechen können, ohne sie mit dem Spielgespräch sicht- und spürbar zu gestalten. Meist ist das Spielgespräch kein Wundermittel, das ansonsten Unmögliches plötzlich möglich macht, sondern eher eine Methode, Situationen zu verdeutlichen, zu dramatisieren, zu veranschaulichen. Für Ida war das Spielgespräch hilfreich, weil es Spaß machte. Das ansonsten eher abstrakte und unangenehme Thema wurde so angenehmer zu bearbeiten. Zudem war es förderlich, dass ihre Mutter sehen konnte, welche Fähigkeiten Ida besaß, gefährliche Situationen zu erkennen – und dass Ida wusste, wie sie sich verhalten sollte. Glücklicherweise gelang es der Mutter, ihre Sorgen, die dennoch blieben, in den Griff zu bekommen und Ida nicht das Gefühl zu geben, sie sei in ständiger Gefahr.

5.2.2 Aufdeckung bzw. Klärung einer vermuteten Kindeswohlgefährdung

Inzwischen sind sich Fachleute einig, dass man eine begangene Kindeswohlgefährdung mit keiner Methode sicher aufdecken kann. Dies liegt z. B. daran, dass Kinder

- sich unter anderem im Sinne einer traumatischen Verarbeitung nicht korrekt erinnern,
- Angst vor einer möglichen Reaktion haben, wenn sie die Gefährdung offenlegen – z. B. Strafen durch die Eltern, eine unerwünschte Reaktion der Jugendhilfe, wie z. B. eine Fremdunterbringung,
- nicht die Verantwortung für den weiteren Verlauf übernehmen wollen.

Es wird deutlich, dass diese Ängste unabhängig von der Methode des Erzählens bestehen. Alle diese Verzerrungen, Verheimlichungen, Auslassungen, Falschaussagen, bewusstes Lügen etc. sind auch mit dem Spielgespräch möglich. Sie sind eventuell auch Ausdruck eines berechtigten Interesses des Kindes, der Befragung nicht zuzustimmen bzw. ein guter Selbstschutz des Kindes. Trotzdem ist es sinnvoll, das Spielgespräch gerade in diesem Bereich einzusetzen.

Vorbemerkungen

Wenn mit Kindern ein Gespräch über eine mögliche oder tatsächliche Kindeswohlgefährdung geführt werden muss, sollten einige Punkte beachtet werden:

Kinder erzählen nicht ohne Grund von Gefährdungen. Das heißt nicht, dass sie immer die Wahrheit sagen – es gibt aber mit Sicherheit einen Grund, besorgt zu sein. Insofern sind Äußerungen dieser Art als Zeichen einer Sorge, einer Gefahr oder Ähnlichem durchaus *ernst zu nehmen,* auch wenn sie nicht zwingend wörtlich zu nehmen sind.

Natürlich sollte man versuchen, in dem Gespräch *Ruhe zu bewahren.* So selbstverständlich wie dies klingt, ist es leider nicht, z. B. wenn ein Kind Andeutungen macht, dass es sexuelle Gewalt erlebt hat. Jedoch ist es gerade bei solchen Äußerungen wichtig, dass das Kind das Gefühl behält, sein Gegenüber sei dem Bericht und dem Erlebten gewachsen. Das bedeutet keineswegs, dass man seine Emotionen verstecken sollte. Wut, Ärger, Angst, etwas falsch zu machen etc. sind durchaus angemessene Regungen, sollten jedoch das Gespräch nicht dominieren oder den Erwachsenen aus der Fassung bringen. Wenn sie es doch tun – oder auch, wenn das Kind von seinen Gefühlen übermannt wird – kann es sinnvoll sein, das Gespräch zu unterbrechen, also über etwas anderes zu sprechen oder erst am nächsten Tag zu dem Thema zurückzukehren. Jedoch bleibt es unerlässlich (und eine moralische und gesetzliche Verpflichtung), auf Äußerungen dieser Art zu reagieren. Es ist ein Kunstfehler, wenn Kinder eine derartige Äußerung tätigen und dann tagelang keine Reaktion erfahren. Die implizite Botschaft an das Kind wäre: Was du erzählt hast, möchte keiner wissen, damit beschäftigt sich niemand.

Weiter ist es wichtig, dem Kind *genügend Zeit* für den eigenständigen Erinnerungsabruf zu lassen. Aktives Zuhören (Rogers, 1959 oder vertiefend Steil, Summerfield u. DeMare, 1986) und Aushalten von Pausen sind gefragt.

Es ist essenziell, mit dem Kind im Gespräch zu bleiben, auch wenn die Arbeit aus Erwachsenensicht sehr gut läuft. So kann es z. B. sein, dass eine Aufdeckung das Kind schützt, aber gleichzeitig unangenehme Folgen für das Kind hat, z. B. die Trennung von einer gefährdenden Person, die es nicht wünschte. In so einer Situation ist es wichtig, mit dem Kind darüber zu sprechen, damit es nicht für sich den Schluss zieht, besser nicht mehr zu sprechen, um noch mehr Unangenehmes zu vermeiden.

Ich empfehle, bei Kindern ab ca. fünf Jahren – bei manchen ist dies zu früh, manchmal geht es auch bereits früher – die *Frage der Vertraulichkeit zu klären.* Wem muss die Therapeutin welche Inhalte vermitteln, welche Inhalte darf sie für sich behalten? Wobei darf das Kind dies entscheiden?

Es sollten *keine falschen Versprechungen* gemacht werden. Zu hören sind z. B. das Versprechen, dafür zu sorgen, dass »das«, also die Gefährdung, aufhört. Günstiger ist es, den Hilfeversuch zu versprechen. Weiter wird oft fälschlich versprochen, das Gesagte für sich zu behalten. Ich halte es für günstiger, dem Kind den Umgang mit Informationen zu erklären. So kann z. B. erläutert werden, dass man bei einer möglichen Gefährdung mit Kolleg:innen, eventuell auch mit den Eltern oder dem Jugendamt sprechen müsse. Wenn das Kind dann eine mögliche Gefährdung erst Wochen später erzählt, ist dies zwar unglücklich; noch ungünstiger aber kann es sein, wenn es dies nach dem Versprechen der Verschwiegenheit täte, das dann gebrochen wird. Die Erfahrung des Kindes könnte ein Vertrauensbruch sein, sodass die zukünftige Kooperation geschmälert wäre. Zudem wäre es wahrscheinlich, dass das Kind die Aussage zurücknimmt, sodass mehr Schaden als Nutzen angerichtet würde.

Wenn man zu einer Gefährdung eine *eigene Wertung* nennen möchte, kann das durchaus hilfreich sein. Die Wertung sollte sich auf die Handlung beziehen, nicht auf die Person: »Das, was dir passiert ist, war nicht gut«, statt: »Die Mama ist böse, wenn sie so etwas tut.«

Nicht zuletzt fühlen sich Kinder häufig verantwortlich für die Gefährdung. Sie denken z. B., wenn sie sich besser benommen hätten, wären sie nicht geschlagen worden; wenn sie sich nicht so »sexy« gekleidet hätten, wären sie nicht missbraucht worden oder Ähnliches. Obwohl es sein kann, dass der Erwachsene tatsächlich keine Gewalt ausgeübt hätte, wenn das Kind sich anders verhalten hätte, *liegt die Verantwortung für die Gefährdung zweifellos bei den Erwachsenen.* Unabhängig vom Verhalten des Kindes war es eine Entscheidung der erwachsenen Person, wie sie sich verhält. Es hilft, dies dem Kind zu erklären mit dem Zusatz: »Du bist nicht verantwortlich!«

Vorgehen im Zeigegespräch

Insbesondere in der Jugendhilfe, z. B. zur Klärung einer Gefährdung etc., jedoch auch im Familiengericht oder dem Gesundheitswesen, kann es wichtig sein, den Hergang einer möglichen Kindeswohlgefährdung zu erfassen. Dazu bietet sich das Zeigegespräch auch bei älteren Kindern an, da es das »objektive« Berichten enorm erleichtert. Zum anderen ist eine Befragung unabhängiger von der Untersucherin: Es ist mit dem Zeigegespräch einfacher, nicht suggestiv zu befragen (s. Kapitel 6.4).

Das Zeigegespräch ist gegen den Willen des Kindes nicht sinnvoll. Zudem ist das explizite und emotionale Einverständnis der Eltern enorm von Vorteil. Selbstverständlich ist die Chance, eine »wahre« Geschichte gezeigt zu bekommen, durch dieses Einverständnis sehr viel höher. Wenn das Einverständnis der Eltern für einen »wahren« kindlichen Bericht nicht eingeholt werden kann oder nicht »echt« wirkt, ist das zwar nicht optimal, eine Befragung des Kindes aber manchmal trotzdem unumgänglich.

Ich erläutere dem Kind gern, in welchem Zusammenhang ich mit ihm spreche. Dafür hole ich einige Figuren auf die Bühne, z. B. eine Lehrerin, der das Kind etwas erzählt hat, eine Figur für die Mitarbeiterin des Jugendamts, die die Lehrerin hinzugezogen hat oder mich selbst als Björn mit der Funktion, die ich ausfülle. Gern frage ich auch das Kind selbst, was es glaubt, was meine Funktion ist.

Im Anschluss kann gefragt werden, was passieren würde, wenn das Kind eine gefährdende Situation schildern würde. Die Figuren auf der Bühne gehe ich einzeln durch und frage, wie diese das finden würden, was diese dann tun würden, welche Auswirkungen das wieder für das Kind haben könnte etc.

Die Konsequenzen eines kindlichen Berichts können mit dem Spielgespräch gezeigt werden. Ich erkläre und zeige z. B., dass ich dem Jugendamt von einer Gefährdung berichten muss. Ich halte dies für geboten ab einem Alter, in dem das Kind das zu verstehen in der Lage ist – häufig ist das bereits mit vier Jahren der Fall.

Wenn das Kind Angst vor den elterlichen Reaktionen hat, erläutere ich, dass das Ziel der Befragung ist, herauszufinden, was passiert ist, um dann zu überlegen, welche Hilfe das Kind oder die Eltern benötigen. Meist wünschen Kinder nichts anderes, als dass die Gefährdungen sich nicht wiederholen. Selbst wenn sie sich selbst die Schuld geben, wünschen sie sich, dass die Eltern anders reagieren. Viele Kinder wissen auch, dass ihre Eltern nicht böse sind, sondern sich nicht anders zu helfen wissen. Dies gilt sowohl bei körperlicher und psychischer Gewalt als auch bei Vernachlässigung und sexueller Gewalt.

Zur Veranschaulichung eines Aufklärungsgesprächs soll auf das Beispiel Maya (s. Kapitel 6.4.3) hingewiesen werden.

Standardisiertes Interviewprotokoll

Vom National Institute for Child Health and Human Development (NICHD) der USA wurde ein standardisiertes Interviewprotokoll als explizite Anleitung zu solchen Gesprächen in der Medizin, der Jugendhilfe und dem Gericht entworfen. Seit 2018 liegt eine revidierte deutsche Adaption vor (Noeker u. Franke, 2018), die fast sämtliche der hier beschriebenen Vorgehensweisen berücksichtigt. Den Entwickler:innen ging es insbesondere darum, die Verfälschungs- und Suggestionsrisiken zu minimieren. Das Interviewprotokoll sollte Validität und Umfang der gewonnenen Ergebnisse verbessern.

Das NICHD empfiehlt zu Beginn, die Gesprächsregeln – ähnlich den hier vorgestellten – zu erläutern, den Gesprächsfokus auf die gefährdungskritischen

Episoden zu legen. Wir sprechen beim Spielgespräch davon, den Fokus gut auszuwählen. Zum Beispiel die letzte vorgefallene Episode wegen der Frische der Erinnerung, eine besonders typische Situation, oder die schlimmste Episode, wenn das Kind dem Bericht gewachsen ist. Die Interviewer müssen in der Methode, hinsichtlich kindlicher Entwicklungspsychologie und in allgemeiner nicht-suggestiver Gesprächsführung ausgebildet sein. Sie müssen ihre eigenen Impulse und impliziten Vorannahmen reflektieren und eine aussagepsychologische Einordnung der Antworten des Kindes vornehmen können. Sie sollen die Aussagen des Kindes paraphrasieren und Fürsorge und Interesse am Kind vermitteln. Es sollen inhaltsunabhängige Ermutigungen gegeben werden, wie z. B. Verstärken der Gesprächsbereitschaft, Signalisieren von Wertschätzung, Anerkennen auftretender Emotionen etc.

Das standardisierte Interviewprotokoll des NICHD ist *das am sorgfältigsten evaluierte Instrument* zur Interviewführung bei Gefährdungen von Kindern. Untersuchungen der Forschergruppe um Hershkowitz, Lamb, Ahern, Blasbalg u. Karni-Visel (2017; s. auch Benia, Hauck-Filho, Dillenburg u. Milnitsky-Stein, 2015) weisen fast ausschließlich positive Befunde vor für Situationen, in denen die Beweisführung das zentrale Anliegen ist, also z. B. in forensischen Kontexten, in medizinischen Diagnostik-Kontexten oder auch eventuell bei Klärungsaufträgen der Jugendhilfe. In anderen Kontexten ist die Beziehungspflege jedoch bedeutsamer als die unbedingte »Wahrheitsfindung«. So kann es z. B. als äußerst störend empfunden werden, wenn die Erzieherin im Kindergarten ein solches Protokoll zur Befragung des Kindes verwendet. Auch eine Therapeutin, deren Aufgabe in der Linderung oder Heilung psychischer Probleme liegt, wird vermutlich das Interviewprotokoll nicht verwenden.

Die verschiedenen Gedanken zur Klärung einer eventuellen Gefährdung sind in Kasten 8 zusammengefasst:

Kasten 8: Klärung einer möglichen Gefährdung mit einem Kind

Mit keiner Methode sicher möglich, z. B. weil Kinder

- sich nicht korrekt erinnern,
- Angst vor möglichen Reaktionen – z. B. Strafen durch die Eltern, eine unerwünschte Reaktion der Jugendhilfe etc.
- keine Verantwortung für den weiteren Verlauf übernehmen wollen
- explizites und emotionales Einverständnis der Eltern ist enorm von Vorteil

Vorbemerkungen

- Kinder erzählen nicht ohne Grund von Gefährdungen
- jede Aussage ernst aber nicht zwingend wörtlich nehmen
- Ruhe bewahren
- unbedingt nachfragen, eventuell auch noch ein paar Tage später
- genügend Zeit für den eigenständigen Erinnerungsabruf lassen
- Vertraulichkeit klären: Wem muss die Therapeutin welche Inhalte vermitteln, welche Inhalte darf sie für sich behalten? Bei welchen Inhalten darf das Kind dies entscheiden?
- keine falschen Versprechungen, z. B. über Geheimhaltung oder Beenden der Gefährdung
- Wertungen nur zu den Handlungen, nicht zu den handelnden Personen
- die Vermittlung, dass die Verantwortung für die *Gefährdung bei den Erwachsenen liegt*

Standardisiertes Interviewprotokoll[26]

- Ziele: Verfälschungs- und Suggestionsrisiken minimieren; Validität und Umfang der gewonnenen Ergebnisse verbessern
- zu Beginn die Gesprächsregeln erläutern
- der Gesprächsfokus wird auf die gefährdungskritischen Episoden gelegt, z. B. die letzte vorgefallene Episode wegen der Frische der Erinnerung, eine besonders typische Situation, oder die schlimmste Episode, wenn das Kind dem Bericht gewachsen ist
- eigene Impulse und implizite Vorannahmen reflektieren
- aussagepsychologische Einordnung der Antworten des Kindes vornehmen
- Aussagen des Kindes paraphrasieren
- Fürsorge und Interesse am Kind vermitteln
- inhaltsunabhängige Ermutigungen, z. B. Verstärken der Gesprächsbereitschaft, Signalisieren von Wertschätzung, Anerkennen auftretender Emotionen etc.

In vielen Kontexten ist die Beziehungspflege jedoch bedeutsamer als die unbedingte »Wahrheitsfindung«. So kann es z. B. als äußerst störend empfunden werden, wenn die Erzieherin im Kindergarten ein solches Protokoll zur Befragung des Kindes verwendet.

---

26 National Institute for Child Health and Human Development (NICHD) der USA; revidierte deutsche Adaption (Noeker u. Franke, 2018)

Vorgehen im Zeigegespräch (s. Kapitel 6.4.3, Maya)

- das Zeigegespräch erleichtert auch bei älteren Kindern das »objektive« Berichten
- dem Kind den Gesprächsgrund erläutern, z. B. Figuren für die Vorgeschichte auf die Bühne holen (deine LEHRERIN hat BJÖRN erzählt ...) oder auch erfragen
- Ziel des Gesprächs: erfahren was geschehen ist, um dann zu überlegen, was Kind und Eltern benötigen
- was würde passieren, wenn du eine gefährdende Situation erzählen würdest? (Mit Figuren für Eltern, Schule, Jugendamt – was würden die dann tun? Wie fändest du das?)
- eventuell Folgen eines Berichts auch zeigen

5.2.3 Verarbeitung der Situation

Wenn Sicherheit hergestellt werden konnte, ist manchmal keine weitere Hilfe notwendig. Auch nach Sicherstellung kann eine Traumatherapie sinnvoll sein (s. Kapitel 5.4). In fast allen Fällen ist es hilfreich, den zukünftigen familiären Zusammenhalt zu stärken. Es kann sein, dass die Sicherheit vor einem misshandelnden oder missbrauchenden Elternteil nur durch eine Trennung zu erwirken ist. Dann ist der Zusammenhalt der Restfamilie dennoch ausgesprochen wichtig, nicht nur, um zukünftige Gefährdungen zu minimieren, sondern auch, um das durch die Gefährdung erschütterte Vertrauen und die gestörte Beziehung zwischen Kind und Eltern(teil) wieder so weit zu stärken, dass eine gute Entwicklung des Kindes sichergestellt werden kann.

Kindeswohlgefährdungen geschehen meist nicht mit der Absicht, dem Kind zu schaden.[27] Weit häufiger sind Überforderungssituationen oder Unwissenheit die Ursache. Gerade daher ist die Förderung des Zusammenhalts sinnvoll.

---

27 In mehreren Studien wurde festgestellt, dass Vernachlässigung die häufigste Form der Gefährdung ist (z. B. Münder, Mutke u. Schone, 2000; Statistiken der Kinder- und Jugendhilfe, 2017); diese geschieht fast ausschließlich unbeabsichtigt. Auch körperliche und psychische Gewalt (je ca. 15–20 Prozent der Gefährdungen; Statistiken der Kinder- und Jugendhilfe, 2017) geschehen häufig nicht mit der Absicht zu schädigen. Gerade bei körperlicher Gewalt allerdings hat sich stärker durchgesetzt, dass Eltern diese selbst nicht gutheißen (z. B. Ziegler, 2013), sich also der Schädigung durchaus bewusst sind. Sexuelle Gewalt betrifft ca. 4 Prozent der Gefährdungen (z. B. Statistisches Bundesamt, 2021) – und es dürften wohl die meisten Gefährdenden wissen, dass dieses Verhalten den Kindern schadet.

Arianes Mutter hat sie geschlagen

VORGESPRÄCH/VORGESCHICHTE Die siebenjährige Ariane war aufgrund von Vermutungen, sie könne vom Stiefvater misshandelt worden sein, zum leiblichen Vater gezogen. Das Jugendamt hatte der Mutter den Kontakt zunächst untersagt, weil sie dem Umzug zum Vater nicht zugestimmt hatte und trotz Beschluss, das Kind vorzeitig von der Schule abgeholt und zu sich mitgenommen hatte. Beim Vater hatte das Kind weitere Äußerungen über Misshandlungen durch die Mutter getätigt.

Ariane wollte zurück zu ihrer Mutter, weil sie mit ihrem sorgeberechtigten Vater vorher wenig Zeit verbracht hatte. Er war ihr relativ fremd. Der Vater selbst beschrieb ebenfalls, von seiner Tochter entfremdet zu sein. Er habe sie selten gesehen. Jetzt würden sie sich näherkommen, was er sehr begrüße, jedoch sei er der Überzeugung, das Mädchen solle bei seiner Mutter leben. Ariane und ihr Vater waren jedoch der Meinung, dass diese sich von ihrem gewalttätigen Lebensgefährten trennen müsse. Das Jugendamt wünschte eine Unterstützung unsererseits für das Kind.

ZEIGEGESPRÄCH Ariane zeigt zwei Situationen, in denen sie von der Mutter geschlagen worden ist. Es handelte sich dabei um eine Ohrfeige, nachdem Ariane versehentlich Müll nicht in, sondern neben den Mülleimer geworfen hatte. Sie zeigt, dass ihre Mutter sich kurz nach der Ohrfeige bei ihr entschuldigt.

Während der anderen Situation sind MUTTER und STIEFVATER anwesend. Ariane zeigt nicht, sondern berichtet, dass der Stiefvater Ariane mehrere Schläge mit einem Stock auf den Po gibt, nachdem sie ihn mit »Du bist doof!« beschimpft hat. ARIANE geht daraufhin zur MUTTER, um ihr dies zu berichten. Die MUTTER schreit sie an und schubst sie weg. ARIANE fällt hin und »knallt« mit dem Po auf den Boden, das habe sehr wehgetan.

ZWISCHENREFLEXION Aus den Informationen des Jugendamts ging hervor, dass die Mutter jegliche Gewalt gegen Ariane leugnete. Sowohl die durch ihren Partner als auch die durch sie selbst. Als ich Ariane sagte, die Mama habe gesagt, sie hätte Ariane noch nie wehgetan, war sie überrascht und meinte: »Dann lügt die Mama.« Ich bat Ariane, ihrer Mutter Fotos von den gezeigten Situationen zeigen zu dürfen. Dem stimmte sie zu.

In der Zwischenzeit war es zu einem Polizeieinsatz gekommen, bei dem der Stiefvater der mütterlichen Wohnung verwiesen wurde, weil er der Mutter gegenüber gewalttätig geworden war. Die Nachbarn hatten die Polizei gerufen. Arianes Mutter hatte sich – zumindest zurzeit – von ihm getrennt. Als ich sie anrief und zu einem Termin einlud, war sie sofort bereit zu kommen.

Ich erklärte ihr, dass Ariane zu ihr zurückkommen wolle. Auch der leibliche Vater stimme dem zu. Von Jugendamtsseite müsse aber Arianes Sicherheit gewährleistet sein. Dabei gehe es um Sicherheit vor Gewalt durch den Stiefvater und sie selbst. Ich wäre davon überzeugt, dass sie keine Gewalt anwenden wolle, und ich wolle ihr dabei helfen, ihre Tochter zurückzubekommen bzw. dafür die Voraussetzungen zu schaffen.

Den Eltern zeigen Ich zeige der Mutter die Fotos von Arianes Zeigegespräch, zunächst von der Situation mit dem Mülleimer. Die Mutter hört mir aufmerksam zu, sieht zu, wie ich die Figuren bewege, hört, dass ihre Tochter das Einverständnis gegeben hat der Mutter das Foto zu zeigen. Ich zitiere Ariane mit: »Dann lügt die Mama«, und ergänze: »Ich glaube, dass Sie Ihre Tochter lieben. Das Beste, was Sie für sie tun können, ist die Wahrheit zu sagen. Ihre Tochter braucht das.« Ich bin sicher, dass das Zeigen von Arianes Bericht mit den Figuren und dem Foto ihre Mutter von der Authentizität des Berichts überzeugten.

Arianes Mutter schluckt und gibt zu, dass diese Situation so abgelaufen ist, wie Ariane gesagt hat. Ich würdige ihren Mut und verspreche, Ariane das zu erzählen. Jetzt bestehe die Chance, die Situation zu verändern.

Das Vorgehen für die Situation, als Arianes Mutter sie schubst, ist ähnlich. Jedoch gibt die Mutter hier sofort zu, dass es diese Situation gegeben hat. Tatsächlich sei sie nicht dabei gewesen, als der Stiefvater Ariane geschlagen hat, aber inzwischen würde sie glauben, dass es so gewesen ist.

Zwischenreflexion Nach einigen Gesprächen mit Vater und Jugendamt sowie Ariane, die sich sehr freute, dass ihre Mutter »nicht mehr lügt«, wie sie sagte, kam es zu einem gemeinsamen Termin mit Mutter und Ariane.

Es wurde besprochen, dass Ariane zurück zu ihrer Mutter kommen wolle. Beide waren sich einig, dass es nicht mehr zu Ohrfeigen und Schubsen kommen dürfe. Die Zeit drängte, weil alle Beteiligten wollten, dass Ariane zu ihrer Mutter zog. Gleichzeitig schien die Sicherheit noch nicht wiederhergestellt.

Den Eltern zeigen Daher zeigt Ariane in einer Sitzung im Beisein ihrer Mutter noch einmal die Situation mit dem Mülleimer. Ihre Mutter stimmt zu, dass die Situation so abgelaufen ist. Allein dies tut Ariane sichtlich gut. Auch die spätere Entschuldigung wird gezeigt. Ich kommentiere, dass dies ein guter Anfang sei, es aber darum gehe, wie solche Situationen zukünftig zu verhindern seien.

Wir gehen zurück in die Szene. Ariane meint, sie wolle zukünftig den Müll nicht mehr von weiter weg in die Tonne werfen, dann werde Mama auch nicht so wütend. Bei dieser durchaus vernünftigen Lösung liegt die Verantwortung für die Sicherheit zu stark beim Kind. Dies sieht auch ihre Mutter so. Sie zeigt ohne weitere Anleitung meinerseits die Situation erneut, als der Müll neben den Mülleimer fällt. Die Mutter bittet Ariane, den Müll aufzuheben, was Ariane dann tut … Die Unterschiede zwischen dem jetzigen Spiel und der tatsächlichen Situation sind offensichtlich: Statt zu schimpfen, zu schreien und später zu schlagen, bittet die Mutter ihre Tochter ruhig, den Müll in den Eimer zu werfen.

Auch die andere Szene, in der Ariane vom Stiefvater geschlagen worden ist, zeigt Ariane. Als die Mutter meint, sie sei nicht dabei gewesen, zögert Ariane, räumt aber schließlich ein, das könne so gewesen sein. Als die Mutter anschließend einräumt, sie habe Ariane weggeschubst und sich dafür entschuldigt, sind beide sehr bewegt.

Abschluss Ich lobte die beiden für die starke Veränderung und Verbesserung der Situation, fragte aber nach, was genau die Mutter brauche, um dies im Alltag hinzubekommen. Zunächst meinte sie, die Trennung von ihrem Lebensgefährten genüge für die Veränderung. In Gesprächen ohne ihre Tochter vertiefte ich diese Thematik und hörte auch viele weitere Gründe und einige Dinge, die sie zu verändern bereit war, um ihre Geduld zu steigern und um bei Fehlverhalten ihrer Tochter ruhig zu bleiben, selbst wenn dies sie provozieren sollte. So schlug sie z. B. vor, im Falle einer Krise, eine »Pause« einzuführen. Sie selbst wollte, wenn ihre Stimme lauter werden sollte, den Raum verlassen und eine rauchen, bevor sie die Situation mit ihrer Tochter kläre.

Weil es akut keine Gefahr gab, kam Ariane zurück zu ihrer Mutter, allerdings mit der »Auflage«, dass beide weiter zu mir kommen sollten. Dieser Auflage stimmten sie gern zu.

Arianes Vater wurde als Ressource weiter bestärkt. Ariane hatte ihn als Schutzfaktor kennengelernt. Die beiden hatten viel mehr und regelmäßiger Kontakt als vor der Krise. Anders als früher gelang es den leiblichen Eltern, Absprachen miteinander zu treffen und sich über Arianes Entwicklung zu verständigen. Arianes Mutter stimmte zu, dass Ariane, wenn es noch einmal »krachen« sollte, ihren Vater anrufen dürfe und auch zu ihm gehen könne.

5.3 Umgang mit Trauer und Lebenskrisen[28]

Auch nach Schicksalsschlägen kann das Spielgespräch in verschiedenen Situationen sinnvoll eingesetzt werden. Spätestens seit Kübler-Ross (1999 – Erstausgabe 1969) wird versucht, den komplexen, individuellen Trauer- oder Verarbeitungsprozess ein wenig zu ordnen. Neuere Ansätze (z. B. Worden, 2017) sprechen nicht mehr von Phasen, sondern von *Aufgaben der Verarbeitung*. Damit soll betont werden, dass der Prozess nicht in einer bestimmten Reihenfolge abläuft und eine andere Reihenfolge »falsch« wäre. Da das Spielgespräch für alle diese Aufgaben wertvoll sein kann, sollen sie kurz dargestellt werden:

Gerade zu Beginn kann es schwerfallen, die *Realität des Verlustes zu akzeptieren:* Das Spielgespräch kann helfen, den Verlust sichtbar zu machen und damit die Verleugnung zu verhindern.

Emotionale Aspekte des Verlustes erfahren: Mit den Gefühlsfiguren können verschiedenste Emotionen wie Trauer, Wut etc. dargestellt und Veränderungen ausprobiert werden – bei verschiedenen Beteiligten. Auch das Hadern mit dem Schicksal oder mögliche Wunschvorstellungen können durchgespielt werden.

Anpassung an eine Umgebung, in der das/der/die Verlorene fehlt: Es kann zu vorübergehender Depression kommen. Im Spielgespräch ist es möglich, die neue Umgebung zu beschreiben, zu zeigen, sich Details zu wünschen, sie im Spiel auszuprobieren etc. So kann gesucht werden, was nötig ist, um nach vorne schauen zu können.

Emotionale Energie abziehen und in ein verändertes Leben investieren, das heißt, *Neues wagen:* Mit dem Spielgespräch kann das veränderte Leben spielerisch vorweggenommen oder in verschiedenen Varianten angeschaut werden.

Nadines Bruder erlitt einen Unfall

Zur Veranschaulichung soll ein Fallbeispiel dienen, in dem gezeigt wird, wie das Spielgespräch Angehörigen hilft, hier der kleinen Schwester eines Jungen, der einen Schicksalsschlag erlebt hat.

Vorgespräch/Vorgeschichte In die Erziehungsberatungsstelle kam die Familie der neunjährigen Nadine und des zwölfjährigen Bruders Florian, der vor knapp zwei Jahren einen Fahrradunfall erlitt, durch den er vom Becken an abwärts querschnittsgelähmt wurde und seitdem im Rollstuhl saß.

28 Dieses Kapitel ist mit freundlicher Genehmigung des Verlags stark gekürzt übernommen aus Reiners (2022b).

Bereits am Telefon erklärte die Mutter, dass sie sich viel um Florian kümmern müssten und Nadine manchmal etwas kurz komme. Sie streite viel mit ihrem Mann über die Erziehung. Darunter leide insbesondere Nadine. Im Familiengespräch wurde deutlich, dass sich alle wünschten, Nadine möge ihr »Leben genießen« und z. B. ihre vielen Freundinnen treffen.

Im Sinne obiger Aufgaben schien die Familie in der Phase der Anpassung angekommen zu sein, Nadine jedoch eher in der »Depression« festzustecken – und noch nichts Neues zu wagen.

Szenenauswahl Niemand verstand, warum Nadine das nicht mehr wollte. Als ich fragte, wie der letzte Besuch bei einer Freundin gewesen sei, stellte sich heraus, dass dieser über ein halbes Jahr her war. Die Eltern hatten oft gefragt, warum sie dort nicht mehr hinwollte, aber Nadine konnte es nicht erklären. Es sei nichts Schlimmes dort passiert. Nadine war einverstanden, im Beisein ihrer Eltern in der dritten Sitzung die Szene mit einem Spielgespräch zu beleuchten. Florian war verhindert.

Zeigegespräch Zunächst klebe ich mit etwas Tape und viel Unterstützung von Nadine und ihren Eltern den Grundriss der Wohnung der Familie auf. In einiger Entfernung klebt Nadine nun selbstständig das Zimmer der Freundin auf. Der Rest dieser Wohnung sei nicht wichtig. Sie will beginnen, bevor sie zu ihrer Freundin geht. So wählt sie vier Figuren für ihre Familie aus und eine für ihre Freundin Lisa, die sie einfach in deren Zimmer stellt. FLORIAN setzt sie in dessen Zimmer, er habe »gezockt«. Die ELTERN stellt sie ins Wohnzimmer. Sie hätten gestritten, worüber wisse sie nicht mehr, aber bestimmt über Florian, darüber würden sie meistens streiten. Bei diesen Worten guckt Nadine betroffen und etwas unsicher zu ihren Eltern, die ebenfalls betroffen wirken, sie aber ermutigen, weiter zu erzählen.

Ich frage sie, ob sie jetzt zu ihrer Freundin fahre. Dem stimmt sie zu. Sie nimmt sofort ihre Figur und setzt sie zu LISA ins Zimmer.

Gefühlsfiguren Ich bitte sie, noch einmal zurückzugehen und die Gefühlsfiguren zu Hilfe zu nehmen. Sie wählt die lachende Figur und stellt sie direkt neben ihre eigene. Sie freue sich auf Lisa. »Wie geht es ihr mit denen?«, frage ich und zeige zuerst auf NADINE und dann auf die ELTERN. Sie holt eine Gefühlsfigur mit einem gezackten Mund und stellt sie dicht neben ihre. Sie sei wütend und zerknirscht, weil die »immer« streiten. Außerdem seien sie immer unglücklich wegen Florian. Wie es denn FLORIAN gehe? Der scheine zufrieden mit seinem Spiel zu sein. Und den ELTERN? Sie setzt eine wütende und eine traurige Gefühlsfigur zu ihnen. Wie es ihnen damit gehe, dass Nadine zu ihrer Freundin gehe? Deswegen seien sie ja so traurig, weil sie jetzt mit Florian ganz allein zu Hause seien (s. Foto 17).

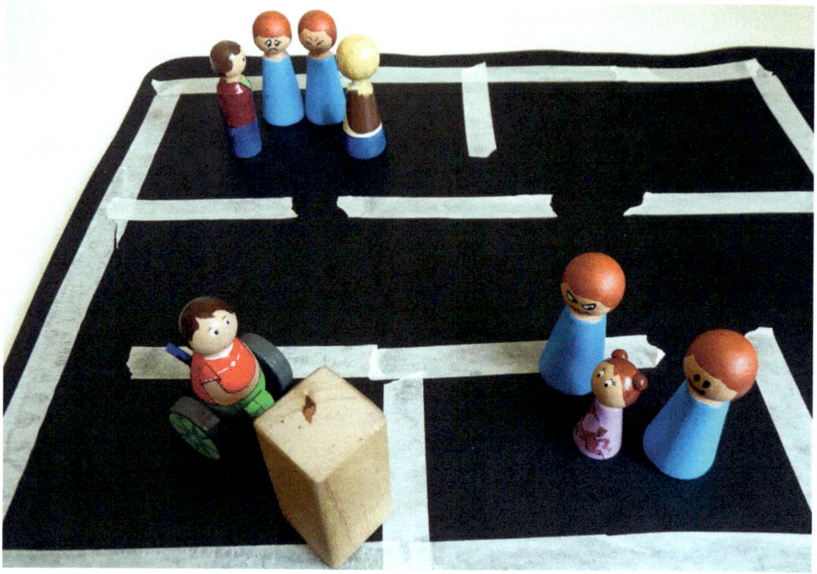

Foto 17: Situation zu Hause © Bernd Reiners

Nun bitte ich NADINE, langsam zu ihrer FREUNDIN zu gehen. Sie sei dort allein hingelaufen. Auf dem Weg dorthin habe sie sich viele Sorgen um zu Hause gemacht. Sie holt eine sorgenvoll schauende Gefühlsfigur in ihre Nähe. Als sie ihre Figur zu LISA schiebt, rückt die SORGE immer näher an ihre eigene Figur heran (s. Foto 18).

VERÄNDERUNGSARBEIT Während NADINE bei LISA ist, geht die SORGE nicht weg. Ich stelle sie ein wenig von ihr weg und frage, ob das besser sei. »Ja, viel«, kam die strahlende Antwort. Ohne Aufforderung nimmt sie die LACHENDE FIGUR und stellt sie direkt neben ihre eigene Figur.

Ich frage sie, was sie selbst, LISA oder sonst jemand tun könnte, damit die Sorgenfigur ein wenig von ihr wegrücke. Sie sieht die traurige Figur, die bei ihren ELTERN steht und sagt: »Die müssten weniger traurig sein!« Dabei treten ihr Tränen in die Augen.

ABSCHLUSS Mir scheint dies eine gute Idee für eine weitere Lösungssuche. Daher könnte das Spielgespräch an dieser Stelle beendet werden. Ich möchte aber nicht das traurige Bild am Ende stehen lassen und frage Nadine daher, ob sie vielleicht zeigen könne, was sie dann bei LISA machen würde, oder was sie vielleicht früher schon Tolles mit ihr gemacht habe. Sie strahlt und zeigt, wie sie im Garten auf dem Trampolin hüpfen, das sie vorher noch mit Tape dorthin klebt. Sie zeigt einen Salto, den LISA kann und wie sie

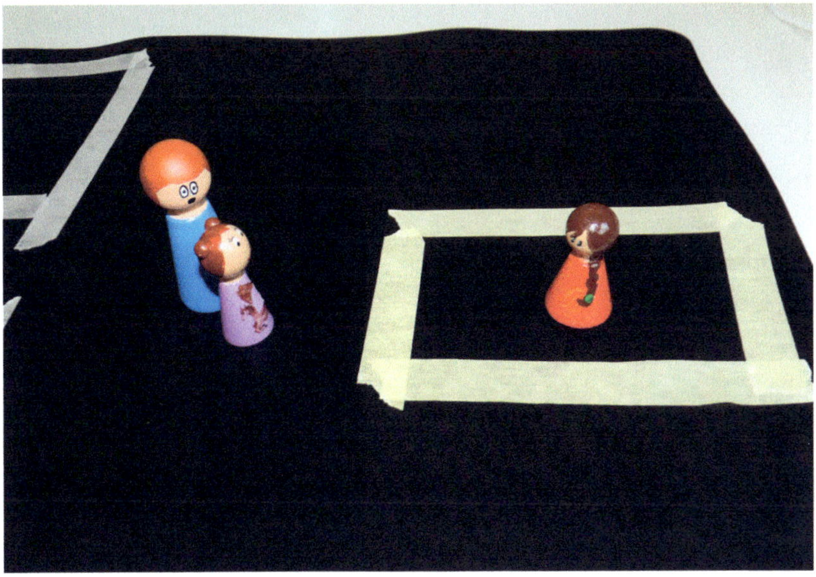

Foto 18: Auf dem Weg zu Lisa © Bernd Reiners

selbst diesen übt und immer auf den Rücken fällt. Auch die Eltern lachen über diese Situation.

REFLEXION Auf meine Nachfrage sagten die Eltern, dass sie sehr froh darüber waren, wie gut Nadine erzählen konnte. In der folgenden Sitzung erklärten die Eltern, dass sie zwar manchmal stritten – und tatsächlich oft über die Kinder – aber, dass sie eigentlich selten traurig seien wegen dem Unfall. Nadine benannte einige Beispiele, als die Eltern traurig gewesen waren. Diese waren entweder schon »lange her«, wie die Eltern betonten, falsch interpretiert oder konnten in der Erinnerung der Eltern nicht abgerufen werden. Es entstand ein wenig der »Doch, so war das«-Streit.

ZEIGEGESPRÄCH Schließlich bittet Nadines Mutter, die Figuren benutzen zu dürfen. Sie klebt den Grundriss der Wohnung auf, setzt die Figuren, wie Nadine sie gesetzt hat und beginnt, die elterlichen Figuren streiten zu lassen. Als sie NADINE zu LISA gehen lässt, vertragen sich die ELTERN schnell wieder und gehen anschließend anderen, alltäglichen Tätigkeiten nach. So sei das immer. Ihr Mann nickt. Er lächelt: »Glaubst du wirklich, wir würden dann die ganze Zeit traurig sein?« Nadine erwidert: »Aber manchmal muss ich euch trösten, sonst bleibt ihr traurig. Wegen Florian.« Alle drei erinnern solche Situationen aus der Zeit nach dem Unfall. Durch das jetzige Gespräch wird aber auch Nadine deutlich, dass diese Zeit vorbei ist.

Nachgedanken In der Folge besuchte sie zunächst Lisa und genoss nicht nur das Springen auf dem Trampolin. (Einen Salto kann sie leider immer noch nicht.) Später besuchte sie auch andere Freundinnen wieder und genoss auch dies. Die Familie war glücklich und froh, dieses Missverständnis aufgedeckt zu haben.

5.4 Traumatherapie

Wie Hiller und Hensel (2019, S. 7) richtig beschreiben, ist die Traumapsychotherapie »inzwischen im deutschsprachigen Raum im Mainstream der Psychotherapie angekommen«. Wie Brächter (2010) und Gammer (2007) treffend darstellen, ist das Spiel eine gute Möglichkeit, sich aktiv handelnd mit Erlebtem auseinanderzusetzen. Daher ist das Spielgespräch für die Auseinandersetzung mit Traumata sehr geeignet (Reiners, 2018).

In diesem Unterkapitel werden zunächst einige theoretische Gedanken aus der Traumatherapie behandelt. Hieran schließt sich das allgemeine Vorgehen einer Traumakonfrontation im Spielgespräch an. Ein Fallbeispiel rundet das Kapitel ab.

5.4.1 Was ist ein Trauma?

Nach der gängigen Definition von Fischer und Riedesser (1998/2018, S. 79) ist ein Trauma ein »[…] Diskrepanzerlebnis zwischen bedrohlichen Situationsfaktoren und eigenen individuellen Bewältigungsmöglichkeiten, das mit dem Gefühl von Hilflosigkeit und schutzloser Preisgabe einhergeht und so eine dauerhafte Erschütterung von Selbst- und Weltbild bewirkt«.

Meistens werden schwierige Situationen im Leben integriert. In manchen Fällen jedoch können langfristige Folgen entstehen. Dies ist abhängig von dem Ereignis selbst, den Ressourcen der Person in der Situation und insbesondere von der Verarbeitung im Nachhinein sowie der sozialen Unterstützung dabei.

Insbesondere bezüglich der Anwendung bei posttraumatischer Belastungsstörung ist das Spielgespräch von dem hierzulande wenig bekannten Konzept zur Traumatherapie von Winn (1994) beeinflusst. Ihre Klient:innen sollen ihre aktuelle Lebenssituation mithilfe von Minifiguren in einem Sandkasten beschreiben. Auch Lovett, Kierdorf und Höhr (2000) haben ein Konzept zur Behandlung traumatisierter Kinder entwickelt, das dem Spielgespräch ähnelt. In Deutschland haben Korritko und Pleyer (2010) dieses Konzept leicht abgewandelt unter dem Namen »Trauma-Erzähl-Geschichte« bekannt gemacht.

Mit Nilsson (2017) bin ich der Meinung, dass das Spielgespräch Klient:innen dabei helfen kann, traumatische Ereignisse zu schildern. Die Methode erlaubt ihnen einerseits den nötigen Abstand, um nicht durch den Bericht erneut getriggert zu werden, und andererseits doch zu erzählen, was geschehen ist. Wenn eine solche detaillierte Bearbeitung des Traumas erwünscht ist – aus meiner Sicht ist dies keineswegs immer der Fall (s. Kapitel 5.4.2) – kann das Spielgespräch dabei sehr behilflich sein.

5.4.2 In welchen Fällen sollte eine Traumaexposition durchgeführt werden?

Manche traumatisierten Menschen können ihr Erleben nicht sprachlich wiedergeben (Hanswille u. Kissenbeck, 2008). Dies ist einerseits auf gesunden Selbstschutz und traumaspezifische Verarbeitungsmechanismen zurückzuführen, andererseits aber ärgern oder schämen sich Betroffene, weil sie das Ereignis nicht schildern können.

In manchen Fällen hilft es bei der Verarbeitung, wenn von dem Trauma berichtet werden kann. Das Trauma kann so als Teil des Lebens verstanden werden. Letztlich können durch einen Bericht die bewusste Bearbeitung und eine Integration in den Lebenslauf ermöglicht sowie Flashbacks reduziert werden.

Um eine Retraumatisierung beim Durcharbeiten des Traumas zu verhindern, ist die wichtigste Voraussetzung eine stabile Therapiebeziehung. Die Therapeutin sollte mögliche Komplikationen und Folgen abschätzen können. Eine profunde Ausbildung und Berufserfahrung sind sinnvoll. Die Klientin muss der Konfrontation gewachsen sein – sowohl in der Situation selbst als auch im Anschluss. Eine Exposition sollte nur durchgeführt werden, wenn die Klientin dies selbst auch möchte und diese zur Symptomlinderung notwendig erscheint. Wenn bereits das oberste Ziel der Behandlung, die *Stabilisierung,* vorliegt, also Zufriedenheit mit der Verarbeitung, weitgehende Symptomfreiheit und gute Affektregulation im Zusammenhang mit dem Trauma, ist eine Exposition nicht notwendig (Leutner u. Cronauer, 2021). Darüber hinaus sollte vor der Exposition eine Edukation über mögliche Folgen und den erwünschten Nutzen durchgeführt werden und das System mit einbezogen werden. Es ist wichtig, dass die konkrete Gefahr, die die Traumatisierung ausgelöst hat, objektiv, soweit dies beurteilbar ist, und subjektiv behoben ist. Bezugspersonen und eventuell auch außerfamiliäre, eventuell professionelle Kontakte sollten für Sicherheit vor weiteren Traumatisierungen sorgen.

Hanswille und Kissenbeck (2008) halten das Risiko einer Retraumatisierung für umso größer, je höher die Traumadosis ist. Bei einem sogenannten Monotrauma, also einmaligen Ereignissen, wie z. B. einem Verkehrsunfall, ist sie daher niedriger als bei einem Traumafeld, in dem etliche Ereignisse über einen längeren Zeitraum in verschiedenen Lebensbereichen geschehen sind. Vertiefend siehe auch Korritko und Pleyer (2010) oder Reddemann (1998) und Sachse (1998).

Bei einem Monotrauma oder Typ-I-Trauma (Fischer u. Riedesser, 1998/2018) ist eine Konfrontation sehr häufig hilfreich. Weinberg (2010) empfiehlt bei solchen Traumata eine aktive, zwar schonende, aber doch konsequente zeitnahe Traumakonfrontation, wenn das Kind in Sicherheit lebt und Erwachsene sich für dieses Kind verantwortlich fühlen. Zusätzlich seien innere Ressourcen des Kindes wichtig, z. B., ob das Kind Aggressionen einigermaßen gesteuert ausdrücken kann und ob es eine innere Vorstellung von Sicherheit und Geborgenheit kennt.

Bei länger währenden Typ-II-Traumata sind die Erinnerungen diffuser und die Schädigungen größer. Eine Beschäftigung mit einzelnen Erlebnissen ist problematisch, da auch andere Inhalte aktiviert werden können. Dies ist einer der Gründe, warum EMDR (Eye Movement Desensitization and Reprocessing, eine Behandlungsmethode mit raschen Augenbewegungen; Shapiro, 1999) in diesen Zusammenhängen weniger wirksam ist. Bessel van der Kolk (2023) weist darauf hin, dass Kindheitstraumatisierungen, z. B. Misshandlung, psychische oder sexuelle Gewalt, Vernachlässigung etc. häufiger zu komplexen Traumafolgestörungen führen als Traumatisierungen bei Erwachsenen. Sie hinterlassen Spuren im Gehirn (van der Kolk, 2015). Bei Erwachsenen wirkt Folter ähnlich traumatisierend (Nilsson, 2017).

5.4.3 Szenische Methoden zur Verarbeitung einer traumatischen Erfahrung

Durch den Zugang zur Ebene des Spiels kann die Bearbeitung traumatischer Themen auf Symbolebene gelingen. Dies gilt natürlich besonders für Kinder. Aichinger (2012, S. 170) führt aus, dass »die Arbeit auf der analogen bzw. symbolischen Ebene des Spiels zu einer vollständigen Traumaverarbeitung führen kann, ohne dass über das real Erlebte gesprochen wird«.

Wie Weinberg (2006, 2010) darstellt, ist bei Kindern das Gespräch über eine Traumatisierung nicht geeignet, um eine alternative Geschichte mit der oben angesprochenen hilfreichen Wirkung zu evozieren. Sie schlägt szenische Darstellungen vor, die zum Teil dem Spielgespräch sehr ähneln, z. B. auf der Als-ob-Ebene im Spiel unerfüllbare Wünsche zu erfüllen, z. B. »Mama soll wieder leben«. Sie beschreibt eine spielerische und doch strukturierte Trauma-Intervention (STI) bei Monotraumen und ein spieltherapeutisches Konzept mit subjektivem Sicherheitserleben und Emotionsstabilisierung für langanhaltende Traumatisierungen.

Eine andere Technik nennt Weinberg (2010) Trauma-Rekonstruktion. Hierbei wird das Trauma nicht unbedingt real nachgestellt, sondern lediglich das Thema reinszeniert, jedoch mit Veränderungen. Zum Beispiel zieht sich das Opfer an den sicheren Ort zurück, Ressourcen werden eingeführt, wenn sich im Spiel eine Traumareaktion zeigt etc. Dieses Vorgehen ähnelt sehr Nilssons (2017) Vorgehen der Dramatisierung (s. Kapitel 5.4.4) und den Ansätzen von Reddemann (1998, 2005) und Sachse (1998).

Dramatisierung im Spielgespräch

Jan Nilsson (2021) schlägt diese Technik vor, wenn Klient:innen sich gegenüber bedrohlichen Personen oder Ereignissen aktiver und überlegen zeigen sollen. Sie wird eingesetzt, nachdem die traumatische Situation gezeigt wurde, der Widerstand des traumatisierten Opfers aber nicht ausgereicht hat. Er schlägt vor, diesen Widerstand im Spielgespräch zu steigern und nennt dies Dramatisierung.

Hierzu schlägt er verschiedene Techniken vor:

- Die Figur der Ratsuchenden soll die übergriffige Figur direkt ansehen *(Augenkontakt).*
- Nicht selten hilft es, *den Übergriff im Spielgespräch auszusprechen* – damit wird bereits ein Tabu gebrochen. Natürlich kann im Anschluss überlegt werden, wem tatsächlich von dem Übergriff erzählt bzw. wer damit konfrontiert werden soll.
- Es kann zudem wichtig sein, bestimmte *Fragen zu stellen,* z. B. »Warum hast du nur mich – und nicht meine Schwester – geschlagen?« Auch wenn darauf vom tatsächlichen Täter keine Antwort kommt, kann es wichtig sein, die Frage zu stellen und mit der Therapeutin zu teilen.
- Es ist wichtig, *klare Worte der Ablehnung* zu finden. Dabei geht es nicht darum, der Klientin Verantwortung für die Situation zu übertragen. Es geht darum, wie Richardson und Bonnah (2015) darstellen, der traumatisierten Person das Gefühl zurückzugeben, dass sie einer solchen Situation nicht völlig schutzlos ausgeliefert ist – und sie sich daher auch nicht beliebig wiederholen kann. Sie betonen, dass jede Person versucht, sich zu wehren, möglicherweise wurden Versuche unternommen, zu fliehen etc. Auch wenn diese erfolglos waren, soll der Versuch, die gute Absicht gewürdigt werden – auch für das Wiedererlangen der inneren Sicherheit, dass man getan hat, was man tun konnte. Diesen Widerstand gilt es zu finden, und im Spielgespräch vergrößert darzustellen.
- Es ist sehr häufig hilfreich, wenn die Figur *mit lauter und deutlicher Stimme* spricht oder sogar ruft bzw. schreit. Nicht selten ist es auch gut, den *Namen der schädigenden Person* zu nennen.

Die Veränderung in der Fantasie kann sehr förderlich sein, wie nicht zuletzt das hypnotherapeutische Vorgehen zeigt (Erikson u. Rossi, 2011; Schmidt, 2022). Es kann das Selbstbewusstsein gestärkt werden, zudem können der Erinnerung neue Bilder und Ideen hinzugefügt werden, die die Verarbeitung und Integration erleichtern können. Es ist ein wenig wie Ben Furman (2010) behauptet: Es ist nie zu spät, eine glückliche Kindheit zu haben.

Nicht zuletzt kann es sinnvoll sein, das entstehende Bild auf der Bühne als Gegensatz zur tatsächlich erlebten Situation erinnern zu lassen.

Das Vorgehen ist keineswegs so gemeint, dass man eine Alternative erspielt und nachher denkt, wie »dumm« man doch war, dass man es nicht von vornherein so gemacht hat. Gemeint ist vielmehr, ein alternatives Bild der Situation, dass man – aus heutiger Sicht und mit gebührendem Abstand – in der Lage wäre, sich gegenüber einem Gegner anders zu wehren. Das Gefühl, dass man sich so etwas nicht noch einmal gefallen lassen muss, soll erreicht werden.

5.4.4 Narrative Traumatherapie

Reddemann (2005) führt aus, dass traumatische Erinnerungen aus Fragmenten bestehen, die z. B. Bilder, Laute, Gerüche etc. beinhalten, sodass nur ein bestimmter Teil erinnert wird. Die Erinnerungen sind stark sensorisch geprägt und werden von zum Teil unbekannten Reizen (Triggern) plötzlich und ohne subjektive Steuerungsmöglichkeit ausgelöst. Häufig wird so das Trauma selbst subjektiv noch einmal durchlebt.

Demgegenüber sind andere Gedächtnisinhalte zumindest bei Erwachsenen in der Regel als Geschichte mit Sprache und Symbolen und einer zeitlichen Ordnung gespeichert. Sensorische und affektive Erinnerungen sind miteinander verknüpft. Man kann auch nur Teile der Erinnerung betrachten, ohne dass die gesamte Geschichte subjektiv durchlebt werden muss. Sie werden eher willentlich hervorgerufen. Gedächtnisinhalte können adaptiv erzählt werden, z. B. weil die Person es gerade berichten möchte. Die Erzählung schafft eher Kontakt als Distanz.

Nilsson (2017) schlägt vor, dass aus fragmentarischen, sensorischen Gedächtnisinhalten von traumatisierenden Situationen durch die Behandlung zusammenhängende, emotional und kognitiv nachvollziehbare Geschichten werden sollen. So sei die Erinnerung wesentlich weniger schädlich. Er zitiert James Pennebaker (2009), der Menschen mit der Methode des therapeutischen Schreibens behandelte. Menschen, die bereits zu Beginn eine zusammenhängende Geschichte beschrieben, profitierten weniger von der Methode. Bei denen, die stark profitierten, geschah eine Veränderung des Geschriebenen von fragmentarisch-chaotischen Geschichten zu zusammenhängenden, verstehbaren Geschichten.

Pennebaker (2009) fand in seinen Forschungen, dass es für die Heilung essenziell ist, die gemachten Erfahrungen in Worte zu fassen. Nilsson (2017) zitiert z. B. die narrative exposure therapy (NET) für Folteropfer. Der heilende Effekt entsteht durch die Bezeugung der erzählten Geschichte. Besonders hilfreich ist die Erleichterung, es erzählt zu haben – so können Patient:innen die Erfahrung ruhen lassen und sich anderem zuwenden. Schauer, Neuner und Elbert (2011) haben die Methode weiterentwickelt und im deutschsprachigen Raum unter dem Namen NET und KIDNET (Variante für Kinder; Ruf et al., 2007) bekannt gemacht.

Eine Habituierung durch schlichtes erneutes »Ansehen« oder Erzählen der Trauma-Erfahrungen ist jedoch nicht ausreichend für die Heilung (Hiller u. Hensel, 2019). Ein alternatives Narrativ sollte positiv erlebt werden und gleichzeitig moderates Erleben der negativen Gefühle beinhalten. In jedem Fall benötigt es ein gutes Ende (Weinberg, 2010).

Peichl (2023a, S. 88) verlangt entsprechend bei der Traumatherapie die Umsetzung des »generellen Wirkfaktors«, der »dualen Aufmerksamkeit«: Die Aufmerksamkeit wird auf den problematischen Inhalt gelenkt und gleichzeitig werden positive Emotionen wachgerufen. Auch Young, Klosko und Weishaar (2008) geben im Rahmen der Schematherapie zwei Ziele an, wenn eine Klientin traumatische Erinnerungen visualisiert: Alle damit verbundenen Gefühle auszudrücken und gleichzeitig Schutz zu erleben – unterstützt durch die Therapeutin. Die Visualisierung, auch der Gefühle, kann hervorragend mit dem Spielgespräch unterstützt werden. Auch Nadel und Bohbot (2001) verlangen für die Veränderung maladaptiver Trauma-Emotionen deren Aktualisierung und die möglichst gleichzeitige Aktivierung adaptiver Emotionen im Kontext einer sicheren Beziehung, auch einer therapeutischen.

Die Ressourcenorientierte narrative Traumatherapie (Hiller u. Hensel, 2019) beschreibt drei Hauptkriterien für heilsame Narrative, die allerdings eher symbolisch, z. B. mit Tierfiguren, nachgespielt werden:

1. Aktualisierung und Validierung der traumatischen Erfahrung: Das Erleben soll in schonender Weise als eigene Erfahrung erkannt werden.
2. Konstruktion einer Bedeutungshaftigkeit auf allen Ebenen: Handlungen, Emotionen, Motive, Lösungsmöglichkeiten; das aktuelle Alternativerleben soll durchaus Ressourcen enthalten, die damals nicht abrufbar waren, um eine gute Lösung zu erzielen.
3. Wertorientierung: Böse Handlungen dürfen als solche benannt werden. Handelnden Personen soll die Verantwortung für das Handeln gegeben werden. Die kindliche Figur wird als frei von Schuld, Scham und Abwertung und stattdessen ausgestattet mit Stärken und Ressourcen beschrieben.

Das Spielgespräch verhilft Klient:innen, Geschichten verständlich darzustellen, zu einer zusammenhängenden Geschichte zu verbinden. So können genau die von Hiller und Hensel (2019) geforderten Kriterien erreicht werden.

5.4.5 Traumakonfrontation im Spielgespräch

Das Spielgespräch ist in besonderer Weise zur Darstellung traumatischer Ereignisse geeignet. So können alternative Verläufe »durchgespielt« werden. Die Externalisierung (White u. Epston, 1993) durch die Darstellung mit Holzfiguren vereinfacht eine Distanzierung, die es ermöglicht, das Ereignis wie einen Film zu betrachten (Hiller u. Hensel, 2019). Bei diesem »Film« führen Klient:in und Therapeut:in gemeinsam Regie. Der Film kann – ähnlich wie bei der Videotechnik (Hanswille u. Kissenbeck, 2008) – angehalten oder beschleunigt werden, einzelne Sequenzen können verändert werden, alternative Verläufe durchgespielt werden etc. Durch die Darstellung des Ereignisses auf der Bühne/dem Tisch ist das Einhalten der Außenperspektive vereinfacht (Frohn, 2010). Solange über Dinge/Holzfiguren gesprochen wird, bleiben die Aussagen im Konjunktiv und somit hypothetisch. Die Situation entsteht bildlich vor Therapeut:in und Klient:in. So können auch schwere Themen leichter angesprochen und ausgedrückt werden.

Durch das Spielgespräch wird zudem die Erzählung zu einem »gemeinsamen Akt«, sodass sich die Erzählerin weniger ausgefragt fühlt. Nach Winn (1994) geht es eher darum, eine Situation gemeinsam zu untersuchen, statt sie zu erklären bzw. erklären zu lassen. Auch Hiller und Hensel (2019) betonen, dass die Therapeutin das Gespräch so strukturieren muss, dass die Klientin sich sicher fühlt und die Führung abgeben kann.

Vor einer Exposition sollte überlegt werden, wie sie beendet werden kann, wenn sie trotz aller Vorbereitung entgleist. Dazu ist es z. B. wichtig, am Ende eine gute Situation darzustellen, z. B. die »Rettung« aus der traumatischen Situation, wenn es eine solche gibt. Um die Bilder der schrecklichen Situation – obwohl »nur« auf der Bühne – wieder in den Hintergrund zu drängen, braucht es oft neue Bilder. So kann etwa der sichere Ort (Hanswille u. Kissenbeck, 2008; Reddemann, 1998; Sachse, 1998) aufgesucht werden, der vorher in einer Ecke des Tischs aufgebaut wurde. Weitere Distanzierungsmethoden können helfen. Bei Darstellungen von Trauma-Erfahrungen halte ich es mit Nilsson (2021) für notwendig, wenn die therapeutische Alter-Ego-Figur mit auf der Bühne ist, um der Klientin zur Seite zu stehen etc.

Zur Vorbereitung kann ein harmloseres Ereignis dargestellt werden, um »Sicherheit im Rahmen« zu geben. So weiß die Klientin bereits, wie ein Spielgespräch abläuft, kennt die Möglichkeiten, die Figuren, den Ablauf, und nicht zuletzt die Rolle der Therapeutin. Die Therapeutin kann das Erlebte/Gezeigte kommentieren, eine Grenzziehung unterstützen, Alternativen im Verstehen und im Verhalten anbieten etc. Des Weiteren können Anweisungen auf Regieebene das Spiel und Erleben unterbrechen, um eine Retraumatisierung zu verhindern. Brächter (2010) empfiehlt, um als Therapeutin flexibel bleiben zu können, im therapeutischen Spiel nicht die Opferposition zu übernehmen. Im Zeigegespräch sollte die Therapeutin zunächst keine eigene Rolle übernehmen, da es um das Zeigen einer Situation geht. Die Therapeutin sollte mit ihrer Alter-Ego-Figur in die Situation gehen, um den Personen bzw. ihren Vertreterfiguren unterstützend zur Seite zu stehen. So ist die Therapeutin flexibel, um in einer solchen Situation eine Klientin zu begleiten.

Das Vorgehen im Spielgespräch zur Traumaexposition ist in Kasten 9 zusammengefasst[29].

Kasten 9: Vorgehen bei einer Traumaexposition

Vorbereitung

- stabile Beziehung aufbauen
- fundierte Entscheidung für oder gegen die Konfrontation
  - nur, wenn die konkrete Gefahr (objektiv und subjektiv) behoben ist (Schutz vor Therapie)
  - empfehlenswert bei Monotraumen
  - ein Bericht einer Traumatisierung kann zu Integration in den Lebenslauf führen
  - ein Bericht kann zu Retraumatisierung führen; um das zu verhindern:
    - Wie Werden die Folgen eingeschätzt?
    - Ist ein Bericht zur Symptomreduktion notwendig? (Wenn bereits Stabilität, Symptomfreiheit und gute Affektregulation vorliegen, vermutlich nicht notwendig)
    - Möchte die Klientin die Konfrontation?
    - Einbeziehung des Systems
- Einführung in die Technik des Spielgesprächs anhand eines »harmlosen« Ereignisses zum Einüben des Ablaufs und des Einnehmens und Einbehaltens der Außenperspektive

29 Diese Darstellung ist mit freundlicher Genehmigung des Verlags leicht verändert entnommen aus Reiners (2014) und ergänzt durch Nilsson (2021).

- Ressourcenaktivierung: Welche vorhandenen oder noch zu erwerbenden Ressourcen können bei der Traumabearbeitung helfen? Diese können dann auch mit Figuren oder auf andere Weise beim folgenden Spielgespräch mit aufgebaut werden

eigentliche Exposition/eigentliches Spielgespräch

- Szene auswählen und benennen
- Björn [Alter-Ego-Figur] sollte dabei oder zumindest in der Nähe sein
- bei Bedarf den sicheren Ort in einer Ecke aufbauen
- eventuell wichtige Bezugspersonen mit aufbauen – auch wenn sie nicht in der Situation dabei waren, können sie das Spielgespräch so bezeugen oder als Unterstützung in der weiteren Arbeit dienen
- mit einer guten Situation beginnen
- überlegen und einüben, wie die Klientin bei einem Entgleisen wieder ins Hier und Jetzt kommen kann
- traumatische Situation zeigen lassen – Unterstützung bei der Darstellung durch mithandelnde Position, Gefühlsintensität im mittleren Bereich halten
- eventuell Alternativen anspielen (also z. B. ein »guter« Ausgang der Situation)
- als Abschluss eine gute Situation zeigen lassen; gute alternative Bilder – das Ende des Spielgesprächs – können auch eingesetzt werden, um plötzlichen Flashbacks im Alltag entgegengesetzt zu werden

Julia beobachtet den Mord an ihrem Vater[30]

Vorgespräch/Vorgeschichte Die 15-jährige Julia kam zu mir in Therapie. Sie wohnte seit einem Jahr in einer Mädchenwohngruppe, nachdem ihre Mutter ihren Vater in einem Eifersuchtsdrama mit mehreren Messerstichen ermordet hatte. Niemand wusste genau, ob Julia dabei zugesehen hatte. Nachbarn hatten sie weinend in dem Haus mit dem Toten gefunden. Die Mutter hatte das Haus verlassen, sich jedoch später der Polizei gestellt. Zurzeit saß sie in Haft. Julia hatte seitdem mit niemandem über die Vorfälle gesprochen. Sie zeigte deutliche Symptome einer posttraumatischen Belastungsstörung. Sie hatte Flashbacks, wenn sie im Kinofilm Blut sah, sie dissoziierte in Streitigkeiten mit ihrem Freund etc.

30 Dieses Beispiel ist leicht verändert aus Reiners (2014) übernommen.

Szenenauswahl Nachdem wir viel über ihre Symptome gesprochen hatten und Lösungen für deren Handhabung erarbeitet hatten, wollte sie mir gern erzählen, was sie gesehen hatte. Dies schien gerechtfertigt, da insbesondere ihre Angstsymptome keine deutliche Besserung zeigten. Julia war inzwischen fast siebzehn und wollte vor Ende der Therapie endlich jemandem davon erzählen. Sie schaffte es jedoch im Gespräch trotz verschiedener Stabilisierungstechniken nicht. Ich schlug ihr ein Spielgespräch vor, das sie bereits aus einer Situation kannte, als sie mir einen Streit mit ihrem Freund schilderte. Sie willigte sofort ein.

Zeigegespräch Julia klebt zunächst den Grundriss der Wohnung auf, in der der Mord geschehen ist. Sie zeigt, wie sie in ihrem Zimmer sitzt und Musik hört. Sie erinnert sich genau daran, welche CD sie gehört hat. Ihre Freundin ist zu Besuch und sie haben Spaß miteinander. Symbolisiert wird die Situation mit zwei Holzfiguren, die auf einem Bett in ihrem Zimmer sitzen. Eine Figur für den Vater stellt sie in die Küche, der koche gerade (s. Foto 19).

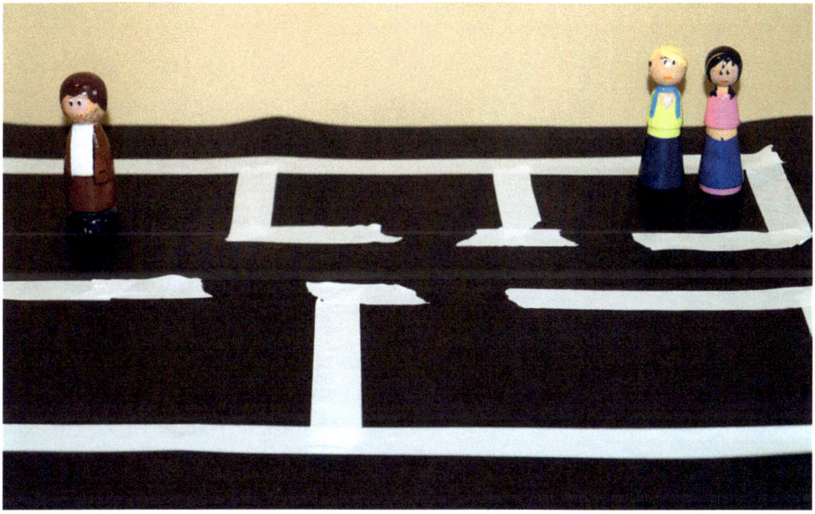

Foto 19: Julia geht es gut © Bernd Reiners

Beginn mit einer guten Geschichte Als Julia die Freundin zur Haustür bringt, um unten heimlich zu rauchen, kommt ihre Mutter nach Hause. Julia bewegt die beiden Holzfiguren vor den bisher aufgeklebten Wohnungsgrundriss. Sie wählt eine Figur für ihre Mutter. Die Mutter habe Julia gar nicht bemerkt und sei an ihr vorbei nach oben gelaufen – berichtet sie, zeigt es aber nicht. An dieser Stelle stockt der Bericht. Julia sagt, sie schaffe es nicht weiterzuerzählen. Sie brauche eine Pause.

Einsatz Therapeutische Figur Björn, meine Alter-Ego-Figur, geht zu Julia und fragt, ob ihr der sichere Ort helfen könne, den Julia aus früheren Sitzungen kennt. Sie klebt ein kleines Quadrat auf eine andere Ecke des Tischs. Dieses stattet sie mit einigen Utensilien aus: einem Baum, einer Mauer rundherum und einem Holzhund, der ihren Stoffteddy symbolisiert, den sie mit ihren inzwischen 17 Jahren nach wie vor heiß und innig liebt (s. Foto 20).

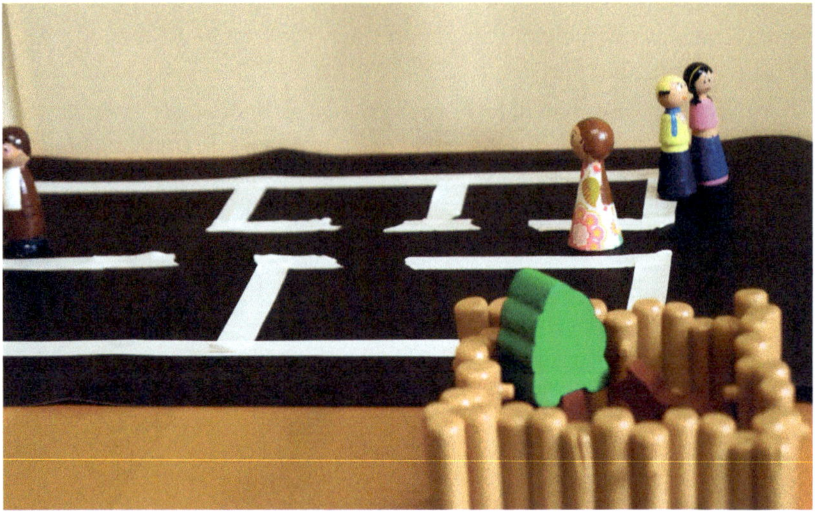

Foto 20: Julias Mutter kommt © Bernd Reiners

Da die Zeit fortgeschritten ist, schlage ich vor, erst in der nächsten Sitzung weiterzumachen. Obwohl Julia zunächst sofort weitermachen möchte, willigt sie ein.

Zum nächsten Termin nehme ich die unveränderten Unterlagen aus dem Regal. Wir vereinbaren, dass Björn am Tischrand wartet und auch auf eigenen Wunsch in die Situation eingreifen kann. Wir statten den sicheren Ort aus, stellen die Figuren an die entsprechenden Stellen und lassen die Situation mit ihrer Freundin noch einmal kurz aufleben.

Zeigegespräch Als die Mutter nach Hause kommt, lässt Julia sie diesmal an ihr vorbei ins Haus gehen und bleibt draußen stehen, hört dann aber drinnen Schreie von Vater und Mutter – Julia lässt die Figuren schreien. Julia geht ins Haus und bleibt in der Tür vor der Küche stehen. Julia kann mit klarer Stimme beschreiben, was sie mit den elterlichen Figuren in der Küche nachspielt: Der Vater sitze an den Herd gelehnt auf dem Boden, er blute stark. Die Mutter habe ein Küchenmesser in der Hand und steche damit wie wild auf den Vater ein (Julia lässt die Mutter den Vater knuffen), ins Gesicht und in ein Bein. Julia stockt jetzt etwas beim Erzählen. Man sieht, wie sie mit sich ringt, um weitererzählen zu können. Offenbar kommt erst jetzt das »Schlimmste«.

Björn geht zu Julia, stellt sich neben sie und fragt, ob sie zum sicheren Ort gehen wolle. Julia schüttelt den Kopf. »Ich möchte das erzählen«, sagt sie zögerlich. »Dann habe ich«, sie weint, »dann habe ich das gemacht!« Dabei hält sie die Hände vors Gesicht.

Zwischenreflexion Julia war nun nicht mehr distanziert von dem Geschehen, sondern im Wiedererleben der Situation. Mir wurde klar, warum sie das so lange nicht erzählen konnte. Sie dachte, sie hätte den Vater noch retten können. Zunächst wollte ich ihr jedoch helfen, die Situation zu Ende zu erzählen, was ihr offenbar so wichtig war. Sie benötigte Unterstützung, sich von der Situation wieder zu distanzieren (s. Foto 21).

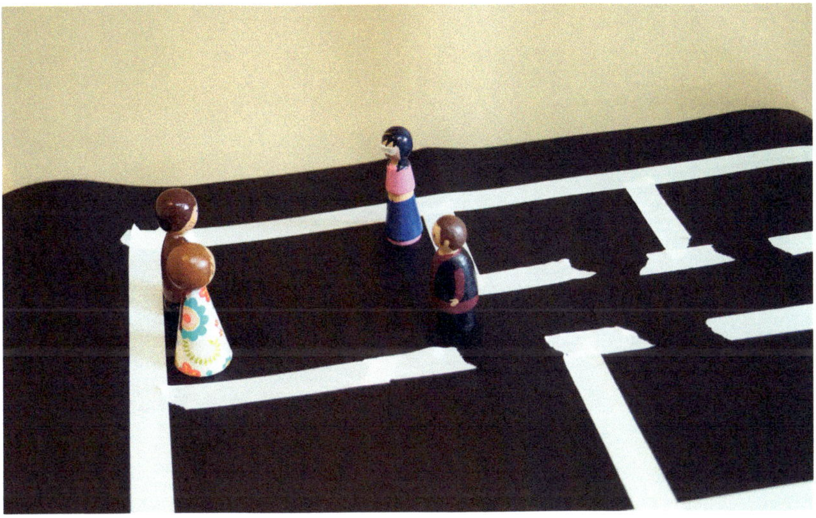

Foto 21: Julia kann nicht hinsehen © Bernd Reiners

Zeigegespräch Schnell nehme ich etwas Tape und klebe es ihrer Figur vor die Augen. »Okay, das hast du gemacht.« Julia guckt auf die Figur und stimmt zu. Sie hört auf zu weinen. Offenbar ist sie schnell wieder im Hier und Jetzt gelandet. Ich frage sie, ob sie weitermachen wolle, was sie erneut bejaht. »Okay, was ist dann passiert?«, frage ich daher.

Sie zuckt die Achseln. »Dann hat sie«, sie nimmt Julia in die Hand, »alles nur noch gehört.« Offenbar hat es sich gelohnt, dass wir in einem vorigen Spielgespräch über den Streit mit ihrem Freund oft darüber gesprochen haben, sie möge über die Figuren in der dritten Person sprechen. So gelingt ihr auch diesmal die Distanzierung recht schnell. Julia beschreibt, dass ihre Figur viele undeutliche Geräusche hört und denkt, dass das Messer noch häufiger in den Körper des Vaters eindringe. Sie sei reglos stehengeblieben, unfähig, sich zu bewegen.

Sie nimmt die MUTTER in die Hand und lässt sie keuchend aus dem Raum gehen, direkt an ihrer Tochter vorbei. Julia reißt das Tape von den Augen ihrer Figur: »Sie hat dann überall Blut gesehen und ganz laut geschrien.«

Sie guckt in das Regal mit den Figuren und wählt eine Oma-Figur. Diese kommt durch die Tür in die Wohnung, läuft in die Küche, schreit und nimmt JULIA schließlich mit hinaus (s. Foto 22).

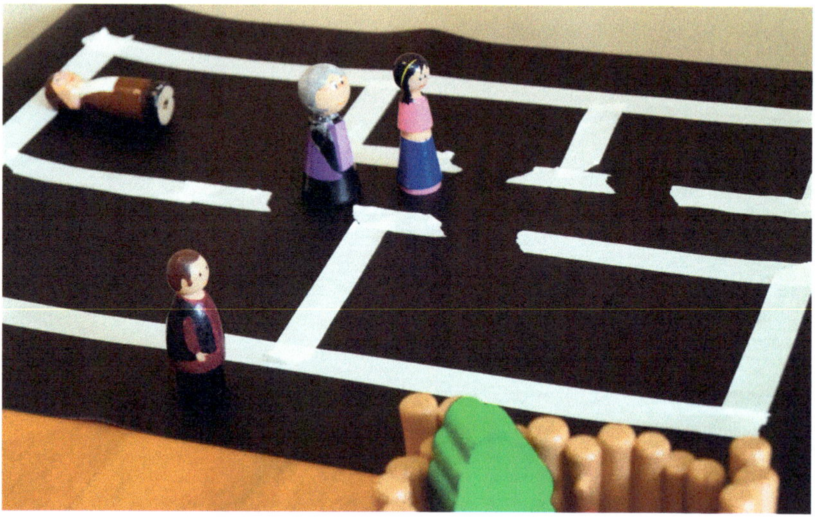

Foto 22: Julia verlässt das Haus © Bernd Reiners

ENDEN MIT EINER GUTEN GESCHICHTE Julia schaut mich an. Ich frage sie, ob das Schlimmste nun vorbei sei. Sie nickt. Ob es ihr danach besser gegangen sei. Sie verneint. Aus einem früheren Gespräch weiß ich, dass die Situation, als Polizei und Notarzt kamen, nicht angenehm war. Dass es aber sehr schön war, als sie bei ihrer Tante war, bei der sie kurze Zeit wohnen konnte. Also bitte ich sie, eine Situation aus der Zeit bei ihrer Tante zu schildern.

ABSCHLUSS Gemeinsam ziehen wir das Tape von der Unterlage, räumen die Figuren wieder in den Schrank und kleben den Grundriss der Wohnung der Tante auf. Dies geht deutlich gelöster vonstatten, jedoch ist Julia die Anspannung nach wie vor anzumerken. Als sie jedoch die Situation bei ihrer Tante schildert, fängt sie an zu lachen, als ihre Freundin sie dort besucht und erzählt, wer jetzt in wen verliebt ist. Die Normalität des Alltags wird gezeigt, die Sitzung kann beendet werden.

Reflexion Ich lobte Julia für ihren Mut und ihr Durchhaltevermögen, das erzählt zu haben. Doch stolz war sie schon vorher. Sie lächelte ein wenig, schaute mich an und bedankte sich, dass ich so lange zugehört habe und mir »das angetan« habe.

Eine Traumaexposition mit dem Spielgespräch benötigt besonders viel Fingerspitzengefühl und intensive Vorbereitung. Ohne die vielen Zusatzinformationen aus früheren Sitzungen, ohne das Einüben von Distanzierung, wäre die Sitzung vermutlich nicht so günstig verlaufen. Die Behandlung ist mit der Exposition selbstverständlich nicht abgeschlossen. Auch in Julias Fall schlossen sich viele Sitzungen an. Insbesondere ihr schlechtes Gewissen, den Tod ihres Vaters nicht verhindert zu haben, war noch lange Thema. Diese Probleme sind jedoch Teil jeder traumatherapeutischen Behandlung, sie behandeln die Fragen der traumatherapeutischen Haltungen und Techniken und sollen daher hier nicht näher diskutiert werden. Das Spielgespräch nimmt der Therapeutin nicht die Aufgabe, den Zeitpunkt der Konfrontation gründlich zu überlegen, die Nachbereitung zu gestalten etc.

5.5 Die Arbeit mit Emotionen, inneren Konflikten und inneren Anteilen[31]

Dass Gefühle unser Verhalten und unser psychisches Wohlbefinden steuern, bedarf wohl keiner Diskussion. Auch die Arbeit mit inneren Anteilen ist seit einigen Jahren sehr populär. Daher soll hier beschrieben werden, wie das Spielgespräch bei der Arbeit mit diesen beiden Anwendungsfeldern eingesetzt werden kann.

5.5.1 Emotionen in der Therapie

Wenn wir mehr auf unsere Gefühle hören und uns unsere Gefühle bewusst machen, führt dies häufig zu mehr Zufriedenheit und Lebensfreude. Die Bedeutung der Gefühle für Verhaltens- und psychische Prozesse betonen verschiedene Autor:innen, so z. B. Ciompi (1997), Wagner und Russinger (2016) oder Raisch (2022). In psychoanalytischer Tradition war dies von Beginn an der Fall, durch die kognitive Wende in der Psychotherapiebewegung jedoch verloren Gefühle

31 Das Unterkapitel folgt weitgehend der Argumentation von Reiners (2013/2019).

zwischenzeitlich an Aufmerksamkeit. Greenberg (2004) betont in ihrer evidenzbasierten, emotionsfokussierten Therapie die Bedeutung von starken Gefühlen für Depression, Angst, Sucht und Essstörungen. Sie stellt dar, dass starke Gefühle die Entwicklung behindern können. Um diese Gefühle durch ein anderes starkes Gefühl zu ersetzen, bedarf es emotionsaktivierender Maßnahmen, wie sie z. B. das Spielgespräch bereithält. Im Spielgespräch eignet sich der Einsatz von Gefühlsfiguren oder Moods gerade im Bereich der Arbeit mit Emotionen natürlich in besonderer Weise (s. Kapitel 3.11).

Eine zentrale These vieler therapeutischer Verfahren lautet, dass psychische Störungen und Probleme häufig aus der Vermeidung schmerzhafter Gefühle resultieren (Wagner, 2020). Diese Gefühle sind meist nicht bewusst. Veränderung und Verarbeitung geschehen durch Bewusstmachung und Versprachlichen dieser vagen, undifferenzierten Gefühle im Schutz einer sicheren therapeutischen Beziehung. So kann das Fühlen-Denken-Verhaltens-Muster (Wagner u. Russinger, 2016) flexibler, adaptiver und funktionaler werden.

Verarbeitung beginnt mit der Wahrnehmung der Emotionen. Daher sollte diese gefördert werden. Für das Spielgespräch bedeutet dies, die Emotionen mit den Moods zu erkunden – und dabei den Klient:innen gezielt zu helfen. Wenn dies nicht genügt, kann laut Wagner (2020) die Teilearbeit empfohlen werden (s. Kapitel 5.5.2).

Spielgesprächssequenzen sollten emotional positiv sein. Dadurch sollen die gemachten Erfahrungen möglichst starke Veränderungsimpulse nach sich ziehen. Diese Grundhaltung erfährt durch Stern (1991) Unterstützung. Er fand, dass die gefühlsmäßige Qualität der Begegnung zwischen dem Selbst und dem Anderen ausschlaggebend für die Entwicklung des Selbst ist. Diese Betonung der Affektivität wird inzwischen durch die neuere Hirnforschung bestätigt (Hüther, 2001; Spitzer, 2007; Ciompi, 1997; Schwing, 2009).

Auch unangenehme Gefühle gehören zum Alltag. Mit ihnen angemessen umzugehen und sie angemessen auszudrücken ist ein Lernprozess, der uns ein Leben lang begleitet. Die Frage, was als angemessen gilt, ist stets kulturell und durch den Zeitgeist geprägt und keineswegs biologisch vorgegeben. Man spricht von der Gefühls- oder Affektregulation (Fonagy, Gergely, Jurist u. Target, 2004), die eine zentrale Funktion in der emotionalen und sozialen Reife eines Menschen darstellt. Diese Fähigkeit kann in bestimmten Situationen eingeschränkt sein. Auch bei traumatisierten Menschen ist die Affektregulation begrenzt. Aber auch in anderen Situationen können wir emotional unangemessen reagieren.

Im Spielgespräch können die Gefühlsfiguren eingesetzt werden, um die Gefühle sichtbar werden zu lassen. Es ist nicht unbedingt notwendig, sie explizit zu benennen. Demgegenüber kann ihre Wirkung erforscht werden, sowie die Bedingungen, die zu ihrem Auftauchen geführt haben. Dies eröffnet häufig neue Möglichkeiten der Veränderung.

So kann auch die Mentalisierungsfähigkeit ausgebaut werden, also die Fähigkeit, sowohl eigene innere Zustände – Gedanken, Gefühle, Bedürfnisse, Absichten etc. – als auch innere Zustände anderer zu verstehen und zu interpretieren (Fonagy et al., 2004), insbesondere wenn die Gefühle verschiedener Personen aufgebaut und reflektiert werden.

Therapeutische Aufgaben bezogen auf Gefühle

Im therapeutischen Prozess stellen sich nach Nilsson (2017; vgl. auch Wagner u. Russinger, 2016) verschiedene Aufgaben im Umgang mit Gefühlen:

1. wahrnehmen, unterscheiden, identifizieren und benennen verschiedener Gefühle. Wagner und Russinger (2016) halten es für nützlich, die Affekte im Hier und Jetzt der therapeutischen Situation zu aktualisieren, das heißt, die Klient:innen sollen sie in der Stunde spüren. Angelehnt an Nilsson (2017) können vier Ebenen der Gefühlsbeschreibung unterschieden werden:
   a) die Klientin beschreibt, dass ein Gefühl vorhanden ist – negativ, neutral oder positiv –, ohne es benennen zu können
   b) sie kann das Gefühl benennen
   c) das Gefühl kann im Körper lokalisiert und beschrieben werden, z. B. eine Enge in der Brust
   d) ein daraus folgender Impuls kann beschrieben werden, z. B. der Wunsch wegzulaufen
2. die Gefühle regulieren (verstärken, verständlich werden lassen, mit anderen Gefühlen in Zusammenhang bringen etc.)
3. die Gefühle auf eine sozial akzeptierte Weise zum Ausdruck bringen (z. B. auf der Bühne durch Gefühlsfiguren, im Alltag durch Worte)
4. Wagner und Russinger (2016) sprechen davon, die Gefühle zu transformieren, also Gefühle, die eher nicht aufgrund aktueller Erlebnisse, sondern aufgrund früherer Erfahrungen entstehen, als solche zu erkennen und durch Gefühle zu ersetzen, die zur aktuellen Situation passen. Diese Transformation kann z. B. dadurch gefördert werden, dass eine empathische Rekonstruktion ihrer Entstehung geschieht. Nicht zuletzt wünschen Menschen, ihre negativen und positiven Gefühle in eine andere Balance zu bringen.
5. das Teilen der Gefühle fördern.

Beispiele zur Arbeit mit Gefühlsfiguren finden sich z. B. in Kapitel 1.1, Max oder im folgenden Abschnitt.

Paula besucht ihren Bruder in Amerika

Vorgespräch/Vorgeschichte Paula, eine Mittvierzigerin, wollte ihren acht Jahre jüngeren Bruder Frederik in Kalifornien besuchen. Sie hatte ihn seit mehr als drei Jahren, seit er mit seiner Frau in die USA gezogen war, nicht mehr gesehen und freute sich sehr auf das Wiedersehen. Jetzt hatte sie ihn angerufen, um ein paar Details der Reise zu besprechen. Da hatte ihr Bruder ihr mitgeteilt, drei Wochen Besuch wären ihm zu lange – und gefragt, ob es ihr möglich sei, dienstagmorgens seine Kinder zur Schule zu fahren. Paula beschrieb ihr Gefühl bei diesem Telefonat als »Fassungslosigkeit«, die wie eine Bombe auf sie gefallen sei. Damit hätte sie überhaupt nicht gerechnet. Es wären alte Gefühle gewesen. Schon in der Kindheit – bis zu ihrem Auszug aus der elterlichen Wohnung – habe sie immer Dinge für ihren kleinen Bruder erledigen müssen, habe immer Rücksicht nehmen müssen etc. Als Anliegen für die Stunde nannte sie den Wunsch, dass die Fassungslosigkeit nicht ganz so plötzlich komme und etwas weniger stark sei.

Szenenauswahl Da es offenbar um eine Veränderung der inneren Gefühlswelt ging, bat ich Paula, ein Quadrat für ihr Inneres aufzukleben.

Zeigegespräch Sie beginnt zunächst, ein sehr kleines Quadrat zu kleben. Ich erläutere, dass in dem Quadrat Platz sein solle, um die Entfernung von Gefühlen darzustellen, also nahe und fernere Gefühle. Sofort ändert sie die Größe ihres Quadrats. Ich bitte sie weiterhin, ein Quadrat für das Innere ihres Bruders aufzukleben. Schließlich wählt sie eine Figur für sich – eine recht kleine Frau, die ihr aber ein wenig gleicht – und eine Figur für ihren

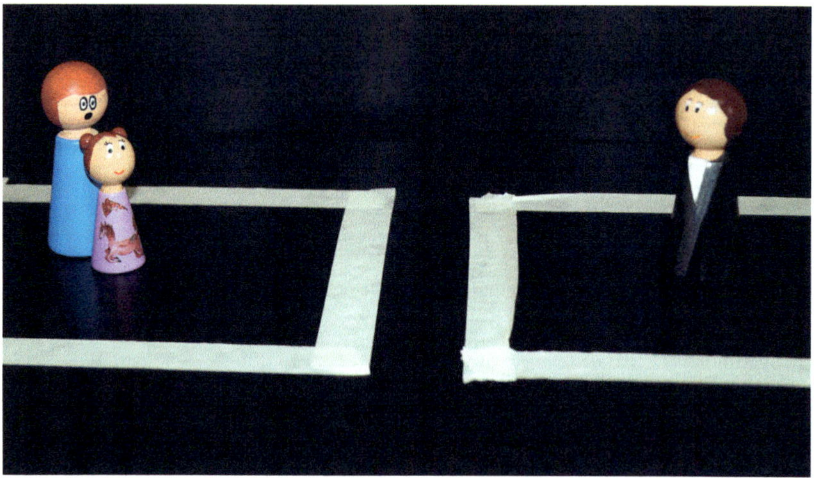

Foto 23: Paula und die Fassungslosigkeit © Bernd Reiners

Bruder. Beide stellt sie in ihr jeweiliges Quadrat in die Mitte. Die Gefühlsfiguren stehen unweit des Tisches auf einem Sideboard, sodass sie sie jederzeit sehen und bei Bedarf eine auswählen kann.

GEFÜHLSFIGUREN Ich bitte sie, die Szene zu zeigen, als sie ihren Bruder angerufen hat. Als Erstes nimmt sie eine Figur für die Fassungslosigkeit und setzt sie von oben direkt hinter ihre eigene Figur. »Die kam wie eine Bombe«, kommentiere ich und nehme dabei ihre Beschreibung auf (s. Foto 23).

Sie beschreibt die Fassungslosigkeit noch etwas genauer: »Ich war einfach total perplex, dass das das Erste ist, was dem einfiel. Erst sagt er mir, ich solle nicht zu lange kommen. Das hat mich nicht so sehr gewundert, das hatte ich sogar selbst schon überlegt. Aber dann sagt er auch noch, ich solle ein paar Dinge erledigen. Und dann habe ich erst mal gedacht, dass ich nicht zu viel fordern darf, ich bin ja schließlich sein Gast.« Aus ihrer Stimme höre ich Ärger. Ob da ein weiteres Gefühl gekommen sei, frage ich sie. »Ja, der Ärger!« Sofort nimmt sie dafür eine weitere Figur. Sie kommt langsam vom Rand ihres Inneren auf sie zu. Als der ÄRGER sehr nah bei ihr steht, weicht die FASSUNGSLOSIGKEIT ein paar Millimeter zurück. Dies scheint ihr jedoch gar nicht aufzufallen (s. Foto 24).

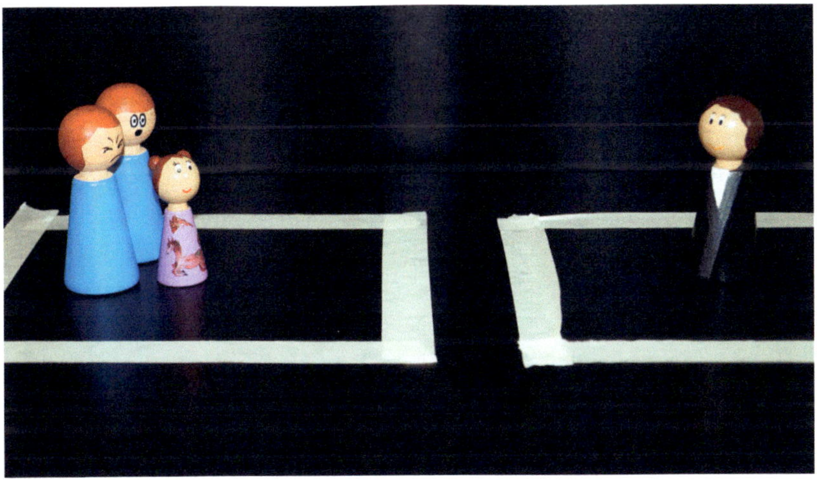

Foto 24: Der ÄRGER kommt zu PAULA © Bernd Reiners

Sie sieht nachdenklich aus. Danach habe sie eine »böse« Mail geschrieben, die sie dann aber doch nicht abgeschickt habe. »Jetzt ist da noch die hier.« Dabei nimmt sie eine Gefühlsfigur mit der Sonnenbrille: »Jetzt bin ich ziemlich gechillt. – Das hätte ich gern etwas schneller gehabt.« Wie das denn gekommen sei? Sie habe viel mit Freund:innen gesprochen, die ihr alle Recht gegeben hätten, dass ihr Bruder sich wirklich »daneben« benommen habe. Das habe ihr das Gefühl gegeben, im Recht zu sein, sodass sie entspannt die Ungerechtigkeit entgegennehmen konnte. Sie gibt der Figur den Namen GELASSENHEIT und stellt sie hinter PAULA (s. Foto 25).

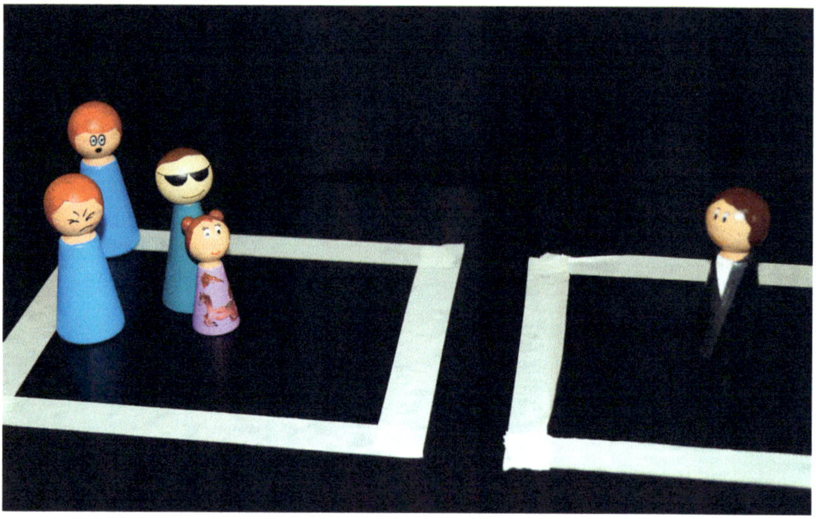

Foto 25: Paula wird gechillt © Bernd Reiners

Ich fasse den Auftrag, der nun »figürlich« vor uns steht, noch einmal zusammen. »Es gab dieses Telefonat mit Ihrem BRUDER (dessen Figur ich dabei in die Hand nehme), der sagte: ›Wenn du kommst, kannst du dienstags bitte die Kinder zur Schule bringen!‹ Dann kam die FASSUNGSLOSIGKEIT wie eine Bombe (ich mache die Bewegung nach). Hiernach kam der ÄRGER, der die FASSUNGSLOSIGKEIT schon etwas vertrieb, unterstützt durch Gespräche mit Freund:innen, die Ihnen Recht gaben. Schließlich kam die GELASSENHEIT (ich rückte sie näher heran und die FASSUNGSLOSIGKEIT in die Ecke). Und Sie hätten sich gewünscht, dass dies alles schneller geschehen wäre?«

VERÄNDERUNGSARBEIT Da Paula zustimmt, schauen wir noch einmal die Situation des Telefonats an. Ich bitte sie, die GELASSENHEIT neben sich stehen zu lassen. Ob diese Figur auch für das Gefühl stehe, im Recht zu sein? Dies bestätigt sie. Wie das denn sei, wenn der Bruder jetzt am Telefon die gleichen Dinge sagen würde. »Ja, dann würde ich das hören – und achselzuckend denken, dass sich mein Bruder an dieser Stelle noch nicht besonders viel weiterentwickelt hat. Aber ich wüsste auch sofort: Ich kann immer noch entscheiden, ob ich die Kinder zur Schule fahre oder nicht. Das habe ich übrigens inzwischen auch so mit ihm besprochen und das ist okay für ihn.« Diese

Information finde ich bedeutsam für das weitere Vorgehen. Sie bestätigt noch einmal, dass es nicht um eine Veränderung des Verhaltens gehe, sondern tatsächlich um eine Veränderung der inneren Haltung, der Gefühle. Die Arbeit mit den Moods passt also.

Ich frage sie, welche Ressourcen ihr geholfen haben, dass die Fassungslosigkeit, wenn auch nicht so schnell wie gewünscht, gegangen sei. Sie nennt die Freund:innen, die sie sicher auch von Amerika aus anrufen könne. Als ich den Ärger nenne, stimmt sie zögerlich zu. Das wolle sie aber nicht. Sie guckt ein wenig bedrückt und erzählt, dass ihre Eltern immer mit ihr geschimpft hätten, wenn sie ärgerlich auf ihren Bruder gewesen sei. Er sei ja noch so klein gewesen, immer hätte sie aufpassen müssen, nie habe sie sagen oder zeigen dürfen, wie sehr er manchmal genervt habe. Meine Anmerkung, dass der Ärger ihr geholfen habe, die Fassungslosigkeit relativ zügig ein Stück zurückzudrängen, überrascht sie. Ja, der Ärger sei tatsächlich hilfreich. Und sie könne das in anderen Situationen durchaus nutzen.

Einüben von Verhalten Ob noch etwas wichtig sei? Sie meint, so etwas wie eine Standardantwort, ein Spruch, den sie sagen könne, wenn ihr Bruder in den USA wieder mit so einer Forderung käme.

Das Quadrat des Bruders, ursprünglich aufgeklebt, um dessen Gefühlswelt darzustellen, wird nun zu den USA. Die Hypothese, dass Paula auf Frederiks Gefühle ihr gegenüber reagierte, z. B. seine Angst, nun könne sie kommen und ihm erneut sagen, wie das Leben funktioniere oder sie kontrollieren etc., hat sich für mich nicht als wichtig für den Prozess der Beratung herausgestellt. Es scheint tatsächlich mehr um Paulas eigene Gefühle zu gehen. Es wäre sonst auch möglich, zu schauen, auf welches Gefühl ihres Bruders sie mit welchem eigenen Gefühl reagiert. So aber kann das Quadrat für die USA genutzt werden. Paula findet das unproblematisch.

Ich nehme ihre Figur und stelle sie zu ihrem Bruder in die USA. »Es wäre ja möglich, dass Ihr Bruder bei dem Besuch wieder etwas sagt. Zum Beispiel ›Wenn du die Kinder zur Schule bringst, kannst du ja schnell einkaufen gehen. Kochen musst du ja eh …‹ Was dann für ein Spruch möglich wäre?« Gemeinsam überlegen wir. Am besten gefällt ihr ihre eigene Idee: »Ich bin nicht als Au-pair nach Amerika gekommen, sondern um dich und deine Familie zu treffen. Es ist mein Urlaub.« Diesen Spruch soll nun Paulas Figur, von ihr in die Hand genommen, zu verschiedenen Bitten ihres Bruders sagen.

Einsatz therapeutische Figur Da Paula zwischendurch die Energie fehlt, den Spruch zu erinnern oder zu sagen, nehme ich Björn zu Hilfe. Er stellt sich neben Paula und spricht den Spruch: »Ich bin nicht als Au-pair nach Amerika gekommen.« Zusätzlich bittet er den Ärger, näher an Paulas Figur heranzutreten, damit sie die Energie aufbringen kann, sich zur Wehr zu setzen. Paula genießt dies offenbar.

ANKER FÜR ZUKÜNFTIGE SITUATIONEN Ihr fällt jedoch auf, dass ihre Figur zu klein sei, um dies zu tun. Sie stellt ihre Figur nun auf einen Bauklotz[32]. Direkt hinter PAULA steht der ÄRGER, direkt daneben die GELASSENHEIT. Da die Zeit der Stunde verstrichen ist, bitte ich sie, ein Foto des Abschlussbilds zu machen. Sie nennt es auf ihrem Handy: »Urlaub statt Au-pair.« Mit diesem Anker verlässt sie die Stunde (s. Foto 26).

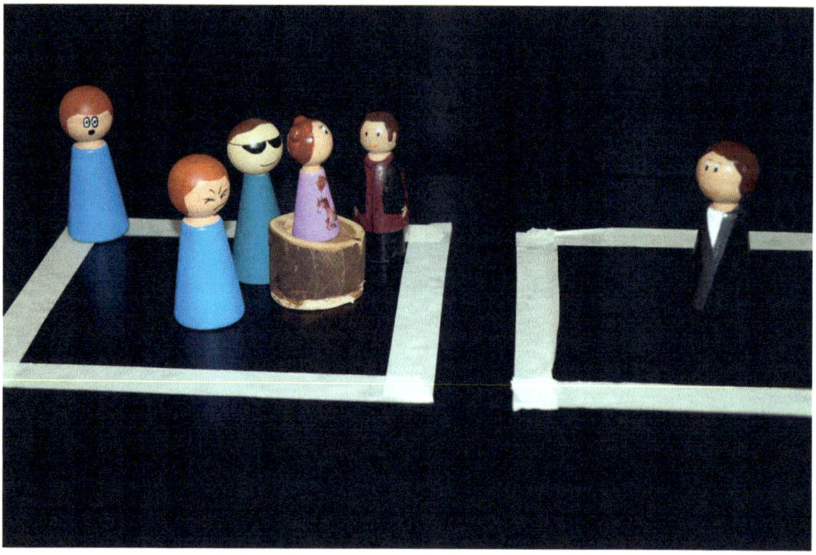

Foto 26: Paulas Abschlussbild © Bernd Reiners

NACHGEDANKEN Man hätte in diesem Fall auch gut die Gefühle selbst sprechen lassen können – etwa so, dass Paula z. B. den ÄRGER in die Hand genommen hätte und nicht *über* sondern *als* Ärger gesprochen hätte. Das intensiviert die Emotionalität. Da es aber Paulas ausdrücklicher Wunsch war, die Emotion – zumindest die Fassungslosigkeit – weniger nah an sich herankommen zu lassen, war die distanziertere, kognitiv orientierte Vorgehensweise vermutlich passender.

32 Eine ausgezeichnete Idee einer Teilnehmerin sind kleine Holzplättchen, die man unter die Figuren stellen kann. Obwohl ich sie bei Paulas Beratung noch nicht zur Verfügung hatte, werden sie hier auf dem nachgestellten Foto verwendet.

Deutlich wird in dem Beispiel, dass die Klientin für das beschriebene Vorgehen – zumindest in der Ausführlichkeit – ein gutes Reflexionsvermögen und Ausdauer benötigt. Mit kleineren Kindern ist es in dieser Form eher nicht möglich. Sie können aber durchaus in kürzeren Abschnitten ihre Gefühle, auch mit Figuren, darstellen und begreifen, dass ihre Gefühle Einfluss auf ihr Verhalten zeigen und umgekehrt das Verhalten die Gefühle beeinflusst.

5.5.2 Die besondere Rolle innerer Anteile

Seit vielen Jahren ist die Arbeit mit inneren Anteilen in der Psychotherapie und Beratung populär. Dabei werden verschiedene Ansätze verwendet. Einen aktuellen Überblick liefert Peichl (2023b). Eher aus der systemischen Therapie stammen z. B. das Innere Team (Schulz von Thun u. Stegemann, 2004) oder das System der Inneren Familie (Schwartz, 1997; Satir, 1988). Aichinger (2012) verwendet ebenfalls eine Art Teilearbeit, wenn er Kinder für verschiedene (Eltern-)Anteile Tiere auswählen lässt. Nicht zuletzt die Ressourcenorientierte narrative Traumatherapie (Hiller u. Hensel, 2019) verwendet Tiere zur Veranschaulichung verschiedener Anteile – ohne dies jedoch explizit so zu benennen.

Auch diese theoretischen Konzepte sind mit dem Spielgespräch verwandt. Eher aus der Traumatherapie stammt die Arbeit mit sogenannten Ego-States (Watkins u. Watkins, 2003). Inzwischen ist dieser Ansatz über die Grenzen der Traumatherapie hinaus bekannt und wird sehr viel breiter eingesetzt.

Fritzsche (2014) führt zur *Entstehung von Ego-States* aus, dass sie im Laufe des Lebens entstehen, um unsere Grundbedürfnisse zu befriedigen bzw. um uns vor Verletzungen zu schützen. Dabei gibt es Grundbedürfnisse nach Orientierung, Kontrolle und Kohärenz, nach Lust, nach Bindung und nach Selbstwerterhalt oder -erhöhung (S. 26). Wir unterscheiden uns weniger in den Grundbedürfnissen als vielmehr in der Art, wie wir für sie sorgen.

Entstehung von inneren Anteilen nach dem Ego-State-Ansatz

Da der Ego-State-Ansatz besonders detailliert ausgearbeitet ist, soll er ein wenig näher beschrieben werden.

Ego-States werden als Ich-Anteile, wörtlich: Ich-Zustände, konzeptualisiert, die ein Eigenleben führen können. Sie können eigene Gefühle, Kognitionen und eine eigene Geschichte haben. Diese verschiedenen Ich-Anteile sind jedoch keineswegs ein Anzeichen einer gespaltenen Persönlichkeit oder einer Störung. Wir alle kennen solche verschiedenen Anteile. So kann es sein, dass ich auf der Arbeit eine andere Sprache spreche, mich anders verhalte und anders fühle als in meiner Familie zu

Hause. Das wäre aus meiner Sicht sogar wünschenswert! Man könnte von einem Berufs-Ich und einem familiären Ich sprechen. Diese Ich-Anteile sind miteinander verknüpft und ergänzen sich gegenseitig. Dennoch führen sie ein zum Teil einander nicht bewusstes Eigenleben: Ich denke nicht darüber nach, dass ich mich zu Hause anders verhalte, möglicherweise merke ich es nicht einmal. Dies ist ein Beispiel für eine »normale Differenzierung« wie es Watkins und Watkins (2003, S. 52) nennen.

Eine andere Form der Bildung von Ego-States nennen die Autoren »Introjektion bedeutsamer anderer« (S. 52). Eine Mutter erzählte mir von ihrer eigenen Kindheit und ihrer ständig überforderten alleinerziehenden Mutter. Für ihre Mutter habe sie als Kind nie lange genug gespielt, still gesessen etc. Ihre Mutter habe sie immer als »extrem nervig« beschrieben. So habe sie als Kind gelernt, sich anzupassen, bloß keinen Fehler zu machen, stillzuhalten usw. Der Frau wurde deutlich, dass sie dieses Bemühen, nicht aufzufallen und stillzuhalten, verinnerlicht hatte. Es wurde zu einem Ego-State, den sie nicht mehr kontrollieren konnte, der sich verselbstständigte und sich in verschiedene andere Alltagssituationen, nicht zuletzt auch in die Erziehung ihrer Tochter eingeschlichen habe.

Watkins und Watkins (2003, S. 52) beschreiben die »Reaktion auf ein Trauma« als dritte Form der Ego-State-Bildung: Wenn ein Mensch ein Trauma erlebt, verhält er sich während dieser Situation auf eine andere, nicht alltägliche Weise. Auch dieses Verhalten kann Affekte, Kognitionen, eigene Erfahrungen und schließlich eine eigene Geschichte, einen Ich-Anteil entwickeln. Dieser Ich-Anteil ist während des Traumas üblicherweise funktional und sinnvoll. In anderen Situationen aber wird er eher dysfunktional, häufig mit selbstbestrafenden Tendenzen. So kann ein Kind, das regelmäßig von seinen Eltern geschlagen wird, eine Art Starre entwickeln. Es verhält sich starr, weil es damit möglicherweise Schläge verhindern kann oder diese als weniger schmerzhaft erlebt. Es schaltet seine Gedanken und Gefühle für diesen Moment aus. Wenn aber in anderen Situationen aufgrund einer lauten Stimme oder Ähnlichem dieser Ich-Anteil aktiviert wird, gelingt es dem Kind nicht, mit dieser Situation konstruktiv umzugehen. Die Freundin des Kindes wundert sich vielleicht, warum es so plötzlich aus dem Spiel aussteigt und nicht mehr ansprechbar ist. Das Kind selbst wertet sich möglicherweise in der Folge ab, weil es denkt, noch nicht einmal vernünftig spielen zu können.

Wir alle haben also verschiedene Ich-Anteile. Diese Anteile können mehr oder weniger bewusst und einander zugänglich sein. Manche Anteile sind verdrängt oder verborgen. So kann das Kind aus dem letzten Beispiel eventuell nicht erklären, warum es im Spiel aussteigt, es merkt es nicht einmal. Wenn die verschiedenen Anteile der Person einander bewusst sind, ist dies ein integrierter, gesunder Zustand. Sind sie einander nur zum Teil bewusst, kann dies als ungesund bezeichnet werden. Wenn sie sich gegenseitig nicht kennen bzw. kein Zugang zu einem gerade nicht aktuellen Ich-Anteil gefunden wird, kann das entstehende Verhalten dem gleichen, was als Borderline-Störung oder Dissoziative Identitätsstörung bezeichnet wird (Watkins u. Watkins, 2003).

Indikation für die Arbeit mit inneren Anteilen

Hanswille und Kissenbeck (2008) empfehlen die Arbeit mit inneren Anteilen, wenn die Klient:innen selbst von verschiedenen inneren Teilen oder Stimmen sprechen, wenn sie widersprüchliches Verhalten zeigen, dissoziative Störungen oder komplexe Traumafolgestörungen vorliegen. Eine solche Arbeit kann mit Gefühlsfiguren im Spielgespräch deutlich vereinfacht werden.

Wie Fritzsche (2014) darstellt, bilden sich Ego-States üblicherweise im Kindes- und Jugendalter. Das bedeutet, dass die Therapeutin dem Entstehen sozusagen zuschauen kann. Der Vorteil hierbei liegt insbesondere darin, dass die States noch nicht so verfestigt bzw. leichter zu verändern sind. Der Nachteil kann sein, dass ihre Entstehung trotzdem kaum zu beeinflussen ist, weil die Lebensumstände des Kindes nicht zu verändern sind. Üblicherweise ist ein wichtiger Teil der Therapie, unterversorgte States nachzunähren. Dies impliziert, dass die Therapie später stattfindet, als die ursprüngliche Nährung nötig gewesen wäre. Und genau das ist bei Kindern nicht unbedingt der Fall.

Fritzsche (2014) betont, dass Ego-States ursprünglich eine gute Funktion hatten, z. B. für die Befriedigung von Grundbedürfnissen zu sorgen oder die Person vor Verletzungen zu schützen. Dabei können die Strategien für diese guten Funktionen aber auch Nebenwirkungen haben.

Es geht daher in der Ego-State-Therapie nicht darum, die Ego-States zum Verschwinden zu bringen, sondern im Gegenteil, sie zu würdigen und zu versorgen (s. Kapitel 1.1, Max' Kopfschmerzen). Dabei kann überlegt werden, wie das Bedürfnis ohne die negativen Nebenwirkungen befriedigt werden kann.

Im Spielgespräch können verschiedene States als Figuren symbolisiert werden (s. auch Kasten 10). So werden sie sichtbarer. Es kann geschaut werden, welche Wirkungen sie haben, wie sie miteinander interagieren, oder auch wie sie mit States anderer Personen, z. B. denen der Mutter, interagieren.

Um aber mit den States arbeiten zu können, müssen sie zunächst identifiziert werden. Kindern fällt dies häufig leicht. Bei Erwachsenen ist es manchmal einfacher, wenn man ein bisschen Motivationsarbeit leistet. Wenn Klient:innen von zwei Seiten in ihnen sprechen oder von Dingen, die ihnen »passieren«, kann dies als Hinweis auf Ego-States verstanden werden. Irgendetwas in dem Menschen sorgt dafür, dass dies passiert. Über diese Seiten, dieses Etwas zu sprechen, fällt auch vielen Erwachsenen nicht schwer.

Für die Behandlung wird das *SARI-Modell* empfohlen (Fritzsche, 2014):

- **S** (Safety/Sicherheit), ist zunächst notwendige Voraussetzung für jede Art von Behandlung. Die Stabilität oder das Sicherheitsgefühl müssen so weit erhöht werden, dass die Klientin von der Intervention profitieren kann.
- **A** (Accessing), also Zugang zu den States; die Klientin soll die Auseinandersetzung mit den States und eventuell belastendem Material kontrollieren können.
- **R** (Restabilisierung), abgespaltenes, traumatisches Erinnerungsmaterial soll auf allen Ebenen – also affektiv, somatisch, verhaltensbezogen und kognitiv – mit dem Wachbewusstsein verbunden werden können. Besonders in dieser Phase können die verschiedenen Ressourcen der Person nützlich sein.
- **I** (Integration), hierbei geht es um drei Zeitebenen: Was ist mir passiert, wie beeinflusst mich das heute und wie möchte ich meine Zukunft damit gestalten?

Gerade die letzten beiden Punkte sind speziell für die Behandlung von Traumatisierungen entwickelt worden, können aber auch in anderen Bereichen verwendet werden.

Mrochen und Bierbaum-Luttermann (2014) beschreiben es ähnlich wie auch Aichinger (2012) als das wirksamste Setting, wenn die Eltern den Kindern bei der Beschreibung ihrer Anteile zuschauen. Diese Einschätzung kann ich für das Spielgespräch nur teilen – sehe aber auch Kontraindikationen (s. Kapitel 6.1.5, Einbezug der Eltern). Besonders hilfreich beschreiben Mrochen und Bierbaum-Luttermann (2014), wenn dabei nicht das Kind als Gesamtperson betrachtet wird, sondern eben nur einzelne Anteile. Dies ermögliche Humor und neue Lösungswege. Auch dem kann ich für das Spielgespräch nur zustimmen.

Das Vorgehen bei der Arbeit mit inneren Anteilen im Spielgespräch

Kasten 10: Vorgehen in der Arbeit mit inneren Anteilen

- Rechteck für Inneres aufkleben
- Figur für das Ich wählen lassen
- Alter-Ego-Figur hinzuziehen, unter anderem im Sinne des SARI-Modells (Fritzsche, 2014)
  - **S**icherheit schaffen: notwendige Voraussetzung für jede Art von Veränderungsarbeit
  - (**A**ccess) Alter-Ego-Figur schafft Zugang zu den Anteilen;
    - Anteile entwickeln und aufstellen
      - Anteile entstehen durch Grundbedürfnisse (Orientierung, Lust, Kontrolle, Bindung, Selbstwerterhalt oder -erhöhung)

    - alle Anteile haben ursprünglich eine gute Funktion gehabt (später möglicherweise dysfunktional oder Nebenwirkungen)
    - man sollte Anteile nicht »wegmachen«, sondern würdigen und integrieren
    - nicht immer sind die Anteile bewusst, aber meist bewusstseinsfähig
  - mit den von Klient:innen genannten Anteilen beginnen, z. B. »ein Teil von mir denkt«; »einerseits möchte ich« etc.
  - weitere Anteile einführen, auch nach eigenen Hypothesen
  - eventuell nach deren Geschichte fragen
  - die verschiedenen Seiten neutral beleuchten
  - die Klientin sollte die Auseinandersetzung mit den Anteilen und belastenden Erfahrungen kontrollieren können
- **R**estabilisierung: abgespaltenes Erinnerungsmaterial bzw. Anteile auf allen Ebenen (Verhalten, Affekte, Körperempfindungen, Kognitionen) mit Wachbewusstsein verbinden
  - Wirkung der Figuren reflektieren
  - näher oder entfernter zur Figur der Klientin aufstellen
  - Variante: in zwei Mannschaften aufteilen: hilfreiche und störende Anteile; wer kann die hilfreichen Anteile stärken, ihnen helfen etc.
  - störende Anteile sind manchmal durch bestimmte äußere Figuren entstanden, z. B. eine kritische Lehrerin oder einen gewaltsamen Vater/eine gewaltsame Mutter. Es kann helfen, diese Personen aufzustellen
- **I**ntegration in drei Zeitebenen des eigenen Lebens:
  - Was ist mir passiert? Eventuell vergangene Situation zeigen lassen
  - Wie beeinflusst mich das heute? Welche Anteile sind daraus hervorgegangen, welche Funktionen und Nebenwirkungen haben diese heute?
  - Wie möchte ich meine Zukunft damit gestalten?

- verschiedene Figuren
  - Gefühlsfiguren können Anteile verdeutlichen, aber auch andere Figuren
  - weitere Figuren, z. B. Matrjoschka-Puppen, z. B. die äußere fröhlich, die innere traurig; die äußere wütend, die innere traurig; die äußere »cool«, die innere ängstlich, die äußere freundlich, die innere wütend etc. (s. Kapitel 3.12)

5.6 Unüblichere Anwendungsmöglichkeiten

Die in diesem Unterkapitel genannten Beispiele sollen als Inspiration für besondere Kontexte der Lesenden dieses Buches dienen.

5.6.1 Das Spielgespräch bei Lücken in der Erinnerung

Nilsson (2021) beschreibt verschiedene Situationen, in denen Menschen Lücken in ihrer Erinnerung haben: bei Bewusstlosigkeit nach einem schweren Unfall oder einer Operation, bei vorübergehenden Verwirrtheitszuständen, möglicherweise auch als Folge von Medikamenten, nach einem Aufenthalt auf einer Intensivstation oder im Rahmen von Drogenerfahrungen.

Carl Bäckmann (2011, zitiert nach Nilsson, 2021) schrieb eine Doktorarbeit, wie bei Patient:innen nach Langzeitbeatmung Schäden reduziert werden können. Das Modell verlangt, dass Angehörige oder Pflegepersonal mit Fotos und detaillierten Notizen dokumentieren, was in der Zeit der Bewusstlosigkeit geschieht.

Einige Wochen nach der Entlassung werden diese Aufzeichnungen mit den Patient:innen durchgegangen. Dies schmälert mögliche Grübeleien. Wenn ein:e Patient:in gestorben sein sollte, kann das Durchgehen der Aufzeichnungen die Verarbeitung für die Angehörigen erleichtern. Grübeleien und falsche Fantasien über mögliche Ursachen des Todes oder über Ereignisse, die während der Bewusstlosigkeit geschehen sein könnten, können sehr schädigende Wirkung haben.

Bei Kindern kann die Information darüber, was im Koma mit einem Angehörigen oder einer Bezugsperson geschehen ist, mit dem Zeigegespräch geschehen.

5.6.2 Das Zeigegespräch bei Schwierigkeiten, Zusammenhänge zu erkennen

Manchmal fehlen keine Erinnerungen, die Geschehnisse sind aufgrund von Informationsmangel schwer verständlich. Dies kann z. B. bei plötzlicher Inobhutnahme von Kindern geschehen. Eine Information der Kinder über das Geschehen vor der Inobhutnahme und das Einbetten der Inobhutnahme in eine für sie verständliche Geschichte ist dringend geboten. Diesen Handlungsablauf für das Kind verständlich darzustellen, kann mit dem Zeigegespräch sehr erleichtert werden.

5.6.3 Beziehung zur Krankheit – PRISM

Dieser Ansatz ist hierzulande nicht sehr verbreitet. PRISM ist eine Abkürzung für »Pictural Representation of Illness and Self Measure«. Es soll der subjektiv erlebte Abstand einer Person zu ihrer Krankheit erfasst werden (Büchi u. Stensky, 1999). Dabei ist das Verfahren, wie Nilsson (2021) zu Recht hervorhebt, dem Spielgespräch bereits recht ähnlich, weil es um eine Visualisierung des Abstands geht. Dieser wird in Zentimetern gemessen – die standardisierte Methode zeigt gute Validität und gute Reliabilität. Auf einem A4-Papier liegt eine gelbe Scheibe, die als Symbol für das Selbst eingesetzt wird. Eine kleinere rote Scheibe steht für die Krankheit und soll in einem Abstand zum Selbst gelegt werden, die passend erscheint. In einer Weiterentwicklung können auch andere Aspekte des Lebens mit aufgelegt werden, z. B. Familie, Arbeit, Freund:innen, Hobbies etc.

Wenn dies im Spielgespräch durchgeführt wird, kann die Klientin eine Figur für ihr Selbst auswählen, eine andere für die Krankheit etc. Dann gleicht es dem Spielgespräch bei inneren Konflikten (s. Kapitel 5.5) – mit einem besonderen Inhalt, nämlich einer Krankheit. Selbstverständlich können dann auch Veränderungsideen angespielt werden, das Wunschbild, die Frage, wie ein angenehmerer Abstand erreicht werden kann etc.

6 Personenkreise und Kontexte

Da das Spielgespräch in diesem Buch besonders häufig mit Kindern angewendet wird, widmet sich das erste Unterkapitel Besonderheiten in der Kommunikation mit dieser Klientel. Ein zweites Unterkapitel handelt von Personen mit Intelligenzminderung, die im Kapitel Ressourcenaktivierung (s. Kapitel 4.4) in Beispielen erschienen. Für beide Personenkreise ist das Spielgespräch besonders geeignet und bietet spezifische Vorteile.

Des Weiteren werden exemplarisch zwei Kontexte beleuchtet, in denen das Spielgespräch angewendet werden kann, die aber ansonsten im Buch wenig berücksichtigt werden: Supervision und gutachterliche Tätigkeit.

Wie ein Kind

Emma Reiners

Die Augen glitzern,
das Wasser spritzt,
als die roten Gummistiefel
in die Pfützen hüpfen.

Sie rennen durch den Garten,
lassen Autos fahren auf den selbstgemalten Karten,
singen und trällern jedes Lied,
egal, was auch geschieht.

Frei sind sie wie der Wind
und wachsen doch so geschwind.

6.1 Besonderheiten in der Gesprächsführung mit Kindern

Gespräche mit Kindern verfolgen sehr unterschiedliche Aufgaben und Ziele. Sie können beiläufig oder geplant geschehen; sie können der Beziehungsstärkung dienen, dem freien Austausch; es kann eher um eine »Befragung« Einzelner gehen oder alle Anwesenden sind ungefähr gleich beteiligt etc.

Es kann sein, dass das Kind von sich aus erzählt und die Erwachsene lediglich nachfragt; in anderen Situationen wollen wir von dem Kind gezielt etwas erfahren, das es nicht von sich aus erzählt. Sicherlich gehören in diese Kategorie auch »Verhöre« durch eine Pädagogin, die einfach wissen möchte, was in einer bestimmten Situation geschehen ist – z. B. bei einer möglichen Kindeswohlgefährdung, einem Streit auf dem Schulhof oder in der Familie, bei Gesprächen bei Gericht oder der Polizei etc. Ich halte es für wichtig, dem Kind mit Respekt und Transparenz zu begegnen. Das Spielgespräch sollte nicht als »Trick« für verstecktes Ausfragen benutzt werden. Es sollte nur verwendet werden, wenn das Kind weiß, worauf es sich inhaltlich und methodisch einlässt.

Es sollte beachtet werden, dass die *Kinder meist nicht selbst die Auftraggeber* sind. Selten kommen Kinder zur Therapeutin oder zur Beraterin und glauben, dass ein Gespräch ihnen helfen könne, ein Problem zu beheben. Dies mag bei älteren Kindern häufiger vorkommen, in den ersten Jahren der Grundschule ist es sicher die Ausnahme. Auch Pleyer (2001) stellt dar, dass in der Behandlung von Kindern üblicherweise die Eltern die Auftraggeber sind.

Daher sind in der Beratung/Therapie mit Kindern die Auftragsklärung und die Klärung des Überweisungskontextes besonders wichtig, wie es in der systemischen Therapie eine lange Tradition hat (von Schlippe u. Schweitzer, 2000). Beim Spielgespräch mit einem Kind empfiehlt es sich zu fragen, was die Eltern für einen Auftrag bei der Behandlung des Kindes haben; egal ob sie anwesend sind oder nicht.

Ich halte es für unethisch, unnötig und in der Regel für den Erfolg eher schädlich, wenn Kinder spätestens ab dem Grundschulalter ihre Anliegen nicht selbst benennen dürfen. Natürlich sollten sie auch darüber informiert sein, was ihre Eltern als Anliegen formulieren.

Das Spielgespräch bietet eine gute Möglichkeit, die Kinder nach ihrem eigenen Anliegen zu fragen. Sie können z. B. ein Wunschbild zeigen (s. Kapitel 4.3, Jonas zeigt, wie er Freunde finden möchte), sie können das Wunschbild ihrer Eltern betrachten etc. Günstig ist, wenn Eltern und Kinder ähnliche Ideen entwickeln, in welche Richtung sie sich eine Veränderung wünschen.

6.1.1 Rechtliche Argumentation für die Gespräche mit Kindern in der Jugendhilfe

Das Achte Sozialgesetzbuch (SGB VIII) fordert, insbesondere seit es als Kinder- und Jugendstärkungsgesetz (KJSG) die Stärkung der Kinder betont, für die Arbeit in der Jugendhilfe die Gespräche mit Kindern und Jugendlichen bzw. ihren Einbezug an verschiedenen Stellen, insbesondere bei der Kindeswohlgefährdung, der Hilfeplanung und der Inobhutnahme:

- § 8 (1) Kinder und Jugendliche sind entsprechend ihrem Entwicklungsstand an allen sie betreffenden Entscheidungen der öffentlichen Jugendhilfe zu beteiligen. [...]
- § 8 (3) Kinder und Jugendliche haben Anspruch auf Beratung ohne Kenntnis des Personensorgeberechtigten, solange durch die Mitteilung an den Personensorgeberechtigten der Beratungszweck vereitelt würde. [...]
- § 8 (4) Beteiligung und Beratung von Kindern und Jugendlichen nach diesem Buch erfolgen in einer für sie verständlichen, nachvollziehbaren und wahrnehmbaren Form. (Hier ist das Spielgespräch zur Informationsvermittlung durch die Professionellen sehr sinnvoll einsetzbar.)
- § 8a (1) [...] Soweit der wirksame Schutz dieses Kindes oder dieses Jugendlichen nicht in Frage gestellt wird, hat das Jugendamt (in anderen Abschnitten gilt dies ähnlich für freie Träger) die Erziehungsberechtigten sowie das Kind oder den Jugendlichen in die Gefährdungseinschätzung einzubeziehen [...].
- § 36 Mitwirkung, Hilfeplan (1) Der Personensorgeberechtigte und das Kind oder der Jugendliche sind vor der Entscheidung über die Inanspruchnahme einer Hilfe und vor einer notwendigen Änderung von Art und Umfang der Hilfe zu beraten [...] Ist Hilfe außerhalb der eigenen Familie erforderlich, so sind die in Satz 1 genannten Personen bei der Auswahl der Einrichtung oder der Pflegestelle zu beteiligen. [...]
- § 36 (2) [...] Als Grundlage für die Ausgestaltung der Hilfe sollen sie zusammen mit dem Personensorgeberechtigten und dem Kind oder dem Jugendlichen einen Hilfeplan aufstellen, der Feststellungen über den Bedarf, die zu gewährende Art der Hilfe sowie die notwendigen Leistungen enthält [...].
- § 42 (2) Das Jugendamt hat während der Inobhutnahme unverzüglich das Kind oder den Jugendlichen umfassend und in einer verständlichen, nachvollziehbaren und wahrnehmbaren Form über diese Maßnahme aufzuklären, die Situation, die zur Inobhutnahme geführt hat, zusammen mit dem Kind oder dem Jugendlichen zu klären und Möglichkeiten der Hilfe und Unterstützung aufzuzeigen. (Das Spielgespräch kann dies gut unterstützen.)

6.1.2 Kinder sind anders als Erwachsene

Im Gespräch mit Kindern muss das Machtgefälle zwischen Kind und Erwachsener berücksichtigt werden. Kinder benötigen Mut, um mit Erwachsenen zu sprechen. Kinder zeigen sich häufig im Gespräch mit Erwachsenen erst einmal vorsichtig, es fällt ihnen schwerer zu widersprechen und sie haben Sorge vor Ablehnung oder nicht verstanden zu werden.

Sowohl die Erlebniswelt als auch die Interessen an einem Gespräch sind bei Erwachsenen und Kindern unterschiedlich. Wie Övreeide (2001) darstellt, lassen sich Erwachsene mit einem bestimmten Ziel zu einem Gespräch motivieren, selbst wenn sie den Gesprächsverlauf selbst nicht schätzen. Kinder hingegen werden eher durch den Prozess des Gesprächs motiviert: Wenn dieser nicht nach ihrem Geschmack verläuft, ist es trotz Sinnhaftigkeit leicht möglich, dass das Kind aus dem Gespräch aussteigt.

Erwachsene denken in vielen Situationen, die Kinder sollten über Probleme sprechen, das könne ihnen helfen. Die Idee, dass ein Gespräch bei Problemen hilft, ist für Kinder relativ fremd.

6.1.3 Allgemeine Kommunikationsregeln in der Gesprächsführung mit Kindern

Natürlich sind allgemeine Kommunikationsregeln bei Kindern zu beachten, wie z. B. kurze Sätze, einfache Worte, eindeutige Äußerungen etc. Es geschieht meist intuitiv, hilft aber tatsächlich, die Stimmlage anzuheben. In der Regel sind Ich-Botschaften einfacher zu befolgen als Befehle, also eher: »Ich wünsche mir, dass du …« statt: »Du musst jetzt …« Selbstverständlich sollten Aufforderungen ruhig und bestimmt, aber keineswegs laut gegeben werden. Ebenso wichtig ist es natürlich, die nonverbalen Botschaften zu beachten. Eine freundliche Stimme, eine Geste, die zur Mitarbeit auffordert etc.

Es gibt einige *Fallen in der Gesprächsführung*. Erwachsene unterschätzen häufig die Fähigkeit des Kindes, über problematische Inhalte zu sprechen.

Immer wieder erlebe ich, dass Fachleute insbesondere aus dem institutionellen Alltag der Kinder – also z. B. Kindertagesstätte, Schule oder Offene Ganztagsschule – aber auch aus anderen Kontexten, sich bei schwierigen Themen scheuen, bei Kindern nachzufragen, was passiert ist, weil sie das Kind nicht belasten wollen oder ihm schlicht nicht zutrauen, dazu etwas sagen zu können. Ein Kind deutet beispielsweise an, dass es zu Hause geschlagen wurde, und die Professionelle fragt nicht nach – die Hemmung nachzufragen, ist bei möglichen sexuellen Übergriffen noch größer.

Die Sorgen der Fachleute speisen sich meist aus zwei Quellen. Zum einen befürchten sie, das Kind zu retraumatisieren, zum anderen fürchten sie, Aussagen des Kindes durch suggestive Befragung für ein mögliches späteres Strafverfahren unbrauchbar zu machen.

Eine Retraumatisierung ist möglich, allerdings kann man bei einer Nachfrage durchaus bemerken, ob das Kind erzählen will und ob es dem Erzählen gewachsen ist. Wenn ein Kind offensichtlich dissoziiert, also z. B. abwesend ins Leere starrt, empfiehlt es sich, die Dissoziation zu unterbrechen, indem das Kind angesprochen wird. Fachleute, die an dieser Stelle unsicher sind, benötigen eventuell ein paar basale Informationen über traumapädagogische Techniken (Baierl u. Frey, 2016; Jegodtka u. Luitjens, 2016; Bausum, Besser, Kühn u. Weiß, 2023). Diese sind aber auch kein Hexenwerk. So kann z. B. das Kind gefragt werden, wie es heißt, ob es weiß, wo es gerade ist, wie viele Finger gerade gezeigt werden etc. Es kann gebeten werden, sich zu bewegen, aufzustehen etc. Möglicherweise hilft eine kurze Berührung, es soll im Raum fünf runde oder vier gelbe Dinge finden etc. Eine Retraumatisierung durch eine einfache Nachfrage ist aber auch ohne dieses Wissen wesentlich weniger wahrscheinlich als bei einer Exposition im Sinne des Durcharbeitens (s. Kapitel 5.4.2). Dass Kinder quasi automatisch »retraumatisiert« werden, wenn sie über etwas Unangenehmes sprechen, ist also schlichtweg falsch.

Suggestive Befragung ist natürlich kontraproduktiv (s. Kapitel 6.4). Dies gilt nicht nur in einem Strafverfahren, sondern auch weil es nicht hilft, wenn das Kind eine suggerierte Erinnerung erzählt statt eines erfahrungsgebundenen Berichts. Und es erfordert viel Übung, keine suggestiven Fragen zu stellen; umso mehr, wenn ein Kind nicht frei spricht, man sich aber große Sorgen macht, weil man deutliche Fantasien hat, was ihm Grausames passiert ist. Auch nichtsuggestive Gesprächsführung kann und sollte geübt werden, hat jedoch nur sehr indirekt mit der Methode zu tun, mit der man mit Kindern spricht. In der Regel ist es hilfreich, offene W-Fragen zu stellen: Wie, Was, Wann etc. Geschlossene Fragen, die nur mit Ja oder Nein beantwortet werden können, fördern dagegen kein freies Erzählen.

Darüber hinaus hilft es, sich klarzumachen, dass man die »Wahrheit« nicht unbedingt in diesem Gespräch herausbekommen muss. In den meisten Kontexten ist Beziehungspflege bedeutsamer als die unbedingte Wahrheitsfindung. Zudem ist die Wahrscheinlichkeit eines Strafverfahrens in den allermeisten Fällen nicht sehr hoch.

Eine Sonderform der Suggestion ist, dass Kindern unterstellt wird, sie hätten sich auf eine bestimmte Weise gefühlt. Formulierungen wie: »Das war sicher schlimm für dich!« sind meistens weniger förderlich, als das Kind zu fragen, wie es das empfunden hat. Offensichtliches Leid des Kindes soll damit natürlich nicht infrage gestellt werden. Es geht mehr darum, das Kind zum Zeigen der Emotionen anzuregen, eventuell auch mit den Gefühlsfiguren, um es genauer zu eruieren.

Man weiß, dass Kinder – gerade bei sexueller Gewalt – viele Versuche benötigen, bis ihnen jemand glaubt und die Misshandlung beendet. Was ist es in diesem Zusammenhang für ein Signal, nicht nachzufragen? Man stelle sich ein Kind vor, dass sich ein Herz fasst, eine Andeutung von einer Gefährdung im Haushalt berichtet und dann erfahren muss, dass niemand nachfragt! Es wird denken, dass niemanden interessiert, was bei ihm passiert, dass dies als nicht schlimm bewertet wird, dass niemand etwas dagegen tun kann oder will. Das ist eindeutig ein massiver Schaden für dieses Kind.

Fachkräfte sollten wissen, wie eine dissoziative Reaktion unterbunden werden kann und sie sollten nichtsuggestive Gesprächsführung beherrschen. Aber selbst, wenn sie sich nicht ganz sicher sind, ist Nachfragen in der Regel die Variante, die Kinder besser schützt. Der Schaden durch fehlendes Nachfragen ist sehr viel wahrscheinlicher und nicht selten sehr, sehr groß. In Fortbildungen sage ich gern, es ist besser, »falsch« nachzufragen, als gar nicht nachzufragen.

Es gibt ein paar *allgemeine Leitlinien,* deren Befolgung förderlich ist, wenn man mit Kindern spricht. Ich empfehle das Buch »Sag mir mal …« von Martine Delfos (2012), auf das ich mich in den folgenden Ausführungen hauptsächlich beziehe:

Selbstverständlich sollte es sein, dafür zu sorgen, dass das Kind sich wohlfühlt, z. B. dadurch, dass man sich mit dem Kind auf Augenhöhe befindet, ihm zuhört und eher langsamer spricht als mit Erwachsenen. Manchmal ist es günstig, das Kind anzuschauen, wenn man mit ihm spricht. Bei schambesetzten oder anders emotional schwierigen Themen ist es häufig ratsam, es nicht direkt anzuschauen – gerade hier kann es helfen, einen gemeinsamen Fokus zu haben, z. B. die Figuren des Spielgesprächs.

Elbers (1991, zit. nach Delfos, 2012) fand in ihrer Untersuchung heraus, dass die meisten unzuverlässigen oder falschen Aussagen von Kindern auf Missverständnissen beruhen und nicht darauf, dass Kinder die Wahrheit nicht sagen wollten oder nicht wussten.

Delfos (2012) empfiehlt, Spielen und Reden zu kombinieren. Sie denkt dabei eher daran, dass man mit Kindern gut sprechen kann, während man etwas anderes tut, z. B. Tischtennisspielen, Spazierengehen oder Ähnliches. Selbst wenn man den Faden verliert, kann man das Kind bitten, zum Thema zurückzukehren. Meist lassen sich die Kinder von einem parallelen Spiel weniger ablenken als Erwachsene. Es kann auch hilfreich sein, noch einmal auf das Ziel des Gesprächs hinzuweisen, z. B. »Ich bin nicht ganz sicher, ob du dich gerade mehr auf das Spiel oder mehr auf unser Gespräch konzentrierst? Mir wäre es wichtig, noch einmal zurückzukommen auf …« Das Spielgespräch ist eine besonders geeignete Methode, Spiel und Gespräch zu verbinden.

Eine scheinbare Selbstverständlichkeit ist es, die Grenzen des Kindes einzuhalten. Dies meint natürlich auch die körperlichen Grenzen – ein Kind nicht auf den Schoß zu nehmen, es nicht über den Kopf zu streicheln, wenn es dies nicht möchte. Es meint aber auch die Grenzen dessen, was das Kind erzählen möchte. Ich halte es für wichtig, dem Kind zu erklären, dass es schweigen darf – und dies auch einzuhalten. Wenn man eine Information von dem Kind wünscht, die es nicht geben möchte, ist es erlaubt, nachzufragen und zu erläutern, warum die Information wichtig sein könnte – aber es ist aus meiner Sicht unangemessen, das Kind unter Druck zu setzen. Dies ist sehr leicht möglich und kann auch unabsichtlich geschehen – auch in guter Absicht und aus erwachsener Sicht zum Vorteil des Kindes. Ich denke, dem Kind sollte zu Beginn des Gesprächs erläutert werden, dass es schweigen und erzählen darf und was mit den erhaltenen Informationen geschieht. Bei Bedarf kann dies im Gespräch wiederholt werden.

Zudem sollte man das Kind fragen, was es möchte. Vielleicht hat es etwas erzählt – wir glauben, dass wir mit dieser Information etwas tun sollten, z. B. mit den Eltern sprechen. Das Kind hat es aber »nur« erzählen wollen. Das heißt nicht unbedingt, dass die professionelle Zuhörerin dies einhalten muss oder kann. Im Falle einer Kindeswohlgefährdung müssen die Informationen weitergegeben werden. Darüber sollte man das Kind aufklären.

Gesprächseinführung

Natürlich ist es wichtig, sich an das Alter bzw. den Entwicklungsstand des Kindes, den Inhalt des Gesprächs und die Beziehung, die zu dem Kind besteht, anzupassen. Die Einführung wird im Folgenden in vielen Details beschrieben. Dies klingt teilweise recht formal – dabei ist es bei Kindern wichtig, sie nicht durch Formalitäten zu verschrecken oder gar zu ängstigen. Natürlich sollte das Gespräch in einer lockeren Atmosphäre stattfinden. Wenn es jedoch ein formales Gespräch ist, z. B. ein Verhör, so lässt sich dies nicht gänzlich ausblenden – und das wäre auch nicht förderlich. Dennoch soll darauf hingewiesen werden, dass nicht bei jedem Gespräch mit einem Kind die folgenden Punkte von A bis Z »durchgearbeitet« werden müssen. Die Verantwortung für eine Auswahl aus den folgenden Elementen obliegt den Erwachsenen.

Zu Beginn sollte man das Kind anschauen, sich vorstellen, etwas Zeit lassen und den Gesprächsrahmen erläutern. Hierzu gehört neben der geplanten Dauer des Gesprächs, die eigenen Absichten, Anlass und Ziele des Gesprächs zu nennen.

Dem Kind sollte die Möglichkeit gegeben werden, den Gesprächsrahmen sowie seinen Inhalt möglichst weitgehend mitzubestimmen.

Ein guter Beginn ist häufig die Frage nach dem Namen und dem Alter. Ein Eisbrecher kann es sein, das Kind zu fragen, was es am liebsten tut oder spielt – auch auf der Konsole oder online – und ob es ein Hobby hat etc.

In der Regel sollte das Kind darauf aufmerksam gemacht werden, dass es darum geht, seine Meinung bzw. seine Sicht der Situation zu hören. Folgende Hinweise können hilfreich sein, z. B.: »Ich weiß die Antworten auf die Fragen auch nicht und kann dir daher nicht helfen. Ich möchte Dinge erfahren. Wenn du sie auch nicht weißt oder nicht darüber reden möchtest, sag das einfach. Das ist nicht schlimm. Es ist besser, du sagst, du weißt etwas nicht, als wenn du etwas erfindest, das gar nicht stimmt.« Da die meisten Kinder gern von sich erzählen, ist die Hoffnung berechtigt, dass trotzdem Dinge erzählt werden.

Wenn Notizen angefertigt werden oder eine Audio- bzw. Videoaufnahme vorgenommen wird, sollte das Kind darauf hingewiesen werden. Der Sinn der Aufzeichnungen sollte dem Kind altersgemäß erläutert werden.

Gesprächsabschluss

Die Spannung sollte wieder abgebaut werden. Hierfür kann man zunächst das Gespräch in Form kurzer Kernthesen in der Sprache des Kindes zusammenfassen. Ich frage das Kind gegen Ende häufig, was es an meiner Stelle noch fragen würde. Nicht selten können die Kinder eine Frage formulieren, die wichtige Informationen zutage fördert, die bisher aber von ihnen nicht genannt wurden.

Am Ende formuliere ich gern etwas wie: »Ich bin sehr zufrieden mit dem Gespräch. Ich bin richtig stolz auf uns! Und wie geht es dir damit?«

Auch das weitere Vorgehen nach dem Gespräch sollte erläutert werden: Wie geht es jetzt weiter? Wer wird über das Gespräch informiert, welche weiteren Schritte sind angedacht? Wenn dies noch nicht beschlossen ist, kann darauf hingewiesen werden: »Ich weiß noch nicht genau, wie es jetzt weitergeht. Ich werde noch einmal darüber nachdenken. Bevor ich aber mit jemandem über dieses Gespräch rede, werde ich es dir sagen.« Gerade dies kann auch wieder mit dem Zeigegespräch verdeutlicht werden.

6.1.4 Zusammenfassung der Besonderheiten im Gespräch mit Kindern

Die Besonderheiten in der Gesprächsführung mit Kindern sind in Kasten 11 zusammengefasst.

Kasten 11: Besonderheiten in der Gesprächsführung mit Kindern

Allgemeine Besonderheiten

- Machtgefälle zwischen Kind und Erwachsenen
- Erlebniswelt und Interessen des Kindes unterscheiden sich von Erwachsenen
- Erwachsene sprechen mehr als Kinder
- Erwachsene sind durch ein Ziel zum Gespräch motiviert; Kinder eher durch den Prozess (Spaß)
- Kinder haben eine kürzere Konzentrationsspanne
- Sprache kann in emotional schwierigen Situationen nicht altersentsprechend sein
- Kinder benötigen Handlung und spielgeprägte Aktivität für ein Gespräch
- für das Kind angenehme Gesprächsatmosphäre schaffen
- der Erwachsene muss das Gespräch aktiv strukturieren
- so konkret wie möglich, viele Details helfen oft
- verbalen, paraverbalen und nonverbalen Ausdruck beachten und verwenden
- Fallen in der Gesprächsführung:
  - Unterschätzen der kindlichen Fähigkeit, über problematische Inhalte zu sprechen
  - Vermutungen über das Empfinden des Kindes werden als Feststellungen geäußert
  - geschlossene Fragen
  - Suggestivfragen

Förderliche Bedingungen in der Vorbereitung

- den richtigen Zeitpunkt wählen
- Fokussieren auf das Wesentliche – konkret bleiben
- realistische Ziele (Minimum: was muss mindestens besprochen werden?, Kür: was wäre zusätzlich schön?)

Einführung in das Gespräch

- sich vorstellen – Grund für das Gespräch nennen: Anlass und (eigenes) Ziel
- Eröffnung: Wie heißt du? Alter? Eventuell Lieblingsbeschäftigung?
- Gesprächsrahmen erläutern, z. B.
  - Reden und Schweigen sind erlaubt, die Professionelle kennt Antworten auch nicht; besser schweigen als etwas erfinden
  - Dauer ankündigen
  - Vertraulichkeit klären
  - möglichst eigene Handlungen (z. B. Notizen) erklären

Förderliche Bedingungen und Handlungen während des Gesprächs

- Begleitaktivität (Faustregel: 4–6 J.: Malen; 7–8 J.: Spielen; 9–10 J.: Kind wählt Aktivität; 11–12 J.: Gespräch über z. B. Tiere)
- Spielen und Reden kombinieren
- Motivationslage des Kindes beachten, z. B. Angst, Unruhe
- Falschaussagen verstehen als auf Missverständnissen beruhend
- Ruhe bewahren
- Augenhöhe mit dem Kind
- Blickkontakt während des Sprechens
- Offenheit für Kompromisse
- aktiv zuhören
- positive Äußerungen, z. B. »stattdessen« statt »nicht mehr«
- langsames Gesprächstempo
- Grenzen des Kindes einhalten
- was will das Kind? es darf schweigen
- Hilfsangebote – keine falschen Versprechungen, z. B. über Geheimhaltung
- dem Kind die Verantwortung für erlebte Gewalterfahrungen nehmen

Gesprächsabschluss

- Spannung wieder abbauen
- Zusammenfassen: kurze Kernthesen in der Sprache des Kindes
- Was würdest du sonst noch gern erzählen, was würdest du an meiner Stelle noch fragen?
- Dank
- weiteres Vorgehen nach dem Gespräch erläutern

Von Delfos (2012) stammt folgende leicht veränderte Tabelle, worauf man mit Kindern in verschiedenen Altersklassen besonders achten soll:

Tabelle 2: Merkmale der Gesprächsführung nach Alter (nach Delfos, 2012)

	4–6 Jahre	6–8 Jahre	8–10 Jahre	10–12 Jahre
Metakommunikation (d. h. Gespräch über das Gespräch, die Regeln etc.)	Wichtigkeit der Meinung betonen Erklären des Gesprächsrahmens		Gesprächsrahmen benennen	
	viel Metakommunikation			in Maßen Metakommunikation
Form	spielen und reden	reden und spielen	reden, manchmal spielen	reden
	10–15 Minuten nonverbale Spielformen Familienbeispiele verwenden	15–20 Minuten verbale Spielformen Freund:innen als Beispiel verwenden	30–45 Minuten Beim Nachfragen Freund:innen als Beispiel verwenden	60 Minuten Kind darf eine Freundin mitnehmen
	Spiel bei Müdigkeit stoppen nicht zu lang stillsitzen			
verbaler Aspekt	kurz, konkret, einfache Worte Hilfe beim Formulieren	kurz, konkret, einfache Worte	konkret, schwierige Worte erklären	konkret und abstrakt, schwierige Worte erklären
nonverbaler Aspekt	viel nonverbal	nonverbale Kommunikation	nonverbale Kommunikation benennen	
Fragetechniken	offene und geschlossene Fragen, geschlossene Fragen nicht im Hauptthema	geschlossene Fragen vermeiden	offene Fragen verwenden sozial erwünschten Antworten vorbeugen	offene Fragen nachfragen
	Kinder erinnern Ereignisse räumlich	mehr räumlich als zeitlich fragen		
	Detailfragen im Hauptthema Fragen variiert wiederholen, nicht zusammenfassend fragen		räumlich und zeitlich weiterfragen Zusammenfassen für die Struktur	
Motivation	ständig an Motivation arbeiten materielle Belohnung[33] Abrundung nach Spannungsbogen[34]		Motivation kontrollieren, Abrundung nach Thema	Motivation nicht ständig wiederholen Abrundung nach Zeit und Thema

33 Belohnungen können durchaus die intrinsische Motivation schmälern und zu erwünschten Antworten führen.

34 Stärker als bei älteren Kindern sollten hier die affektiven Spannungen des Kindes das Gespräch lenken. Wenn die Spannung des Kindes zu hoch oder zu niedrig ist, braucht es hier eine Steuerung, die sich nicht so sehr an dem Abschluss des Themas orientiert.

6.1.5 Beteiligung der Eltern[35]

Wenn ein Kind mit dem Spielgespräch etwas zeigt, stellt sich stets die Frage, ob die Eltern anwesend sein sollen. *Wenn Eltern anwesend sind,* kann sofort geprüft werden, ob das Kind sich in ihrem Beisein öffnen möchte. Falls es dies möchte, können die Eltern zuschauen (wie z. B. bei Jasmin, s. Kapitel 4.1.2), in das Gezeigte eingreifen oder es gleich gemeinsam gestalten (s. Kapitel 4.1.1, Samuel Kronenberg).

Es ist häufig sinnvoll, dass die Eltern zuschauen. So erhalten sie nicht selten vom Kind Informationen, die sie bis dahin nicht kannten. Oft sind die Eltern sehr froh und stolz, dass ihr Kind dies nun endlich erzählen konnte. Nicht selten geht es den Kindern ähnlich. Dafür benötigt es das Einverständnis der Eltern. Bei Jugendlichen empfiehlt es sich eher, das Spielgespräch in Abwesenheit der Eltern durchzuführen und anschließend zu klären, ob bzw. was den Eltern wie gezeigt oder berichtet werden soll.

Wenn das Kind eine Situation *ohne Eltern im Raum* gezeigt hat, sollte mit dem Kind überlegt werden, was den Eltern wie gezeigt oder erzählt werden soll (s. Kapitel 4.8, wie kann Jakob mit seinen Eltern sprechen?). Nicht in jedem Fall ist es notwendig, die Eltern an dem Spielgespräch im Nachhinein teilhaben zu lassen. Wenn es gezeigt werden soll, gibt es sehr unterschiedliche Methoden, dies umzusetzen.

Verschiedene Methoden, vom Gezeigten zu berichten

Die emotionalste Methode ist sicher, den Eltern ein Video des Spielgesprächs zu zeigen. Dabei sollte vorher eine Probe der Akustik gemacht werden, wenn die Holzfiguren auf den harten Tisch gestellt werden. Die Verwendung einer Schreibtischunterlage verbessert die Akustik erheblich.

Aus dem Geschichtenergänzungsverfahren (Gloger-Tippelt u. König, 2015, s. Kapitel 8.2.3) stammt eine Idee, die für manche Rückmeldegespräche gut verwendet werden kann: Man zeigt das Anspiel einer Situation, z. B. was bisher verstanden wurde. Bevor man zeigt, was das Kind weiter gezeigt hat, fragt man die Eltern, was sie erwarten, von dem Kind gezeigt zu bekommen. Erst danach zeigt man, was es tatsächlich dargestellt hat. So wird einerseits die Spannung erhöht, andererseits die Mentalisierungsfähigkeit gesteigert. Bei Zutreffen können die El-

35 Wie Kade (s. Kapitel 6.2.5) zu Recht bemerkt, ist der Einbezug von Bezugspersonen, nicht nur der Eltern, allgemein mit dem Spielgespräch einfacher. Insbesondere kann hier an Menschen mit Einschränkungen, Störungen oder Behinderungen gedacht werden, die auch von anderen Personen als ihren Eltern begleitet werden.

tern dafür gewürdigt werden, dass sie ihr Kind so gut kennen, bei Abweichungen kann nachgefragt werden.

Das Spielgespräch kann aber auch mit den Figuren nacherzählt werden oder ohne Figuren zusammengefasst werden. Die letztere Methode ist weniger emotional und bietet sich insbesondere an, wenn die Kinder ihre Eltern nicht so detailliert über ihre Geschichte informieren wollen und dies nicht aus anderen Gründen wichtig ist. Noch weniger emotional ist sicher, nur von dem Gezeigten zu erzählen. Letztlich ist es unter Umständen natürlich auch sinnvoll, den Eltern von dem Gezeigten nichts zu erzählen, z. B. wenn es dem Kind zu intim erscheint, es dazu zu wenig Vertrauen in seine Eltern oder die Therapeutin hat etc.

Ein Video zu zeigen oder das Gezeigte mit den Figuren nachzustellen ist jedoch nicht nur emotionaler, sondern auch überzeugender für die Eltern. Die Details, die gezeigt werden können, überraschen Eltern häufig und geben ihnen mehr Einblick in die Welt ihres Kindes – üblicherweise ein wünschenswerter Effekt, zumindest bei kleineren Kindern einschließlich Grundschule.

Zur Übersicht der verschiedenen Methoden, die Eltern in den Prozess einzubeziehen, dient Abbildung 2.

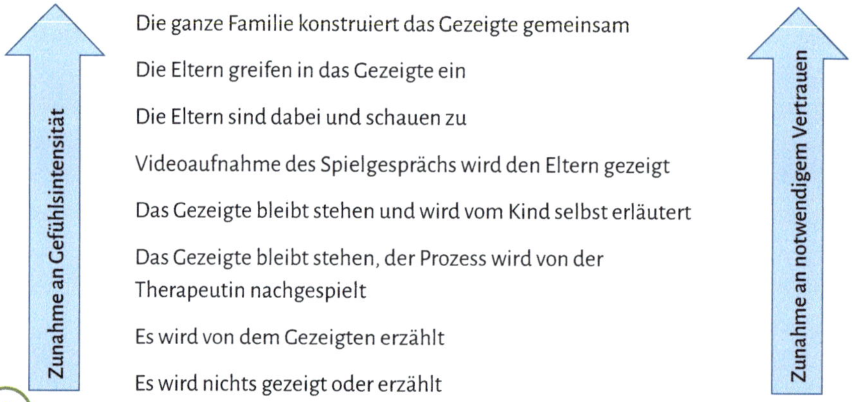

Abbildung 2: Einbezug der Eltern

Darüber hinaus zeigen sich im Spielgespräch manchmal Wünsche an das Umfeld, z. B. auch an die Eltern (s. Kapitel 4.4.2, Anna). So können die Eltern neue Impulse bekommen, wie sie dem Kind in schwierigen Situationen helfen können. Auch hierzu ein kurzes Beispiel von einem Kollegen:

Pauls Vater hat seine Lebensgefährtin verletzt

Vorgespräch/Vorgeschichte Der Vater des achtjährigen Paul hatte den Lebensgefährten der Mutter mit einem Messer schwer verletzt. Der Berater hatte viel versucht, um herauszufinden, was der Junge darüber wusste. Pauls Mutter und ihr Lebensgefährte waren sich sicher, dass der Junge nichts persönlich mitbekommen hatte. Doch alle Versuche, darüber mit dem Jungen zu sprechen, hatte dieser abgelehnt.

Szenenauswahl Der Junge sollte nun vor dem ersten Live-Treffen mit seinem Vater ein Video-Treffen mit ihm durchführen. Der Berater will dies mit dem Jungen mit dem Spielgespräch vorbereiten. Kaum hat er die Grundrisse des Gefängnisses und der Wohnung, in der Paul lebt und von der aus das Video-Treffen stattfinden soll, auf dem Tisch aufgeklebt, nimmt der Junge die väterliche Figur und spielt die Szene nach, in der der Vater den Lebensgefährten mit dem Messer angriff.

Zwischenreflexion Das ist auch ein Beispiel, wie unerwartet das Spielgespräch verlaufen kann, wenn die Kinder dessen Möglichkeiten erkennen.

Den Eltern zeigen Als der Berater im Beisein der Mutter und ihrem Lebensgefährten Pauls Spielgespräch nachstellt, weinen beide heftig. Die Situation ist für sie sehr belastend. Sie verstehen, dass Paul das nicht in ihrem Beisein hätte erzählen können, weil er berechtigterweise besorgt um die beiden Erwachsenen ist. Die beiden erkennen, dass der Junge die Situation sehr wohl miterlebt hatte – und ihre Unterstützung bei der Verarbeitung benötigt.

Das Bild der gemeinschaftlichen Handlung

Soltvedt (2005) hat eine eigene Theorie zum Verständnis gesunder Grenzsetzung in der Eltern-Kind-Beziehung entwickelt, die er die »Grammatik der Interaktion« nennt. Zur Verdeutlichung führt er das »Bild der gemeinschaftlichen Handlung« ein. Dieses Bild besteht aus mehreren, übereinanderliegenden Feldern.

- Dabei nennt er das unterste Feld das »Feld der Depression«. Es wird durch eine schwarze Farbe und ein weinendes Gesicht symbolisiert.
- Darüber befindet sich das grüngelbe »Feld der gemeinschaftlichen Handlung« und des Spiels. Zur Verdeutlichung sind zwei mit einem Ball spielende Menschen abgebildet.
- Das zweite Feld von oben heißt das blaue »Feld der Grenzsetzung«. Die Grenzsetzung wird durch einen ausgestreckten Zeigefinger versinnbildlicht.

- Das oberste ist das rote »Feld der psychischen oder physischen Gewalt«. Diese wird durch einen Blitz verdeutlicht (s. Abbildung 3).

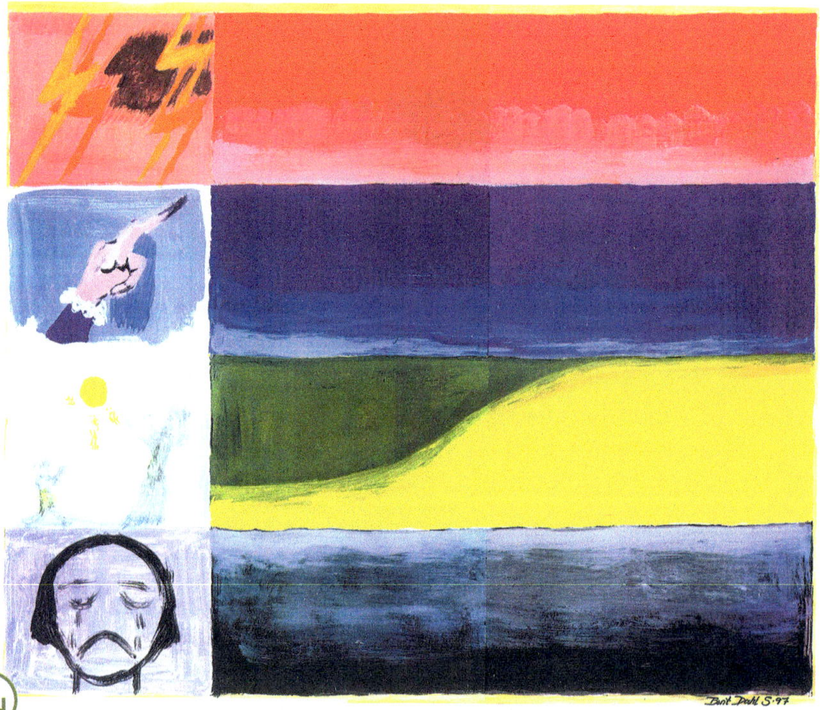

Abbildung 3: Das Bild der gemeinschaftlichen Handlung. Idee: Martin Soltvedt, künstlerische Ausgestaltung: Berit Dahl-Soltvedt, Foto: Barbro Sjölin-Nilsson

Soltvedt (2005) beschreibt, dass sich Eltern und Kinder für eine förderliche Entwicklung möglichst häufig im grüngelben Feld der gemeinschaftlichen Handlung bewegen sollen.

Eine kurze Verweildauer im schwarzen Feld der Depression (das unterste Feld der Abbildung), also eine kurze Pause an Interaktion, kann durchaus nützlich und hilfreich sein und bedarf in der Regel keiner Intervention.

In allen Familien entstehen auch Situationen, in denen die Eltern deutliche Grenzen setzen müssen, z. B., um das Kind vor Gefahren zu schützen, ihm etwas beizubringen, es ins Bett zu schicken etc. Solche Verhaltensweisen symbolisiert das blaue Feld der Grenzsetzung. In diesem Feld befinden sich Eltern, wenn sie ihre Autorität auf eine gesunde und passende Weise einsetzen.

Damit Kinder verstehen, dass Eltern ihre Ansage ernst meinen, braucht es bestimmte Signale, z. B. eine tiefere, möglicherweise lautere Stimme, einen ernsten

Gesichtsausdruck, Augenkontakt, eventuell sogar Körperkontakt etc. Die Eltern stehen fest und bestimmt zu ihrer Ansage.

Bei manchen Kindern reicht ein kurzes Anheben der Stimme, damit sie gehorchen. Bei anderen braucht es möglicherweise einen längeren Aufenthalt in diesem blauen Feld der Grenzsetzung und ebenfalls eine größere Deutlichkeit. Das heißt, verschiedene Kinder benötigen verschiedene Vorgehensweisen, die sich im Bild veranschaulichen lassen. So kann eine deutlichere Grenzsetzung weiter oben im Feld angesiedelt werden, eine leichtere weiter unten.

Die meisten Eltern sehen durchaus ein, dass Verhaltensweisen im roten Feld der Gewalt (das oberste Feld in der Abbildung) nicht förderlich für ihre Kinder sind. Sie verlieren dennoch die Kontrolle. Wenn dies passiert ist, haben die Eltern ein schlechtes Gewissen. Sie sind mehr mit ihren eigenen Schuldgefühlen beschäftigt als mit der ursprünglich durchaus positiven Absicht, dem Kind Grenzen zu setzen. So landen sie ebenso plötzlich wie im roten Feld der Gewalt danach im schwarzen Feld der Depression. Sie sind nicht mehr in der Lage, die Situation zu steuern.

Eltern sollten die Grenzsetzung bewusst wählen, anstatt sie zu vermeiden und anschließend von der Dynamik gefangen zu werden. Sie können die Aggressionen des Kindes gegen eventuelle Grenzen oder auch Trauer über die Nichterfüllung ihres Willens als etwas Natürliches annehmen. Wenn dies in Ruhe gelingt, können Kinder Grenzziehungen als vernünftige Unterstützung erleben, selbst wenn sie die Grenze nicht mögen.

Erziehungsratgeber (Biddulph, 1999; Rogge, 2008; Dreikurs u. Grey, 2007; Honkanen-Schoberth, 2011; Juul, 2014) und pädagogische Fachbücher (Omer u. von Schlippe, 2010; Gage u. Berliner, 1996) sind voll von Tipps für Eltern bzw. Fachleute, die just in der Frage der Grenzziehung unsicher sind.

Häufig zeige ich Eltern Soltvedts Bild mit den Feldern der Interaktion. Ich erläutere ihnen die verschiedenen Ebenen und nehme eine erwachsene Figur, um zu zeigen, wie sie in verschiedenen Feldern agieren können. Manchmal frage ich sie, wo sie sich überwiegend aufhalten und ob es so etwas wie ein »Faible« für das rote oder schwarze Feld gibt. Daraus ergeben sich regelmäßig hilfreiche Gespräche. Manchmal ist es so, dass die Eltern unterschiedliche Vorlieben haben oder auch darüber berichten, dass es besonders schwierig wird, wenn sie nicht im gleichen Feld sind.

Zur Veranschaulichung sollen zwei Beispiele dienen. Im ersten sprechen die Eltern über typische Streitverläufe mit ihrem Sohn, jedoch nicht über einen konkreten Streit. Im zweiten sprechen die Eltern mit ihrem Kind über einen konkreten Streit.

Ninas Eltern zeigen eine Situation mit dem Bild der gemeinschaftlichen Handlung

VORGESPRÄCH/VORGESCHICHTE Die Eltern der neunjährigen Nina kamen wegen wiederholter Konflikte mit ihrer Tochter in die Erziehungsberatungsstelle. Das Bild der gemeinschaftlichen Handlung leuchtete ihnen unmittelbar ein. Mir schien dabei besonders die Dynamik zwischen den Eltern aufschlussreich. Um dies zu untersuchen, stellte ich zwei Figuren für die Eltern auf das Bild. Ninas Mutter begriff sofort und begann aufzustellen, wie so ein Streit ablaufe:

ZEIGEGESPRÄCH »Wenn meine Tochter nicht gehorcht, schimpfe ich mit ihr.« Ninas Mutter stellt ihre Figur in das blaue Feld. Wenn sie lauter werde – dabei schiebt sie die Figur an den oberen Rand des blauen Felds – gehorche ihre Tochter manchmal, insbesondere wenn ihr Mann nicht in der Nähe sei. Wenn aber der Vater mit im Raum sei, müsse die Mutter sehr lange im blauen Feld der Grenzsetzung bleiben und manchmal eskaliere es dann. Hierbei schiebt sie ihre Figur leicht ins rote Feld.

Ich frage sie, wie ihr Mann sich in dieser Situation verhalte. Sie zeigt, wie er in das schwarze Feld gehe und »gar nichts mehr« mache. Dabei schaut sie ihn an.

Er erwidert, dass er das immer erst mache, wenn sie im roten Feld der Gewalt gelandet sei. Wenn er dann auch noch schimpfe, würde es ja nur noch mehr eskalieren.

»Wenn du gar nix machst, eskaliert's aber auch«, erwidert sie. »Dann muss ich ja weiter hoch ins blaue Feld (der Durchsetzung) gehen, was du dann eh wieder Gewalt nennst.«

Es wird sehr deutlich, dass sich ein Kreislauf entwickelt hat: Je mehr sich die Mutter durchsetzt, desto weniger tut der Vater. Je weniger aber der Vater tut, desto aktiver wird die Mutter.

Das Erkennen des Kreislaufs half in der Folge – mit einigen weiteren Gesprächen – ihn zu durchbrechen.

Im zweiten Beispiel geht es um einen konkreten Streit, der am Nachmittag vor der Familiensitzung im Haus der ratsuchenden Familie stattfand.

Sven und sein Vater streiten – gezeigt mit dem Bild der gemeinschaftlichen Handlung

VORGESPRÄCH/VORGESCHICHTE Herr Hagen wollte von dem Streit berichten, den er am Tag vorher mit seinem zwölfjährigen Sohn Sven gehabt hatte. Beide beschrieben den Streitablauf ähnlich. Sven hatte noch zu einem Freund gewollt. Weil der Vater aber schon bei der Vorbereitung des Abendbrots war, verbot er seinem Sohn den Ausgang. Sven sei dann laut geworden und habe Herrn Hagen beschimpft. Der habe sich vor die Tür gestellt und Sven nicht rausgelassen. Sven sei auf den Vater losgegangen und habe versucht, ihn auf die Seite zu drängen. Herr Hagen schubste seinen Sohn wütend weg, dabei stolperte Sven und fiel zu Boden. Beide waren über die Heftigkeit des Streits sehr erschrocken.

ZWISCHENREFLEXION Natürlich hätte man ein klassisches Spielgespräch durchführen können, um sich den Hergang genauer anzusehen, mit den Moods die Gefühle der beiden zu verstehen oder auch um Alternativen erspielen zu können. Vermutlich wäre ich auch so vorgegangen, wenn nicht Frau Hagen auf das Bild der gemeinschaftlichen Handlung gezeigt hätte, das sie in einem früheren Termin ohne Sven erklärt bekommen hatten.

Ich nahm es also hervor und bat sie zu zeigen, was sie gerade gedacht hatte.

ZEIGEGESPRÄCH Frau Hagen nimmt Figuren für die beiden Familienmitglieder und stellt sie auf das Bild – zunächst auf das grüngelbe Feld der gemeinschaftlichen Handlung. Dann stellt sie den VATER in das Feld der Grenzsetzung, als er Sven sagt, dieser dürfe nicht zum Freund. Zwischendurch erklärt sie ihrem Sohn die Bedeutung der Felder. Sie zeigt weiter, dass SVEN das blaue Feld einfach überspringt und direkt in das rote Feld der (leichten) physischen Gewalt gegen seinen Vater springt. Sven widerspricht. Er nimmt seine Figur in die Hand und meint, er sei nur am oberen Rand des Felds der Grenzsetzung gewesen. Dort stellt er seine Figur hin. Er räumt ein, dass das nicht nötig und »übertrieben« gewesen sei, aber Gewalt sei dies ja keineswegs.

Herr Hagen stimmt zögernd zu. Er habe sich provoziert gefühlt, aber Gewalt sei es nicht gewesen. Sven schiebt den VATER leicht in das rote Feld, als dieser ihn umschubst. Auch dem stimmt der Vater zu. Sven guckt triumphierend.

Der Vater schiebt seine Figur auf den alten Platz zurück und meint: »Aber du hast mich überholt. Ich habe einfach nur gesagt, dass du nicht losziehen darfst. Und du gehst gleich bis hier oben (im blauen Feld). Das ist nicht okay!« Sven stimmt dem zähneknirschend zu, habe er ja bereits eben gesagt.

Veränderungsarbeit Frau Hagen meint auf meine Frage, wie man das denn verhindern könne: »Mein Mann sollte länger hier unten (im blauen Feld) bleiben. Einfach länger dableiben. Zeitlich. Dann beruhigt sich Sven auch wieder. Und Sven muss natürlich auch unten bleiben.«

Wir sprechen noch etwas darüber, wie dies denn gelingen könne. Sowohl Herr Hagen als auch Sven haben durchaus gute Ideen.

Nachgedanken In der Sitzung darauf erzählte Sven, dass er bei den Hausaufgaben und auch in anderen Streitsituationen mit seinem Vater und seiner Mutter immer wieder diskutiert habe, wer gerade in welchem Feld stünde. Das habe dazu verholfen, dass keiner in das rote Feld gegangen sei.

6.2 Personen mit Intelligenzminderung

Susanne Kade

Die Arbeit mit Menschen, die intellektuell beeinträchtigt sind, erfordert eine Reihe von Anpassungen. In diesem Kapitel soll beschrieben werden, welche Voraussetzungen, Rahmenbedingungen und Vorgehensweisen dabei zu berücksichtigen sind.

Ich arbeite seit über 20 Jahren therapeutisch und beraterisch mit Menschen mit Intelligenzminderung, vorrangig mit Kindern und Jugendlichen. Es fällt mir schwer, als normalintelligente Person über »diesen Personenkreis« und deren »besondere« Charakteristika zu schreiben, da es sich falsch anfühlt, Menschen aufgrund eines Merkmals zuzuordnen oder aufzulisten, was sie ausmacht und welche Motive und Erfahrungen sie häufig teilen. Ich bin mir des Risikos bewusst, ableistische Annahmen zu zementieren. Menschen mit der Diagnose »Intelligenzminderung« sind selbstverständlich genauso verschieden wie andere Menschen auch. Manchen ist anzusehen, dass sie sich von einer Normgruppe unterscheiden, bei anderen ist es ohne intensiveren Kontakt nicht erkennbar. Dennoch werde ich im Folgenden eine solche Beschreibung versuchen zu geben, weil ich es für wichtig erachte, auch Menschen mit intellektuellen Einschränkungen ein angemessenes beraterisches oder therapeutisches Angebot zu machen, was in seiner Sinnhaftigkeit lange infrage gestellt worden ist. Dies ist auch einer der Gründe für die psychotherapeutische Unterversorgung für Menschen mit Intelligenzminderung und *behindert* sie weiterhin darin, Beratung und Psychotherapie zu nutzen. Ich halte das Spielgespräch dabei für eine außerordentlich gute Methode für die therapeutische Arbeit und wünsche mir, dass sich mehr professionelle Helfer:innen zutrauen, mit dem Personenkreis zu arbeiten und so dazu beitragen, beiderseitige Zugangsschwellen zu senken.

6.2.1 Begriff und Epidemiologie

Intelligenzminderung wird üblicherweise durch eine Intelligenzmessung mit einem Standardwert-Ergebnis von unter 70 festgestellt und je nach Wert in unterschiedliche Schweregrade unterteilt.

Zu unterscheiden davon ist die sogenannte Lernbehinderung mit Werten von 70 bis unter 85 (s. Kapitel 6.4.3, Fallbeispiel Maya mit Down-Syndrom).

Je nach Kategoriensystem werden verschiedene Vokabulare verwendet. »Geistige Behinderung« kommt meinem Eindruck nach als Formulierung in der wissenschaftlichen Literatur immer weniger vor[36]. Der Begriff »Intelligenzminderung« aus der ICD-10 (10. Revision der Internationalen Statistischen Klassifikation der Krankheiten und verwandter Gesundheitsprobleme, Dilling, Mombour, Schmidt u. Coltart, 2015) wird in der deutschsprachigen Entwurfsfassung der ICD-11 durch »Störungen der Intelligenzentwicklung« ersetzt[37]. Nach DSM-5 (Falkai u. Wittchen, 2018) wird sie als »Störung der neuronalen und mentalen Entwicklung« beschrieben. Sie umfasst nach diesem Klassifikationsmanual Beeinträchtigungen in drei Domänen, die nach ihrem jeweiligen Funktionsniveau beurteilt werden:

- *konzeptionell,* unter anderem Sprache, Kulturtechniken, Gedächtnis
- *sozial,* unter anderem Empathie, Interaktionsfähigkeiten
- *praktisch,* unter anderem Hygiene, Selbstmanagement, berufliche Verantwortlichkeit.

Diese Domänen werden nach ihrem jeweiligen Funktionsniveau eingeschätzt, wobei die Beurteilung auch abhängig ist vom Alter und den damit verbundenen und anstehenden Entwicklungsaufgaben. Intelligenzminderung kann als »eine Art Grundstörung (im Sinne einer grundlegenden Eigenschaft) aufgefasst werden, die ein Leben lang bestehen bleibt, also im weiteren Verlauf des Lebens nicht oder nur geringfügig beeinflussbar ist« (Hennicke, 2021, S. 43).

---

36 So legen Aktivist:innen z. B. Wert darauf, als »behindert« bezeichnet zu werden und lehnen auch aus identitätspolitischen Gründen Formulierungen wie »Mensch *mit* Behinderung« oder »Mensch *mit* Beeinträchtigung« ab (genauer dazu bei L'Audace, 2022). Bei einer Konferenz der Bundesvereinigung Lebenshilfe im Mai 2024 wurden verschiedene Begriffe wie »Mensch mit geistiger Beeinträchtigung« oder »Mensch mit intellektueller Beeinträchtigung« von Selbstvertreter:innen, Angehörigen und Fachleuten diskutiert. Sie kamen zu keiner einheitlichen Sprachregelung, und dieses Thema soll in den nächsten Monaten weiter in den Regionalkonferenzen besprochen werden (Nicklas-Faust, 2024, S. 12). Ich werde verschiedene Begriffe abwechseln und mag persönlich »Mensch mit Intelligenzminderung« gern, weil darin zumindest ansatzweise zum Ausdruck kommt, dass es sich um einen geminderten Wert in einem Testverfahren handelt – nicht mehr und nicht weniger.

37 https://www.bfarm.de/DE/Kodiersysteme/Klassifikationen/ICD/ICD-11/uebersetzung/_node.html (Zugriff am 10.09.2024).

In den epidemiologischen Studien zur Prävalenz in der Allgemeinbevölkerung geht man von einem Auftreten zwischen 0,6 und 1,8 Prozent aus, wobei das männliche Geschlecht um den Faktor 1,2 bis 1,8 häufiger betroffen ist (s. Überblick Deutsche Gesellschaft für Kinder- und Jugendpsychiatrie, Psychosomatik und Psychotherapie – DGKJP, 2021).

6.2.2 Komorbiditäten

Bei Kindern und Jugendlichen mit intellektuellen Entwicklungsstörungen treten im Vergleich zu normalbegabten Personen dieser Altersgruppe wesentlich häufiger zusätzliche Behinderungen motorischer oder sensorischer Art auf. Während die Prävalenzen für normalintelligente Kinder bei 0,5 bis 0,7 Prozent liegen, zeigen unterschiedliche Studien komorbides Auftreten von Intelligenzminderung und körperlichen Erkrankungen von bis zu 40 Prozent (Hennicke, 2021, S. 35 f.). Beachtenswert sind auch die Angaben zum Auftreten chronischer Schmerzen: Hier liegt die Prävalenz bei bis zu 50 Prozent (Boerlage et al., 2013), was bei dem Personenkreis, der sich zum Teil sprachlich nicht adäquat ausdrücken kann, zu Verhaltensauffälligkeiten führen kann.

Die Wahrscheinlichkeit, eine psychische Erkrankung zu entwickeln, ist für Menschen mit einer Intelligenzminderung ebenfalls deutlich erhöht. Nach Mazza, Rossetti, Crespi und Clerici (2019) zeigen 33,6 Prozent aller intellektuell beeinträchtigten Personen eine psychische Störung. Aus meiner Sicht besonders erwähnenswert ist die mit um 25 bis 75 Prozent deutlich erhöhte Prävalenz traumatischer Lebensereignisse und damit einhergehender posttraumatischer Belastungsstörungen im Vergleich zur Allgemeinbevölkerung (DGKJP, 2021). Diese erhöhte Vulnerabilität kann damit erklärt werden, dass zum einen aufgrund der kognitiven Einschränkungen bestimmte Verarbeitungs- und Bewältigungsstrategien nicht vorhanden sind, zum anderen aber auch mit einer höheren Wahrscheinlichkeit, solchen traumainduzierenden Situationen überhaupt ausgesetzt zu sein, z. B. nicht angemessen vorbereitete medizinische Interventionen, sexualisierte Gewalterfahrungen in stationären Settings und andere.

6.2.3 Einige Charakteristika von Menschen mit Intelligenzminderung

Wie Hennicke (2021) feststellt, werden fast ausschließlich Besonderheiten und Auffälligkeiten, also sogenannte Defizitlisten, von Menschen mit Intelligenzminderung beschrieben. Es existieren keine Ressourcenaufstellungen. Häufig werde allerdings im positiven Sinne von einer erhöhten Sensibilität für atmosphärische Stimmungen ausgegangen. Meine eigenen Erfahrungen sowie Erzählungen von Eltern und Mitarbeiter:innen bestätigen diesen Eindruck. Besonders beeindruckt hat mich ein 10-jähriges Mädchen namens Lotte mit Intelligenzminderung und deutlichem sprachlichen Entwicklungsrückstand. Es lebte mit seiner 8-jährigen normalintelligenten Schwester und ihren Eltern zusammen. Als der Vater an der Treppe stürzte und sich einen offenen Beinbruch zuzog, war sie – nach seiner Erzählung – die Einzige, die ihm half, sich zu beruhigen. Alle seien sehr aufgeregt gewesen und umhergelaufen. Lotte habe sich ganz ruhig neben ihn gesetzt, ihre Hand auf seinen Arm gelegt, ihn in ihrer nur rudimentären Sprache gefragt, wie es ihm gehe, und mit ihm so auf den Notarzt und Rettungswagen gewartet. Dies habe ihm Kraft gegeben, die Situation gut zu überstehen.

Im Folgenden möchte ich nun auf einige Merkmale der Informationsverarbeitung, der emotionalen Entwicklung und einiger sonstiger Charakteristika eingehen, die in der Literatur und Forschung erwähnt werden und die auch Auswirkungen auf die therapeutische Arbeit und die Anwendung des Spielgesprächs haben können. Natürlich sind die einzelnen Komponenten bei allen Menschen mit einer Intelligenzminderung äußerst unterschiedlich ausgeprägt (zu den spezifischen Charakteristika bei genetischen Syndromen s. Sarimski, 2014).

Informationsverarbeitung

Bei Menschen mit Intelligenzminderung werden in der Literatur (zum Überblick: Sarimski, 2013, S. 49 ff.; Hennicke, 2021, S. 42 ff.) eine Reihe von Einschränkungen in der *Informationsverarbeitung* beschrieben: z. B. bei der Aufmerksamkeitsregulierung, beim Erkennen und der Selektion relevanter Informationen, beim Timing der Reaktionen auf Reize (vorschnell oder sehr langsam), bei der Planung und Kontrolle von Arbeitsschritten, bei der Speicherung von Informationen oder auch bei der Generalisierung von Strategien bei bereits gelösten Problemen auf neue Situationen. Dazu kommt eine verminderte Introspektionsfähigkeit. Kinder und Jugendliche mit Intelligenzminderung zeigen zudem häufig ein stärkeres Bedürfnis nach Rückversicherung, und zwar unabhängig von der Schwere einer Aufgabe, sowie eine größere Beeinflussbarkeit, allein durch die Art der Frage und des sprachlichen Ausdrucks, wie Sprachmelodie oder Lautstärke.

In den Sitzungen mit Menschen mit Intelligenzminderung geschieht es immer mal wieder, dass sie eher assoziativ agieren, den Faden verlieren und daher wieder zum Thema zurückgeführt werden müssen. Dies passiert – wenn auch seltener – auch beim Spielgespräch, das meist zur Fokussierung beiträgt. Manchmal beginnen Klient:innen mit den Figuren unabhängig von der Aufgabenstellung zu spielen. Dann ist grundsätzlich zunächst abzuwägen, inwieweit dem Spielbedürfnis

Raum gegeben werden sollte und wie und wann das Spiel wieder unterbrochen werden kann. Dazu ein Beispiel:

Jeremy fällt es schwer, morgens das Haus zu verlassen

Vorgespräch/Vorgeschichte Jeremy, 17 Jahre alt, ging nur unregelmäßig in die Schule und Tagesstätte. Es fiel ihm oft sehr schwer, sich morgens von der Mutter zu lösen und in den Bus einzusteigen, der ihn in die Einrichtung fuhr. Die Mutter beschrieb dramatische Szenen, in denen er sich schluchzend an ihr festhielt. In der Schule selbst fiel er hingegen nicht auf und äußerte auch kein Heimweh. In der Sitzung bei mir meinte er ebenfalls, dass es für ihn okay sei, hier und auch in der Schule oder Tagesstätte zu sein. Er wisse auch nicht, warum es ihm morgens so schwerfalle, das Haus zu verlassen.

Szenenauswahl Im Spielgespräch ließ ich mir von ihm die Situation zu Hause vom heutigen Morgen zeigen. Mein Ziel war, eine Situation gezeigt zu bekommen, in der es ihm gelang, in die Schule zu fahren (s. Kapitel 4.4.2, bewältigte Situation).

Zeigegespräch Er legt seine Figur zunächst in ein Bett. Die Mutter kommt immer wieder und fordert ihn auf, endlich aufzustehen. Schließlich setzt er Jeremy an den Frühstückstisch und lässt ihn sprechen: »Ich will nicht in die Schule.« Die Mutter sagt: »Du musst aber, du bist nicht krank.« Ich bitte ihn eine Gefühlsfigur auszusuchen: Er wählt eine Figur, die weint. Schließlich steht Jeremy jedoch auf und geht zum Bus. Er setzt ihn in ein Auto, das er als Bus ausgewählt hat, beginnt zu lächeln und fährt seine Figur in dem Auto auf dem Tisch herum.

Ich lasse ihn kurz gewähren; eigentlich will ich ihn fragen, wie er es geschafft hat, sich in den Bus zu setzen, lasse es aber sein, weil ich ihn gern in die Bussituation zurückführen will. Daher frage ich ihn, wer denn heute Morgen noch mit im Bus gesessen hat – er hört auf, mit dem Auto umherzufahren, und stellt den Busfahrer und noch zwei andere Figuren dazu. Er erklärt, dass er immer als zweiter abgeholt wird, außerdem gibt es noch eine Busbegleitung. Ich frage ihn, welche Gefühlsfigur nun passen würde, wenn er gerade eingestiegen ist. Er holt eine Figur, deren Mund leicht schräg ist und berichtet, dass er jetzt nicht mehr weint, es ihm jedoch noch nicht richtig gut geht. Ich weiß, dass er ungefähr 30 Minuten mit dem Bus unterwegs ist und lasse ihn noch Figuren für die anderen Kinder und Jugendlichen, die in den Bus einsteigen, wählen. Immer wieder frage ich nach dem Gefühl. Er meint, dass es ihm kurz vor dem Ankommen gut geht. Er holt eine lächelnde Figur und stellt sie neben seine. Auf Nachfrage sagt er, dass das wohl immer so sei. Er kann nicht erklären, wie genau es dazu kommt, bestätigt aber, dass es vor allem zu Hause sehr schwer ist und später im Bus dann nicht mehr.

Ich frage ihn, ob er sich zu Hause vorstellen kann, dass es ihm dann im Bus wieder besser geht. Nein, daran denkt er dann nicht, lautet seine Antwort. Er hat auch keine Idee, wie er daran denken könnte. Ich frage ihn, ob er mal probieren wolle, ein Foto von der Situation im Bus, das ich von dem Spielgespräch machen würde, mitzunehmen, um es sich dann am Morgen beim Frühstück anzuschauen. Dies will er ausprobieren. Auf das Foto möchte er nur seine Figur mit der lächelnden Gefühlsfigur im Auto (s. Foto 27).

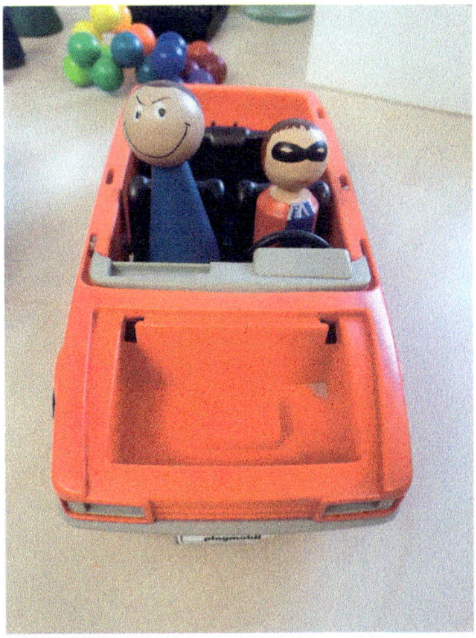

Foto 27: Jeremy fährt fröhlich Bus
© Susanne Kade

Anker für zukünftige Situationen Ich gebe ihm ein kleines laminiertes Foto von der Situation für seine Hosentasche mit, informiere auch die Mutter, und tatsächlich gelingt es ihm nun leichter und regelmäßiger in den Bus einzusteigen.

Nachgedanken Oft ist es nicht möglich, Situationen sehr differenziert zu betrachten, weil dies eine höhere Reflexionsfähigkeit voraussetzt, die wie beschrieben nicht immer ausreichend vorhanden ist. Auch setzen schnell Überforderungsgefühle und auch Abbruchtendenzen ein. Als Therapeutin fühlt es sich manchmal frustrierend an, weil aus meiner Sicht genau an diesen Stellen wichtige Informationen für Veränderung liegen würden. So ging es mir auch bei Jeremy. Gern hätte ich mir die Frühstückssituation genauer angesehen, vor allem den Moment, als er sich aufraffte, das Haus zu verlassen. Was genau hat dazu geführt, dass es an diesem Morgen möglich war und an anderen Vormittagen nicht? War die Mutter klarer? Hatte er besser geschlafen? Er selbst wollte jedoch anders als in der realen Situation möglichst schnell in das Auto steigen. Ich vermute, das hatte zwei Gründe: Er fand das Auto toll und wollte ausprobieren, es zu bewegen. Der zweite Grund kommt in meiner Arbeit häufiger vor: Es war Jeremy unangenehm, die Situation beim Frühstück mit den aufkommenden negativen Gefühlen genauer zu betrachten. Ich stelle häufig fest, dass es intellektuell beeinträchtigten Menschen sehr schwerfällt, sich unangenehme Situationen nochmal anzusehen, vermutlich auch deshalb, weil sie auf weniger Bewältigungsmöglichkeiten zurückgreifen können, mit diesen unangenehmen Gefühlen umzugehen. Ein weiterer Grund, sich nicht nochmal in eine solche Situation »hineinbegeben« zu wollen, wie wir es im Spielgespräch aber tun, liegt aus meiner Sicht daran: Personen mit intellektuellen Einschränkungen erfahren häufiger als Menschen ohne Intelligenzminderung einen eher erzieherischen Umgang mit Situationen, in denen sie sich aus Sicht anderer nicht sozial angemessen verhalten haben. Sie erleben daher viel Maßregelung und wollen daher Kritik eher vermeiden.

Es ist aufgrund dessen möglicherweise noch mehr als bei normalintelligenten Klient:innen viel Vertrauen und Ressourcenarbeit notwendig, um auch im Rahmen begrenzter Reflexionsmöglichkeiten Situationen, die als unangenehm erlebt wurden, langsam und differenziert zu betrachten, vielleicht sogar mit verschiedenen Anteilen.

Emotionale Fähigkeiten

Neben kognitiven Fähigkeiten können bei intellektuell beeinträchtigten Menschen, wie bereits erwähnt, auch weitere Funktionen nur eingeschränkt zur Verfügung stehen, unter anderem emotionale Fähigkeiten. Während der Entwicklung erfolgt üblicherweise eine relativ gleichzeitige Ausformung emotionaler und kognitiver Anteile. Bei Menschen mit einer Intelligenzminderung kommt es jedoch häufiger zu einer äußerst diskrepanten Entwicklung, sodass das Intelligenzniveau nicht dem sozial-emotionalen Entwicklungsniveau entspricht. Dies hat Konsequenzen für das Verständnis von Verhaltensauffälligkeiten (Sappok u. Zepperitz, 2019). So kann es sein, dass sich ein Mensch mit einer leichten Intelligenzminderung und einem kognitiven Referenzalter von acht bis zehn Jahren in der Phase der ersten Individuation befindet, was einem Referenzalter von 19 bis 36 Monaten entspricht, der sogenannten Autonomiephase. Dabei stehen die eigene Autonomie und der eigene Wille stark im Vordergrund, während die emotionalen Regulierungsfähigkeiten sich erst noch weiter ausbilden.

Je nach emotionaler Entwicklungsstufe sind andere Bedürfnisse vorrangig zu beachten. Gute Bedingungen für Wohlbefinden und damit eine gesunde Entwicklung setzen voraus, dass die Bedürfnisse der jeweiligen emotionalen Entwicklungsstufe gesehen und nach Möglichkeit befriedigt werden. So kann es z. B. sein, dass auch in höherem Alter noch Übergangsobjekte bei der Trennung von Bezugspersonen notwendig sind.

Für die therapeutische Arbeit ist es daher hilfreich, die Skala der emotionalen Entwicklung (SEED; Sappok, Zepperitz, Barrett u. Došen, 2018) als Diagnostikinstrument einzusetzen. Das Spielgespräch macht meiner Erfahrung nach am meisten Sinn bei Menschen, die sich in einem emotionalen Referenzalter ab dem vierten Lebensjahr befinden, weil sich in diesem Alter die wichtigen Schritte im Mentalisieren entwickeln (Sappok et al., 2018, S. 52). In früheren emotionalen Entwicklungsphasen können alle metaphorischen Elemente, auch die Teilearbeit, Klient:innen möglicherweise ängstigen, weil es noch nicht möglich ist, eine gedankliche Vorstellung von der Realität zu lösen. Dann könnte z. B. eine Gefühlsfigur, die Wut darstellt, nicht als zur Figur zugehöriges Gefühl, sondern als bedrohliche Monsterfigur wahrgenommen werden.

Abhängig vom emotionalen Entwicklungsstand kann gerade das Spielgespräch sehr hilfreich sein, über verschiedene Gefühle und ihre Auswirkungen auf unser Denken und Handeln zu sprechen, aber auch die Strategien, mit ihnen umzugehen. Hier bietet das Spielgespräch viele Möglichkeiten zur Wissensvermittlung und zur Visualisierung (s. Kapitel 3.11, Gefühlsfiguren).

Soziale Fähigkeiten

Die intellektuellen Einschränkungen beeinflussen selbstverständlich auch stark die Interaktionsfähigkeiten. Therapeutische Sitzungen stellen für alle Menschen immer auch eine soziale Herausforderung dar. Menschen mit Intelligenzminderung sind hier besonders gefordert, wobei ich vor allem auf zwei Aspekte kurz eingehen möchte:

Menschen mit einer Intelligenzminderung machen häufig die Erfahrung, etwas nicht zu können, was nicht selten in einem negativen Selbstkonzept mündet und gleichzeitig explorierendes Verhalten und damit neue (Lern-) bzw. korrigierende Erfahrungen erschwert. Bei der Einführung des Spielgesprächs haben einige Klient:innen daher eine gewisse Scheu oder auch Abneigung, mit dem Tape einen Grundriss zu kleben, weil sie sich überfordert fühlen oder Angst haben, etwas nicht richtig zu machen. Hier braucht es dann Hilfestellung, Beruhigung und Ermutigung. Oft beginne ich eine Wandseite zu kleben oder lasse es mir zeigen und übernehme das Kleben gleich selbst. Ich betone dabei, dass es nicht darum geht, dass alles ganz genau so ausgesehen hat, sondern darum, dass sie sich gut erinnern können und es leichter wird, davon zu erzählen. Auch die Figurenauswahl überfordert manche, dann stelle ich z. B. zwei bis drei Figuren zur Auswahl, um den Prozess für die Person etwas leichter zu machen.

Ein zweiter Aspekt, den z. B. Luchterhand und Murphy (2010) beschreiben, bezieht sich darauf, dass Menschen mit Intelligenzminderung oft ihre Gefühle anderen nur eingeschränkt zeigen können, da sie sich vor allem sozial erwünscht verhalten wollen und deshalb lächeln, obwohl es ihnen nicht gut geht. Auch meiner Erfahrung nach wird die Frage, wie es der Person geht, auch im therapeutischen Setting zunächst fast immer mit »gut« beantwortet, obwohl sich dann im Verlauf der Sitzung herausstellt, dass die Situation alles andere als zufriedenstellend oder gar gut empfunden wird. Auch hier erlebe ich das Spielgespräch als hilfreich, weil es Situationen auch für Menschen mit intellektuellen Beeinträchtigungen in verschiedene Phasen einteilt, in denen manche Momente als gut und manche als schwierig wahrgenommen wurden. Sie können dann auch differenzierter Auskunft geben und müssen nicht eine allgemeine Bewertung abgeben.

Umfeld

Menschen mit Intelligenzminderung werden – unabhängig vom Alter – meist betreut, sei es durch Familienangehörige oder durch externe gesetzliche Betreuer:innen. Sie benötigen bei vielen Anforderungen im privaten und öffentlichen Raum Unterstützung und sind es gewohnt, dass andere Entscheidungen für sie treffen und dass die Situationen für sie strukturiert werden. Sie werden oft wie Kinder behandelt. Professionelle oder auch Familienangehörige sprechen für sie. Ihre Familien unterliegen ganz besonderen Belastungen und Herausforderungen (Retzlaff, 2010), was einerseits zu Resilienz und Ressourcen führen kann, andererseits aber auch ein hohes Risiko darstellt:

»Oftmals gelingt es ihnen [den Familien, Anmerkung der Autorin] nicht, die tiefgreifende Beschämung, die Schuld- und Versagensgefühle, die Wut auf die Versäumnisse anderer, die nicht endende Trauer um ihr behindertes Kind, eben ›das eigentlich Unerträgliche‹ zu bewältigen. *In dieser Tragik spiegelt sich das ganze Dilemma vieler intellektuell beeinträchtigter Kinder wider, die mit sich und der Welt ins Reine kommen wollen und gleichzeitig spüren, dass sie ein wesentlicher Grund für die Schwierigkeiten der Familie sind«* (Hennicke, 2021, S. 57; Hervorhebungen im Original).

Menschen mit Intelligenzminderung sind aufgrund verschiedener Risikofaktoren vulnerabler, zumal auch ihre Möglichkeiten, ihre Alltagsbedingungen zu kontrollieren, eingeschränkt sind (Stodolka u. Ettrich, 2019). Das Spielgespräch im therapeutischen Setting zeigt hier eine gute Möglichkeit, auch Menschen mit intellektuellen Beeinträchtigungen eine Stimme zu geben und ihre Lebenswirklichkeit und ihre Sicht darauf auch Bezugspersonen gegenüber zu verdeutlichen.

6.2.4 Auswirkungen auf das therapeutische und beraterische Angebot

Die meisten therapeutischen und beraterischen Verfahren sind auf Sprache und Kommunikation angewiesen. Menschen mit Intelligenzminderung haben jedoch genau in diesem Bereich oft ihre Einschränkungen. Dazu kommt, dass es gerade für Menschen mit schwerwiegenderen Ausprägungsformen allenfalls eingeschränkt möglich ist, eine therapeutische Situation im üblichen Sinne für sich zu nutzen, sodass hier das Vorgehen eher heilpädagogischen Interventionen ähnelt (DGKJP, 2021, S. 59). Intellektuell beeinträchtigte Personen kommen ähnlich wie Kinder nicht unbedingt von sich aus auf die Idee, ein Gespräch könnte ihnen bei der Bewältigung von Problemen helfen. Viele Menschen mit Intelligenzminderung gehen zwar gern in Kontakt, haben aber wenig Interesse daran, sich intensiv einem Thema zu widmen, das nicht von ihnen selbst gewählt ist oder vielleicht auch als unangenehm empfunden wird. Neben der Arbeit mit den intellektuell beeinträchtigten Menschen ist daher immer empfehlenswert, auch mit den Personen des Umfelds zu sprechen und diese einzubeziehen, z. B. Familienangehörige, gesetzliche Betreuer:innen, Mitarbeiter:innen der Einrichtungen. Dies ist neben dem Beratungsbedarf für das Umfeld auch günstig für die Generalisierung der erarbeiteten Inhalte auf den Alltag. Inwieweit dies in Anwesenheit der intelligenzgeminderten Person erfolgen sollte, ist im Einzelfall abzuwägen. Üblicherweise sollte aber die Person über das Gespräch und die Inhalte im Rahmen ihrer Möglichkeiten informiert werden.

Generell wird in der Arbeit mit intellektuell beeinträchtigten Menschen empfohlen, dass man sehr genau darauf achten sollte, ob Fragen und Instruktionen gut verstanden wurden, dass das eigene Sprachniveau nur knapp über dem der Klient:innen liegt, und dass möglichst viele verschiedene Modalitäten und aktivierende Methoden verwendet werden (Bengel, Kufner u. Scheuer, 2019). Es geht darum, die rein sprachliche Ebene zu verlassen und Neues sehr greifbar zu erleben. Hermes (2017) gibt hier einige Beispiele. So wird beispielsweise nicht nur über einen Wuteimer gesprochen, sondern es wird ein Eimer auf den Boden oder Tisch gestellt und mit Bauklötzen oder Bildern befüllt. Die Wirkung von Stress wird anhand eines Luftballons, der platzt, wenn er keine Luft ablassen kann, gezeigt.

Bei Erstkontakten ist – ähnlich wie bei Kindern (s. Kapitel 6.1) – darauf zu achten, dass sich die Person sicher und wohl fühlen kann. Es sollte geklärt werden, ob die Person zum Gespräch begleitet werden möchte oder nicht. In der sogenannten Aufwärmphase sollte zunächst dafür gesorgt werden, dass der:die Klient:in zur Ruhe kommen kann. Auch hier ist es günstig, bereits im Vorfeld nach Vorlieben zu fragen, z. B. Getränk, Musikwunsch, was tut die Person gern. Schanze (2007) weist auch darauf hin, dass gerade wenig sprachkompetente Personen dazu ermutigt werden sollten, sich so zu verhalten, wie es ihnen angenehm ist, z. B. hin- und herzuschaukeln, auf dem Boden zu sitzen. Ich biete zudem gern etwas für die Hände an, z. B. Zauberwürfel und Fidget-Spielzeug, das dem Stressabbau dient (z. B. Relief-Ringe, Anti-Stress-Bälle).

Empfehlungen für die Gesprächsführung

Menschen mit intellektuellen Einschränkungen erzählen nicht unbedingt stringent und auf eine gestellte Frage bezogen. Hier gilt es immer wieder genau hinzuhören, zwischenzeitlich auch nachzufragen, manchmal auch zu unterbrechen. Bei Gesprächen mit Personen mit Intelligenzminderung sollte während des Gesprächs darauf geachtet werden, dass das Abstraktionsniveau möglichst niedrig ist, dass also eher wenige und einfache Wörter, am besten aus dem Erfahrungshintergrund der Person, verwendet werden (Schanze, 2007; Hermes, 2017). Wenn etwas neu erklärt wird, sollte immer wieder nachgefragt werden, ob die Person es auch verstanden hat. Günstig ist hierbei, das Gesagte durch Gesten und Mimik sowie durch Visualisierung zu verdeutlichen. Insgesamt sollte immer mal wieder das Wichtige wiederholt werden, besonders am Ende der Sitzung. Es sollte die Verarbeitungszeit der Person berücksichtigt werden, die verlangsamt sein kann.

Besondere Vorsicht ist bei der Verwendung von Metaphern angebracht. Diese können – je nach kognitivem und sozial-emotionalem Niveau – wörtlich verstanden werden und dadurch zu Verwirrung beitragen. Ein Beispiel: Ein intellektuell eingeschränkter Jugendlicher konnte gut mitgehen, als wir in einer Biografiearbeit über den Lebensfluss sprachen, den wir auch mit Seilen legten. Wir konnten in den weiteren Sitzungen immer wieder auf den Fluss zurückkommen. Irgendwann erzählte er mir, dass sein Bruder und dessen Freund ihn ausgelacht hätten, weil er seine Fingernägel lackiert hatte. Ich griff daraufhin die Flussmetapher auf und wollte mit ihm erarbeiten, wie es sich anfühlt »gegen den Strom zu schwimmen«. Hier erschrak er, weil er mit Strom nur Elektrik assoziierte und dies als gefährlich empfand.

Gute Erfahrungen habe ich mit Humor gemacht, allerdings ist auch hier immer gut darauf zu achten, dass keine Missverständnisse entstehen. Aufgrund ihrer Erfahrungen fühlen sich intellektuell eingeschränkte Personen möglicherweise ausgelacht. Auch der Einsatz von Ironie setzt die Fähigkeit zur Perspektivenübernahme voraus, die häufig nicht gegeben ist. Üblicherweise können Menschen ab dem vierten Lebensjahr erkennen, dass eine andere Person anders denkt und fühlt als sie selbst. Sie können sich erst dann vorstellen, dass die andere Person nicht über dieselben Informationen verfügt, die sie haben. Dies ist ein wichtiger Entwicklungsschritt, der für die Interaktion mit anderen und das Verständnis füreinander und auch für Ironie eine wichtige Grundlage bildet. Nicht alle Menschen mit Intelligenzminderung erreichen diese Entwicklungsstufe.

Allgemeine Empfehlungen für die therapeutische Vorgehensweise

Mittlerweile existiert für die therapeutische Arbeit mit Menschen mit Intelligenzminderung eine Reihe von Vorgaben und Empfehlungen (DGKJP, 2021; Hermes, 2017; Schanze, 2007; Zepperitz, 2022).

Es wird geraten, generell handlungsorientierter und konkreter als sonst üblich vorzugehen. Je nach Rahmenbedingungen – z. B. ambulantes, stationäres oder aufsuchendes Setting – wird empfohlen, eher kürzere, aber häufigere Sitzungen anzubieten. Dies hängt auch von der Konzentrationsspanne der Klient:innen ab.

Zunächst sollten neben der Person selbst auch immer die Bezugspersonen einbezogen werden, insbesondere um die Therapie- und Beratungsziele abzustimmen. Menschen mit Intelligenzminderung sind hier mehr als andere darauf angewiesen, dass dies im Umfeld mitgetragen wird. Der Handlungsspielraum ist üblicherweise eingeschränkt. Wenn es Befürchtungen von Familienangehörigen oder Betreuer:innen gibt, dass die Selbstbestimmungstendenzen zu groß werden, ist eine Therapie oder Beratung möglicherweise kontraindiziert und würde zu Frustration führen. Gleichzeitig sollte nicht vergessen werden, dass das Erkennen eigener Möglichkeiten auch zu Verunsicherung beitragen kann. So meinte einmal eine Jugendliche mit leichter Intelligenzminderung zu mir, nachdem ich ihr sagte, dass sie entscheiden könne, ob sie abends in den Konflikt mit ihrem Stiefvater geht, oder ob sie sich lieber in ihr Zimmer zurückzieht, das sei so schwer für sie zu entscheiden. Bisher habe sie gedacht, dass das alles automatisch passiert.

Generell wird geraten, relativ direktiv und aktiv als Therapeut:in zu agieren. Damit ist gemeint, die Sitzungen klarer zu strukturieren, mehr vorzugeben, mehr Auswahlmöglichkeiten vorzustellen, mehr zu erklären. Menschen mit Intelligenzminderung sind häufig stark beeinflussbar. Daher ist gleichzeitig darauf zu achten, sie nicht in eine bestimmte Richtung zu drängen. Es empfiehlt sich, den Sprachanteil in den Sitzungen begrenzt zu halten, dafür Angebote zu machen, die zu Aktivität und Handeln führen, indem z. B. kreative Möglichkeiten oder Spiele einbezogen werden. Situationen sollten visualisiert werden. Hier ist gerade auch an das Spielgespräch zu denken, aber natürlich auch an zeichnerische oder andere Methoden (z. B. mit formbaren Materialien wie Knete oder Ton).

Es ist zudem ratsam, besonders auf nonverbale Reaktionen und Signale des Gegenübers zu achten. Wie in Kapitel 4.4.2 (Körpereinsatz im Spielgespräch) bereits ausgeführt, ist dies auch beim Spielgespräch eine wichtige Ebene, um zu weiterführenden Erkenntnissen zu kommen.

Hausaufgaben können ebenfalls sehr hilfreich sein. So kann die Zeit zwischen den Sitzungen genutzt werden und auch die Erinnerung an das Erarbeitete eher erhalten werden. Meiner Erfahrung nach ist es dabei sehr günstig, in engem Austausch mit den Bezugspersonen zu stehen, da die Aufgaben bis zum nächsten Termin sonst möglicherweise vergessen werden.

Schließlich ist auf eine fehlerfreundliche Atmosphäre zu achten. Wie bereits beschrieben, haben Menschen mit Intelligenzminderung auch aufgrund ihrer Behinderungserfahrungen Sorge, etwas falsch zu machen oder etwas zu tun, das eben nicht gut genug ist. Um dem entgegenzuwirken, gehe ich selbst z. B. offen und wohlwollend mit eigenen Missgeschicken um, lache auch mal über mich selbst, wenn mir wiederholt eine Figur umfällt, ich stolpere, etwas vergessen habe, zu holen etc. Ich versuche immer viel Zeit zu geben, wenn z. B. eine Figur ausgewählt oder etwas gemalt werden soll. Für einige kann es dann hilfreich sein, dass ich anbiete, mich mit etwas anderem zu beschäftigen, z. B. setze ich mich dann an den PC, bis sie sagen, ich darf kommen. Wichtig ist dabei natürlich, dass das auch ihrem Wunsch entspricht und sie sich nicht allein gelassen fühlen. Generell gebe ich viel Auswahlmöglichkeiten vor, wenn auf Fragen nach eigenen Ideen erst einmal wenig bis nichts einfällt. In Kasten 12 sind die allgemeinen Empfehlungen zum therapeutischen Vorgehen zusammengefasst.

Kasten 12: Vorgehen in der Arbeit mit Menschen mit Intelligenzminderung[38]

Gesprächsführung

- geringes Abstraktionsniveau: Verwendung einfacher und weniger Worte (»leichte Sprache«) und langsames Sprechen mit ausreichend Pausen
- Begriffe aus dem Erfahrungshintergrund aufgreifen
- nachfragen, ob und was verstanden wurde
- Strukturierung: Wiederholen des Gesagten zwischendurch und am Ende mit Berücksichtigung der individuellen Verarbeitungszeit
- Beachtung nonverbaler Reaktionen
- Verdeutlichung des Gesagten durch Gesten und Mimik
- Visualisierung des Gesagten durch das Spielgespräch, Zeichnungen, Figuren, Gegenstände, Bilder etc.
- nur vorsichtige Verwendung von Metaphern und Humor

Therapeut:innenhaltung

- aktiv: Struktur und Auswahl geben
- Fehlerfreundlichkeit

---

38 Unter Einbezug folgender Literatur: DGKJP (2021), Hermes (2017), Schanze (2007), Stodolka u. Ettrich (2019) und Zepperitz (2022).

Rahmen

- angepasste räumliche Gestaltung (z. B. Bewegung, auf dem Boden sitzen)
- Vorlieben der Person berücksichtigen (z. B. Getränk, Musik)
- zeitlichen Rahmen an der Konzentrationsspanne festmachen (häufig 20 bis 30 Minuten): eher kürzere, dafür häufigere Therapieeinheiten
- starke Handlungsorientierung: spielen, kreative Elemente
- Hausaufgaben
- Einbeziehen von Bezugspersonen

Gefühle als inhaltliches Thema

- Gefühlearbeit in Abhängigkeit vom emotionalen Entwicklungsstand: unter anderem Erarbeitung von Gefühlsbegriffen, Zuordnung zu Situationen, Bedeutung von Gefühlen für das eigene Verhalten

6.2.5 Spielgespräch mit intellektuell eingeschränkten Menschen

Prinzipiell kann das Spielgespräch mit intellektuell eingeschränkten Personen in all den Formen, bei den verschiedenen Anlässen mit den unterschiedlichen Zielen, die im Buch dargestellt werden, eingesetzt werden. Gerade auch die allgemeinen Empfehlungen für die therapeutische und beraterische Arbeit mit Menschen mit Intelligenzminderung sprechen für die Verwendung des Spielgesprächs. Es folgt eine Zusammenfassung der für mich wichtigsten Gründe für die Anwendung des Spielgesprächs (s. Kapitel 9.5).

Sprachkompetenzen sind weniger zentral

Die Sprachprobleme expressiver und rezeptiver Art führen oft dazu, dass es auch in den Sitzungen zu Missverständnissen kommen kann. Das Spielgespräch ist hilfreich, Erzählungen zu validieren. Ich kann damit Sachverhalte auf nachvollziehbare Weise und auch einfacher erklären, aber natürlich auch besser mein Gegenüber verstehen, was – z. B. aufgrund von Artikulationsproblemen – ohne das Spielgespräch nicht immer möglich ist. Hinzu kommt, dass ich in den Situationen besser nachfragen und auch auf das aus meiner Sicht Zentrale zurückkommen kann. Für Menschen mit Intelligenzminderung sind kleine Zeitsprünge im Gespräch oft auch sprachlich schwierig nachzuvollziehen, dies gelingt mit dem Spielgespräch leichter.

Situationen können in ihrem Prozess visualisiert werden

Die Empfehlung, Inhalte zu visualisieren, entspricht natürlich genau dem Vorgehen beim Spielgespräch. Ist die Methode einmal eingeführt, können unterschiedliche Aspekte und Ziele damit verfolgt werden: Neben der Bearbeitung vergangener Erfahrungen auch Erklärungen, Zukunftsvisionen, Ressourcen etc. (s. Kapitel 3.1, 4.3, 4.4). Hilfreich ist aber auch, dass immer wieder eine Situation, die bereits besprochen wurde, kurz aufgestellt und damit erneut visualisiert werden kann.

Personen sind aktiv

Die Erfahrung zeigt, dass es auch bei Konzentrationsproblemen und einer hohen Ablenkbarkeit hilfreich ist, mit den Figuren zu agieren. Wie bei allen anderen Menschen auch, gibt es Personen, die vielleicht zunächst Vorbehalte haben, mit den Figuren zu »spielen«. Dies kann in der Regel gut ausgeräumt werden und die meisten verwenden sie gern, weil es ihnen damit leichter fällt, beim Thema zu bleiben. Sie können dabei handeln und es wird eben nicht nur geredet.

Erinnerung kann verankert werden

Die Mehrheit der Personen mit Intelligenzminderung, mit denen ich das Spielgespräch durchgeführt habe, war – auch unabhängig von der Situation – emotional beteiligt. Bekanntermaßen unterstützt dies Lernerfahrungen und Gedächtnisleistungen. Häufig ist die Merkfähigkeit bei Menschen mit Intelligenzminderung doch eingeschränkt. Die Methode hilft ihnen, sich an erarbeitete Inhalte zu erinnern. Darüber hinaus können Szenen des Spielgesprächs gefilmt oder fotografiert werden. Gerade Fotografien erlebe ich als sehr hilfreich, vor allem was die Generalisierung von Strategien anbetrifft (s. das »Busbild«, Kapitel 6.2.3, Jeremy).

Bezugspersonen können gut miteinbezogen werden

Auch für Gespräche mit Bezugspersonen und den Klient:innen schafft das Spielgespräch einen gemeinsamen Fokus, der Menschen mit intellektuellen Beeinträchtigungen mit ihrer Sichtweise teilhaben lässt, was in einem reinen Gespräch in dieser Form oft aufgrund der Einschränkungen eher schwierig ist. Schließlich können Filme oder Fotos vom Spielgespräch gut verwendet werden, um die Perspektive des Menschen mit Intelligenzminderung in die Gespräche mit Bezugspersonen einzubringen (s. Kapitel 6.1.5).

Grenzen und Anpassungen

Grenzen für den Einsatz des Spielgesprächs gibt es jedoch in Abhängigkeit vom kognitiven und sozial-emotionalen Entwicklungsniveau. Wenn noch gar keine Idee von einem Symbolspiel vorhanden ist, wird ein Spielgespräch nicht durchführbar sein. Bei Menschen mit Schwermehrfachbehinderung und einer schweren Intelligenzminderung habe ich bislang kein Spielgespräch durchgeführt. Auch weitere Behinderungsformen wie Blindheit oder auch motorische Beschränkungen der Hände bzw. der Hand- und Armführung sind aus meiner Sicht Kontraindikationen.

Manchmal sind bestimmte Anpassungen oder auch Hilfestellungen notwendig. Bei einer ausgeprägten Dyspraxie bzw. deutlichen handmotorischen Problemen lasse ich eher im Sand aufstellen als auf dem Tisch zu tapen, weil dort immer wieder die Figuren umfallen können. Solche Probleme treten natürlich nicht nur bei intellektuell eingeschränkten Menschen auf, kommen aber, wie bereits beschrieben, bei diesem Personenkreis häufiger vor. Manchen Personen helfe ich beim Kleben des Tapes. Bei anderen reduziere ich die Auswahlmöglichkeiten an Material, weil es sie überfordert.

Trotz dieser Einschränkungen und Besonderheiten erlebe ich das Spielgespräch in der Arbeit mit Menschen mit Intelligenzminderung als eine äußerst sinnvolle Methode. Die Gründe dafür sind in Kasten 13 zusammengefasst.

Kasten 13: Gründe für das Spielgespräch in der Arbeit mit intellektuell eingeschränkten Menschen

Sprache:
- unabhängiger von sprachlichen Fähigkeiten
- Validierung von Erzählungen möglich
- therapeutische Erklärungen nachvollziehbarer
- gegenseitiges Verständnis größer

Visualisierungsmöglichkeiten
- Inhalte können immer wieder sichtbar gemacht werden
- verschiedene Aspekte einer Situation können auf einfache Weise wieder aufgegriffen werden

Aktivität und Motivation
- Fokus leichter herstellbar
- weniger Sprache, mehr Tun

Verankerung

- Rückgriff auf erarbeitete Inhalte leichter
- Arbeit mit Fotos oder Filmen möglich
- Generalisierungseffekte

Bezugspersonen

- gemeinsamer Fokus bei Gesprächen in größerer Runde
- gemeinsame Arbeit leichter möglich
- Perspektive der Klient:innen kann besser verdeutlicht werden

Grenzen und Anpassungen

- wenn Symbolspiel nicht beherrscht wird, ist das Spielgespräch nicht sinnvoll
- bei komorbiden starken motorischen Einschränkungen oder anderen Behinderungsformen (Blindheit, Taubheit) benötig das Spielgespräch Anpassungen; die Personen benötigen andere Unterstützungsformen

6.3 Supervision

Das Spiel- oder Zeigegespräch kann in der Supervision eingesetzt werden, um konkrete Situationen nachstellen zu lassen oder auch um den Supervisand:innen damit zu zeigen, was bereits verstanden wurde (s. Kapitel 4.2.1).

Yvonnes Supervision

VORGESPRÄCH/VORGESCHICHTE In der Einzelsupervision beschrieb Yvonne, eine knapp vierzigjährige Sozialpädagogin, dass sie immer wieder mit ihrem Chef aneinandergeriet. Dieser schreie sie häufig an und erniedrige sie. Einen Tag später entschuldige er sich zwar regelmäßig, sie fühle sich aber trotzdem dadurch sehr gestresst. Sie habe schon einige Male an Kündigung gedacht.

ZEIGEGESPRÄCH Ich bitte sie, eine solche Situation nachzustellen. Sie kann die Situation gut schildern und zeigen – es gelingt ihr aber nicht, den Chef »im Originalton« nachzumachen. Als ich den Chef ihren Erzählungen gemäß nachahme, zuckt sie zusammen; es sei sehr realistisch, meint sie.

VERÄNDERUNGSARBEIT Wir sprechen ein wenig darüber, wie sie reagieren könne. Weil sie so zusammenzucke, könne sie dann nichts mehr sagen. Wir »üben« mit den Figuren, dass sie nicht mehr erschrickt. (Dies gelingt, bevor ich heiser werde ...). Sie wünscht sich, recht naheliegende Sätze sagen zu können, wie z. B.: »Ich möchte nicht, dass Sie so mit mir sprechen!« Oder: »Bitte beruhigen Sie sich! Wir können gern morgen weitersprechen, wenn Sie sich beruhigt haben!« Dann zeigt sie, wie sie den Raum verlässt.

Einüben von Verhalten Da diese Reaktionsweisen relativ universell einsetzbar und nicht nur auf bestimmte Konflikte anwendbar scheinen, wird das Verhalten ein wenig eingeübt. Es werden etliche Varianten durchgespielt, bis es Yvonne im Spielgespräch gut gelingt, ihre Zielvorstellungen umzusetzen. Schließlich ist Yvonne sehr zufrieden. Sie meint, das könne sie jetzt hinbekommen.

Nachgedanken Und tatsächlich gelang es ihr in der nächsten Streitsituation mit ihrem Chef. Damit ging es ihr wesentlich besser – auch wenn der Chef für die Dauer des Supervisionsprozesses nicht mit seinem Fehlverhalten aufhörte.

6.4 Gutachterliche Tätigkeiten

Eva Axelsson und Anna Maria Carlson haben bereits vor etwa zwanzig Jahren das Zeigegespräch im Familiengericht in Göteborg eingesetzt. Es ist dort Standard, dass bei einer Begutachtung in familiengerichtlichen Verfahren, z. B. bei Aufenthaltsfragen, Besuchsfragen, aber auch Fragen der Gefährdung etc. zumindest eine Sitzung mit dem Kind durch das Zeigegespräch begleitet wird.

Dabei ist natürlich die erste Idee, dem Kind zu helfen, seine Wünsche adäquat auszudrücken. Gerade im Loyalitätskonflikt ist dies keineswegs einfach (s. Kapitel 5.1, Pascal und seine zerstrittenen Eltern). Eine Stärke des Zeigegesprächs ist dabei, dass die Zeigenden weniger beeinflusst werden, oder anders ausgedrückt: Es ist einfacher, nichtsuggestive Fragen zu stellen.

Eine vollkommen unbeeinflusste Darstellung kann es nicht geben, wie uns seit der Kybernetik zweiter Ordnung[39] (von Foerster, 1993) klar sein dürfte. Dennoch wird natürlich versucht, dem Kind keine besonderen Ereignisse in den Mund zu legen bzw. suggestive Fragen zu stellen. So ist es günstiger zu fragen: »Was passierte dann?« Anstatt zu fragen: »Was hat dein Vater dann getan?«

---

39 Kybernetik zweiter Ordnung bedeutet die Beobachtung der Beobachtung, die den Begriff der objektiven, äußeren Realität ablehnt, weil letztlich jede Beobachtung von einer Beobachterin vorgenommen wird. In der Familientherapie der 1980er und 1990er Jahre war es häufig ein Streitpunkt, ob die Therapeut:innen besser wissen können, was Familien benötigen als diese selbst. Mit der Abschaffung der Sicherheit durch äußere Beobachtung wurde diese Gewissheit zugunsten einer demütigeren, klientenorientierteren Haltung aufgegeben.

6.4.1 Exkurs suggestive Wirkung der Figuren

Gemeinhin wird Material in der forensischen Begutachtung wenig geschätzt, weil ihm suggestive Wirkung unterstellt wird. Selbstverständlich können Figuren suggestiven Charakter haben, wenn beispielsweise für mögliche Täter nur männliche Figuren mit dunkler Hautfarbe bereitgestellt würden. In meinem Figurensatz gibt es z. B. Sträflinge, einen Teufel, einen Engel etc. Für eine gutachterliche Tätigkeit sind neutralere Figuren sicher günstiger. Auch wäre es möglich, dass bestimmte emotionale Distanzen durch das Darstellen mit Figuren suggeriert werden, z. B. weil die Darstellungsfläche – hier: der Tisch – zu klein für die Darstellung erfahrungsbasierter Distanzen ist oder Ähnliches.

Insofern können Figuren suggestive Wirkung haben. Um diese auszuschließen, bedarf es – wie im Gespräch – einiger Übung. So wie im Gespräch geschlossene oder Alternativ-/Auswahlfragen vermieden werden sollten, sollte im Spielgespräch anders als sonst die mithandelnde Position sehr zurückhaltend eingesetzt werden. Es sollte vermieden werden, bestimmte Figuren oder Positionen durch Gesten oder andere auch nonverbale Hinweise nahezulegen.

Wie im Gespräch, in dem meist nicht die einzelne Frage suggestiv wirkt, sondern die Erwartungshaltung der Untersucherin, ist diese auch im Spielgespräch besonders zu beachten.

6.4.2 Exkurs Unwahrheit im Zeigegespräch

Begutachtung zielt in der Regel darauf ab, die »objektive Wahrheit« zu erfahren. Es gibt aber immer verschiedene Perspektiven, selbst wenn sich alle bemühen, die Wahrheit zu sagen und nichts zu verschleiern.

Leider können auch im Zeigegespräch Dinge verschleiert oder weggelassen werden. Nicht nur kann aufgrund von Erinnerungslücken oder Gedächtnisverzerrungen die »Unwahrheit« gezeigt werden, sondern sie kann auch ganz bewusst gezeigt werden. Es mag sein, dass dies eher auffällt, aber geschickte Vertuschungen sind sicherlich möglich. Das Spielgespräch wirkt allerdings manchmal glaubwürdiger als eine Aussage ohne Figuren und Tape.

Insofern ist das Spielgespräch zur Überführung einer Lüge eher nicht geeignet. Wenn jedoch etwas erzählt werden will, kann es sehr hilfreich sein, weil ein realistisches Zeigen häufig leichter fällt als mit bloßen Worten.

6.4.3 Fokus auf das Kind, auch im Gespräch mit den Eltern

Die Vorteile des Zeigegesprächs bei gutachterlichen Tätigkeiten liegen einerseits im Gespräch mit dem Kind selbst, andererseits kann dieses Zeige- oder Spielgespräch auch den Eltern helfen, sich im Wiedergabegespräch auf das Kind zu fokussieren. Die kindlichen Darstellungen können als Leitfaden im Gespräch mit den Eltern dienen.

Dabei kann das Gespräch mit dem Kind den Eltern auf verschiedene Weisen berichtet werden. Dies unterscheidet sich nicht grundsätzlich von der generellen Einbeziehung der Eltern (s. Kapitel 6.1.5) und wird daher hier nicht näher beschrieben.

Zur Veranschaulichung mag ein Beispiel dienen, das aus meinem eigenen Erfahrungsschatz stammt (weitere Beispiele s. Kapitel 5.2.2, Kinderschutz oder bei Reiners, 2013/2019). Ich arbeite nicht gutachterlich. Dennoch gab es in dem Beispiel den Wunsch der Professionellen herauszubekommen, was einem Kind passiert war.

Maya erzählt von einer sexuellen Gewalterfahrung

VORGESPRÄCH/VORGESCHICHTE In diesem Fall war das Jugendamt Auftraggeber. Die zwölfjährige Maya hatte auf einer Ferienfreizeit einem Betreuer von einer Situation erzählt, die sie mit Klaus, einem Nachbarn erlebt hätte. Sie erzählte, dass der Mann sie geschwängert habe und sie sicher bald Mama würde. Die alarmierten Mitarbeiter:innen dieser Freizeit hatten das Jugendamt hinzugezogen, das, bevor Maya wieder nach Hause kam, bereits mit der Mutter gesprochen hatte. Diese hatte wiederum berichtet, dass es keinen Klaus in der Nachbarschaft gebe, Maya aber gern »Geschichten« erzähle, dies liege sicher an ihrem Down-Syndrom. Tatsächlich habe Maya die kognitive Reife einer Neunjährigen. Da auch Maya bei der Befragung durch die Jugendamtsmitarbeiterin bestätigte, keinen Klaus zu kennen und dass diese Geschichte »nur erfunden« sei, durfte sie zurück zu ihrer Mutter – unter der Auflage, dass sie dem Kinderschutz-Zentrum vorgestellt werde.

Der Auftrag des Jugendamts an uns war, zu prüfen, ob es Hinweise auf sexuelle Übergriffe in Mayas Leben gebe. Diesem Auftrag stimmte die Mutter zu. Aufgrund personeller Engpässe kam Maya zu mir statt zu einer weiblichen Kollegin.

Maya kam gern und erzählte erneut, keinen Klaus zu kennen. Ich führte sie in das Spielgespräch ein und ließ mir ihre Wohnung zeigen, ebenso eine Netzwerkkarte etc. Es war deutlich geworden, dass das Thema Sexualität für sie sehr interessant war. Im dritten oder vierten Termin fragte ich sie, ob sie

Situationen erlebt habe, in denen es »Sex« gegeben habe. Dies bestätigte sie und war sofort bereit, mir diese Situation im Spielgespräch zu zeigen.

ZEIGEGESPRÄCH Maya klebt erneut die Wohnung auf, in der sie wohnt. In ihrem Zimmer zeigt sie mit ein paar länglichen Bauklötzen ihr Bett. Sie legt sich und eine Figur für ihren 13-jährigen Freund Paul auf das Bett. PAUL legt sich auf sie und kuschelt sich an sie. Sie meint: »Die sind nackt.« Ich frage genauer nach, ob sie noch Unterwäsche angehabt hätten. Maya antwortet: »Sehr nackt!« Weitere Details sind mit Holzfiguren nicht gut zu zeigen, sondern nur durch das Gespräch darüber zu erfahren. In der Zeigesituation wird sehr deutlich, dass die Situation keineswegs unfreiwillig geschehen ist. Maya ist völlig einverstanden, dass wir mit ihrer Mutter über diese Situation sprechen, es ist ihr nicht peinlich.

NACHGEDANKEN Im Gespräch mit der Mutter war deren Überraschung ziemlich offensichtlich. Es gab noch einige Gespräche darüber, was »erlaubt« ist und was nicht, sowie über Verhütung etc. Mayas Mutter zeigte sich sehr offen, über diese Themen zu sprechen. Eine entsprechende Rückmeldung ans Jugendamt hob die vermutete Gefährdungseinschätzung Mayas auf.

TEIL 3
Theoretischer Hintergrund

7 Was bewirkt Veränderung – auch im Spielgespräch?

In diesem Kapitel werden zunächst die klassischen Wirkfaktoren der Psychotherapie kurz dargestellt und auf das Spielgespräch bezogen. Es folgt eine Begründung für kreative Methoden, wie z. B. dem Spielgespräch in der Gesprächsführung. Im Anschluss werden spezifische Wirkmechanismen des Spielgesprächs beschrieben. Ein paar Worte zur Forschung in Skandinavien folgen. Abschließend wird ein allgemeines Modell der Veränderung beschrieben, das auf die Veränderung durch das Spielgespräch angewendet werden soll.

7.1 Wirkfaktoren der Psychotherapie

Bevor im Detail über einzelne Wirkfaktoren gesprochen wird, sollen zwei zentrale und hilfreiche Ideen von Wagner (2020) genannt werden:

- Psychotherapie ist keine Krankheitsbehandlung, sondern die Behandlung von subjektiv leidenden Menschen,
- Wähle die einfachste Theorie, unterstelle geringstmögliche Pathologie.

Diese Leitideen gelten auch im Spielgespräch. Es geht nicht um die Beseitigung von – »objektiven« – Störungen oder Krankheiten, sondern von subjektiv empfundenem Leid. Das Spielgespräch hilft, die subjektive Sicht der Menschen zu verdeutlichen. Über den Perspektivenwechsel können Sichtweisen anderer einbezogen werden. Jedoch ist die Idee des Spielgesprächs eher selten, eine diagnostizierte Störung zu beseitigen, es sei denn, die Klient:innen bitten genau darum.

Wenn Menschen zur Beratung oder Therapie gehen, leiden sie. Sie fragen sich, ob mit ihnen etwas nicht stimmt. Dies denken auch häufig Eltern über ihre Kinder, wenn sie diesen Schritt gehen. Es ist nicht immer notwendig oder förderlich, eine ausführliche Diagnostik vorzuschalten, bevor mit einer Behandlung begonnen wird. Manche Eltern brauchen eine Erklärung, sie wünschen eine Bestätigung, dass mit ihrem Kind etwas nicht stimmt. Je mehr dies jedoch angenommen wird, umso schwerer ist auch der vermutete Lösungsweg. Wie sollte etwas schnell geheilt werden, das so lange schon schlecht läuft und so »krankhaft« ist? Manchmal sind einfache Erklärungen günstiger, die z. B. vermitteln, dass das Kind sich etwas Störendes/Ungünstiges angewöhnt hat, es dies aber auch wieder verlernen kann. Auch die Erklärung, dass diese Angewohnheit eine normale Reaktion sein kann, fördert die Hoffnung auf Veränderung. In manchen Situationen kann es hilfreich sein, die »Störung« zu betonen, um die Motivation bei der Behandlung z. B. länger aufrechtzuerhalten.

Im Folgenden werden wesentliche Therapieforschungsergebnisse von Grawe (2000) und Wampold et al. (2018) dargestellt.

7.1.1 Wirkfaktoren nach Grawe

Der bekannte Schweizer Psychotherapieforscher Grawe (2000) postuliert aufgrund umfangreicher Studien insgesamt fünf Wirkfaktoren für erfolgreiche Psychotherapie, die hier auf das Spielgespräch bezogen werden sollen.

- *Therapiebeziehung:* Klient:innen vertrauen ihren Therapeut:innen, sie berichten offen von problematischen Inhalten und trauen der Therapeutin zu, mit ihnen eine Veränderung zu bewerkstelligen. Da dieser Faktor der wichtigste zu sein scheint, wurde er bereits in der Einleitung zum Thema Haltung näher beleuchtet (s. Kapitel 1.3). Einerseits ist für eine gelungene Anwendung des Spielgesprächs eine stabile Therapiebeziehung mit ausreichend Vertrauen mindestens ebenso bedeutsam wie in einem Gespräch ohne Figuren und Spiel. Andererseits kann das Spielgespräch dieses Vertrauen und die Beziehung stärken.

- *Ressourcenaktivierung:* Klient:innen erleben eigene Erfolge, Fähigkeiten, soziale Beziehungen etc. Das Wissen darum kann ihnen helfen, die aktuellen Probleme zu lösen. Selbstverständlich werden im Spielgespräch viele Ressourcen verwendet, z. B., um eine Lösung zu finden. Es werden jedoch durch das Spielgespräch auch bisher wenig bewusste Ressourcen sichtbar (s. Kapitel 4.4).
- *Problemaktualisierung:* Klient:innen wissen um ihr problematisches Verhalten, Erleben oder Denken; günstigenfalls wird dies in der Therapiestunde erlebt oder zumindest greifbar. Das Spielgespräch beginnt häufig mit einer Problemverdeutlichung. Dies soll keineswegs zu einer Problemtrance führen, sondern das Problem in der Stunde greifbar machen.
- *Problembewältigung:* Klient:innen machen in der Therapie die Erfahrung, dass sie die Probleme zumindest in kleinen Schritten lösen können. Im Spielgespräch können mögliche Lösungen ausprobiert werden. So erleben Klient:innen bereits in der Therapiestunde kleine Erfolgserlebnisse, wenn auch nur auf der Probebühne des Spielgesprächs. Wenn es gut läuft, ist das eine Vorbereitung auf die Herausforderungen des Alltags.
- *Motivationale Klärung:* Klient:innen sind motiviert bzw. entwickeln in der Therapie eine Motivation, ihr Verhalten, ihr Erleben, ihr Denken etc. zu verändern. Das Spielgespräch kann Klient:innen helfen, Motivation zu einer Veränderung aufzubauen oder zu verstärken.

7.1.2 Wirkfaktoren nach Wampold und Kollegen

Wampold et al. (2018) versuchen, die bisherige Psychotherapieforschung in einem Modell der allgemeinen Wirksamkeitsfaktoren für Psychotherapie – unabhängig von einer Schulenzugehörigkeit – zu beschreiben. Einige wesentliche Erkenntnisse der von ihnen zusammengetragenen Metaanalysen sollen hier beschrieben werden.

Der wohl zentrale Schluss von Wampold et al. (2018) ist die überragende Evidenz für eine Überlegenheit des kontextuellen Modells gegenüber dem medizinischen Modell. Letzteres geht von der »richtigen Medizin« und deren quasi zwingender Wirkung aus. Wenn die Therapeutin nur das richtige, zu der Störung passende Vorgehen (bzw. Medikament) wähle, sei der Erfolg nach dem medizinischen Modell demnach sicher. Aus zahllosen Belegen, die gegen diese Regel sprechen und der deutlich höheren Bedeutung der sogenannten allgemeinen Wirkfaktoren, die verschiedenen Schulen gemeinsam sind, schließen die Autoren auf die Überlegenheit des kontextuellen Modells. Dieses betont, dass eine gute Intervention nur dann ihre Wirkung entfalten kann, wenn sie im richtigen Kontext, in einer stabilen therapeutischen Beziehung, zum passenden Zeitpunkt und mit einer hilfreichen Absicht durchgeführt wird.

Diese Ausführungen begründen, dass das Spielgespräch nicht als eine spezifische Intervention verstanden werden sollte, die bei einer bestimmten Störung manualisiert eingesetzt werden sollte. Im Gegenteil soll es im Therapieprozess eingesetzt werden, wenn es um ein vertieftes Verständnis oder die Veränderung der Perspektive auf ein Problem oder ein verändertes Verhalten gehen soll.

Der nach Wampold et al. (2018) *wichtigste allgemeine Wirkfaktor ist eine emotionale, vertrauensvolle Beziehung* zu einer helfenden Person, die das Bearbeiten auch schambehafteter Themen ermöglicht. Ohne eine derartige Beziehung wird eine Therapie mit hoher Wahrscheinlichkeit keine Wirksamkeit erzielen. Es ist also sinnvoll, bereits vor Einsatz des Spielgesprächs die Beziehung zu fördern. Wie das geschieht, ist nicht das Thema dieses Buches. Einige Hinweise finden sich jedoch im Kapitel Menschenbild (s. Kapitel 1.3). Aber auch das Spielgespräch selbst kann beziehungsfördernd wirken. Das Gefühl, sich ausdrücken zu können und verstanden zu werden, eventuell auch hilfreiche Anregungen zu erhalten, wie es im Spielgespräch typisch ist, wirkt sehr beziehungsfördernd.

Ein weiterer wichtiger Wirkfaktor ist eine *nachvollziehbare Erklärung sowohl des Problems als auch des therapeutischen Vorgehens,* ein Schema für die Behandlung oder auch der Mythos eines solchen (Wampold et al., 2018). Es scheint weniger wichtig, ob die Theorie »wahr« ist, als dass sie den Klient:innen einleuchtet und mit ihrer Weltsicht kompatibel ist. Die Erwartungshaltung der Ratsuchenden als wesentlicher Prädiktor des Therapieerfolgs hängt eben nicht hauptsächlich mit dem wissenschaftlichen Nachweis der Wirksamkeit zusammen, sondern mit der subjektiven Akzeptanz der therapeutischen Erklärung, die wiederum auch mit der Überzeugung der Therapeutin von ihrem Vorgehen (Allegianz) zusammenhängt. Dieser Zusammenhang wurde verschiedentlich sehr eindrücklich für die enorme Popularität von neurowissenschaftlichen »Erklärungsmodellen« in der Psychotherapie beschrieben (Schwing, 2009). Für das Spielgespräch bedeutet dies, dass die Anwender:innen von seiner Wirksamkeit überzeugt sein sollten. Dies zu erreichen, ist ein Teil der Idee dieses Buch. Daneben wird aber Übung und vermutlich eigene Erfahrung bedeutsam sein, um diese Überzeugung zu vertiefen (s. Kapitel 9.1).

Auch empirisch lässt sich belegen, dass der Glaube der Klient:innen an eine »Heilung« den Erfolg der Therapie signifikant erhöht. Um diesen Glauben zu erhöhen, empfiehlt es sich, zu Beginn das Vorgehen mit einer psychoedukativen Einheit einzuleiten. Dies spricht eindeutig dafür, das Spielgespräch vor seiner Verwendung zu erläutern, aber auch das Störungs- und Heilungsmodell, das die Therapeutin in ihrer Arbeit verfolgt.

Darüber hinaus müssen *neue Lernerfahrungen* ebenso ermöglicht werden wie *Emotionen aktiviert* und *Übungsmöglichkeiten bereitgehalten* werden, insgesamt mit dem – von der Therapeutin unterstützten – Gefühl bei den Klient:innen, sie seien in der Lage, ihre Probleme zu meistern. Gerade an dieser Stelle beweist sich das Spielgespräch als besonders effektiv. Das Ausprobieren neuer Lösungswege mit den Figuren auf der Bühne ist sehr viel einfacher als im Alltag, zudem aber emotionaler und häufig auch kreativer als im Gespräch. So entsteht bei den Klient:innen ein Gefühl, die Situation durchaus meistern zu können.

Wampold et al. (2018) beschreiben Therapie als erfolgreicher, wenn *Ziele kontinuierlich ausgehandelt* werden. Schwing und Fryszer (2006) betonen dies als einen Teil des systemischen Handwerks. Im Spielgespräch können Ziele und auch das Vorgehen auf Augenhöhe ausgehandelt werden, wie in vielen Beispielen dieses Buches gezeigt wird.

Schließlich braucht es ein *Behandlungsritual,* um die Veränderung zu markieren. Ein solches liefert das Spielgespräch nahezu automatisch. Das Aufkleben eines Rahmens, Grundrisses oder Ähnliches mit dem Tape kann einen ritualisierten Charakter bekommen, ebenso das Aufstellen der Figuren, das Hinzuziehen der therapeutischen Figur, das Nachgespräch etc.

7.2 Gründe für kreative Methoden

Kreative Methoden sind in der Gesprächsführung zurzeit sehr modern, wie viele Veröffentlichungen zum Thema zeigen (Hanswille, 2022; Kargl, 2022; Prior, 2023; Lückert u. Brauner, 2022; oder auch aus dem Coachingbereich: Ridder, 2021; Sibbet, 2011; Cubasch-König, Jobst u. Böckle, 2023). Ulf Klein (2010, S. 196) meint, sie »gehören heute mehr oder weniger zum Handwerkszeug zeitgemäßer Psychotherapie und Beratung«. So fehlen sie natürlich auch nicht in modernen Lehrbüchern systemischer Therapie (Levold u. Wirsching, 2014; von Sydow u. Borst, 2018). Diese Methoden sind jedoch nicht nur in der systemischen Arbeit verbreitet, sondern auch in der Arbeit mit Menschen mit (kognitiven) Einschränkungen (s. Kapitel 6.2). Kreative Methoden sollen den Prozess spannend gestalten, zu neuen Einsichten verhelfen, weil es mit ihnen gelingt, die Kraft des Unbewussten zu nutzen, die bewusste Zensur etwas auszuschalten. Dabei ist mit »kreativ« eigentlich alles gemeint, was nicht ausschließlich sprachlich geschieht. Dass auch

Fragen durchaus kreativ sein können und häufig sein müssen, um den Prozess voranzutreiben, wird bei dieser Debatte eher ausgeblendet. Es geht um Methoden mit Material, das man in die Hand nehmen kann, etwas wird auf Papier visualisiert oder Methoden, die zu körperlicher Bewegung führen, z. B. Menschen stehen für eine Skulptur auf etc.

Eine theoretische Auseinandersetzung zur Verwendung kreativer Methoden fehlt entweder vollständig oder ist sehr auf psychodramatische Methoden beschränkt, die bis in die 1980er Jahre fast die einzigen szenischen Methoden waren, die verwendet wurden (Klein, 2010; Bleckwedel, 2008). Nemetschek (2013) betont, dass aufgrund der Sicht auf das Aufgestellte, ein Wechsel zwischen Nahsicht und Weitblick leicht möglich ist, sodass eine Situation im Kontext gesehen werden kann. Obwohl Nemetschek das nur auf das Lebensflussmodell bezieht, kann dies für viele Methoden mit Visualisierungstendenzen und natürlich auch auf das Spielgespräch bezogen werden.

Stern (1992) formuliert, dass nicht so gut gelernt werde, wenn etwas nur in Worten gesagt oder gedacht wird, besser gelernt werde, wenn etwas auch in Handlungen geschehe. Da es in der Therapie zweifellos auch um Lernen neuer Sicht-, Denk-, Fühl- und/oder Verhaltensweisen geht, ist es wohl sinnvoll, nicht nur mit Worten zu arbeiten, sondern auch Handlung anzubieten. Stern fordert dementsprechend, dass es für eine Veränderung Aktivität und Handlung braucht.

Für die Jugendhilfe gibt es einige Gesetze, insbesondere das 2021 in Kraft getretene Kinder- und Jugendstärkungsgesetz, die fordern, dass Kinder – auch mit Einschränkungen – in einer für sie verständlichen Sprache angesprochen und informiert werden, sie sich aber auch in dieser Sprache ausdrücken dürfen. Auch dieses Gesetz wird als Argumentation für kreative Methoden herangezogen (s. Kapitel 6.1.1).

Gerade für kleinere Kinder eignet sich das Spielgespräch besonders, da sie die Welt *ohne konkrete Unterstützung* noch nicht aus einer fremden Perspektive sehen können (Stern, 1992) bzw. da sie konkrete Handlungen und spielgeprägte Gespräche benötigen, um sich auszudrücken (Övreeide, 2001). Liebel-Fryszer (2010) führt aus, dass ein Dialog ohne Aktion insbesondere dem Interaktionsverhalten von Kindern widerspreche. Sie zitiert Moreno: »Handeln ist heilender als Reden« (S. 211).

Dabei ist es wichtig, zu verstehen, dass Menschen in emotional schwierigen Situationen nicht ihr volles sprachlich-kognitives Repertoire zur Verfügung haben – und daher ähnlich wie Kinder in diesen Situationen mehr Unterstützung durch andere Methoden als die Sprache benötigen (Övreeide, 2001). Zweifellos geht es in der Therapie nicht selten um emotional belastende Situationen, sodass kreative Methoden günstig anzuwenden sind.

Winnicott (1973/1997) betont, dass Therapie spielerisch geschehen soll, um den Möglichkeitsraum zu erweitern. Im Gedankenspiel lassen sich neue Ideen leichter entwickeln als im ernsten Durcharbeiten. Die Bühne szenischen Arbeitens wird als Möglichkeitsraum beschrieben (Klein, 2010). Dort seien spielerisch neue Bedeutungsgebungen möglich. Moreno spricht von der Surplus-Realität (nach von Ameln et al., 2004).

Nach Klein (2010) ist eine Hauptaufgabe der Therapeutin bei kreativen Methoden die Kontextmarkierung der Szene als Spiel, die sich von der Realität unterscheidet, sodass die Interaktionen der beteiligten Rollen spielerisch-experimentell untersucht werden können. Dieses Vorgehen gilt auch für das Spielgespräch.

7.2.1 Vorsicht bei kreativen Methoden

Obwohl das Spielgespräch zweifellos eine kreative Methode ist, für die dieses Buch werben möchte, muss auch eine Warnung ausgesprochen werden. Im therapeutischen Prozess ist nicht die Methode der Hauptwirkfaktor der Therapie, auch wenn viele Methodenhandbücher dies manchmal vorzugaukeln scheinen. Solche Bücher können den Eindruck erwecken, als sei allein die richtige Methode notwendig, um eine entsprechende Veränderung hervorzurufen. Dies entspricht jedoch nicht den Erfahrungen – und passt auch nicht zur Autonomie sozialer Systeme (nicht vorhandene Instruierbarkeit; s. Kapitel 8.1.3 oder Reiners, 2022a).

Methoden können ebenso vom Prozess ablenken. Ein Spielgespräch kann Veränderungen auch erschweren, z. B. wenn es zum falschen Zeitpunkt angewendet wird: Es besteht kein Vertrauen zu anwesenden Personen oder ein akuter Streit in der Familie verhindert das Einlassen auf einen Austausch. Ebenso kann eine ungünstig ausgewählte Situation, die im Spielgespräch gezeigt werden soll, aber wenig mit dem Ziel der Klientin zu tun hat, Veränderung erschweren. Die Orientierung am Auftrag und am Prozess, die Auswahl geeigneter Fragen und Gesprächsthemen, das Bilden geeigneter Hypothesen etc. wird niemandem von der Methode abgenommen. Die Methode erleichtert lediglich das Bearbeiten, das Zeigen, Besprechen etc.

Methoden sind zwar das »Salz in der Suppe«, mehr aber auch nicht (Hanswille, 2022, S. 24). Sie sättigen nicht, sie sind nicht unbedingt notwendig. Aber ohne sie schmeckt es weniger, macht es für alle Beteiligten weniger Spaß. Levold und Wirsching (2014) verlangen, dass Berater:innen bei jeder verwendeten Methode jederzeit erläutern können sollten, warum sie gerade diese Methode verwenden. Sie beschreiben eine Erfahrung, die auch ich in der Ausbildung mache, dass Anfänger:innen häufig Methoden einsetzen, weil sie *keine* Vorstellung vom eigenen therapeutischen Vorgehen haben. Mit der Methode »passiert wenigstens etwas«.

Wenn die Orientierung an den Zielen der Klient:innen verbunden mit passenden Hypothesen die Arbeit lenkt, ist die Methode nicht das Wichtigste. Wampold et al. (2018, S. 206) formulieren: »Es besteht kaum empirische Evidenz dafür, dass bestimmte Vorgehensweisen wirksamer sind als die Überkategorie der nach bestem Wissen situationsangepassten, professionell durchgeführten Psychotherapie.« Wichtiger als die Methode sind die gute Beziehung zur Therapeutin, deren Glaube an die eigene Wirksamkeit (Allegianz), die Induktion von Hoffnung, die Orientierung an Zielen der Klientin, Problem- und Ressourcenaktivierung (Grawe, 2000).

Ich möchte davor warnen, zu glauben, wenn man das Spielgespräch technisch richtig verwende, werde Veränderung von selbst erreicht. Jede Methode, auch das Spielgespräch, ist nur dann sinnvoll, wenn sie zum Prozess, zum Auftrag, zur Therapeutin und zum Klient:innensystem passt.

7.2.2 Hindernisse bei der Anwendung kreativer Methoden

Aus vielen Veranstaltungen ist mir bekannt, dass Menschen eine Methode kennenlernen und mit großer Begeisterung mitnehmen – und dennoch nicht oder ausgesprochen selten anwenden.

Sicher gibt es dafür verschiedene Gründe. Ich möchte sie in drei Gruppen aufteilen:

- die Rahmenbedingungen,
- Hindernisse der Klient:innen,
- Hindernisse der Anwender:innen.

Im Folgenden soll beschrieben werden, wie diese Hindernisse vermieden werden können. Auf Hindernisse, die bei den Anwender:innen liegen, wird in Kapitel 9.1 Erlernen des Spielgesprächs hingewiesen.

Rahmenbedingungen

Grundsätzlich müssen die Rahmenbedingungen stimmen: Eine ungewöhnliche Methode verlangt Vertrauen. Vertrauen benötigt Zeit, Wertschätzung und kleine Erfahrungen, die als hilfreich betrachtet werden. Wenn es zudem um eine heikle Situation geht, kann dies zu Beginn der Arbeit überfordernd wirken. Manchmal ist es daher günstiger, das Spielgespräch zum Kennenlernen der Methode in einer harmlosen Situation anzuwenden. So kann z. B. das Netzwerk (s. Kapitel 4.6) gezeigt werden, die eigene Wohnung aufgeklebt werden, ein Hobby oder Ähnliches. Dann ist die Methode bereits als etwas Hilfreiches etabliert, bevor es um schwierige Inhalte geht.

Bleckwedel (2008) weist darauf hin, dass die Therapeutin, um Klient:innen zur Mitarbeit bei szenischen Methoden zu gewinnen, vom System als Autorität akzeptiert werden sollte, die bei der Veränderung begleiten kann. Minuchin und Fishman (1992) sprechen von Joining (s. Kapitel 1.3).

Darüber hinaus sollte die Situation fehlerfreundlich (s. Kapitel 1.3) gestaltet sein, sodass die Freude sich zu zeigen überwiegt gegenüber der möglichen Scham sich zu blamieren (Bleckwedel, 2008).

Es ist wichtig, die Situation passend auszuwählen: passend zum Auftrag und zum Inhalt des Prozesses. Aber auch der Zeitpunkt ist wichtig (z. B. nicht in einer akuten Krise). Sie muss zu den Bedürfnissen sowie der Lebenswelt der Klient:innen passen.

Hindernisse der Klient:innen

Natürlich gibt es Klient:innen, die (zu Beginn) Widerstand gegen das Spielgespräch zeigen. Widerstand kann sich richten gegen

- eine Methode,
- ein Behandlungsziel, z. B. haben Klient:innen ein anderes Ziel – oder unbeabsichtigt Angst, das Symptom zu verlieren; manchmal werden auch kleine Veränderungen nicht gewürdigt und daher wird an größere nicht mehr geglaubt etc.,
- das Setting, z. B. die anwesenden Eltern,
- die Person der Therapeutin,
- die Rahmenbedingungen, z. B. ist zu wenig Zeit, es besteht zu wenig Sicherheit oder Vertrauen, etwas Neues auszuprobieren etc.

Häufig *zeigt* sich Widerstand gegen eine Methode. Dieser muss jedoch nicht gemeint sein.

Es hat sich als günstig herausgestellt, Widerstand als etwas Natürliches und Normales zu verstehen und so mit ihm umzugehen (s. Kapitel 7.2.2 und 8.1.4). Konkret bedeutet dies, zu fragen, was genau abgelehnt wird. Wenn es wirklich die Methode des Spielgesprächs ist, sollte es noch einmal erläutert werden. Wenn Vertrauen zur Therapeutin besteht, sollte die Formulierung helfen, dass das Spielgespräch der Therapeutin hilft, die Klientin besser zu verstehen.

Klient:innen wollen von ungewöhnlichen Methoden überzeugt, für sie gewonnen werden. Es kann helfen, *auf bisherige gute Erfahrungen zurückzugreifen.* So kann die Beraterin sagen: »Die Klient:innen, die sich darauf eingelassen haben, haben in vielen Fällen sehr davon profitiert, weil sie auf neue Ideen gekommen sind, es ihnen geholfen hat, die Situation noch einmal anders zu betrachten« etc.

Manchmal helfen auch konkrete Beispiele, wie frühere Klient:innen vom Spielgespräch profitiert haben. Sicherlich ist es sinnvoll, Neugier zu wecken.

Bei manchen Klient:innen hilft es, die Methode, ihren theoretischen Hintergrund und ihre Herkunft kurz zu *erklären,* bei anderen ist das *Überraschungsmoment* günstiger (zur speziellen Motivation Jugendlicher s. Kapitel 2.1.1).

Allein aus ethischen Gründen halte ich es für angebracht, mindestens implizit darauf hinzuweisen, dass das Gestalten *freiwillig* geschieht und jederzeit abgebrochen werden kann. Tatsächlich hilft dies aber auch manchmal, Klient:innen eher zu bewegen, es auszuprobieren.

Klient:innen müssen die ausgewählte Situation als für den Prozess wichtig erleben und das Zeigen als *hilfreich.*

Humor ist eine wichtige Zutat. Gelegentlich weise ich darauf hin, dass Therapeut:innen ja manchmal ein wenig verrückt sind und auch verrückte Methoden anwenden. Jetzt sei es mal wieder so weit ... Im Verlauf sollte die Gesprächsführung flexibel und *kompromissbereit* bleiben und natürlich Zeit lassen, damit sich das Gegenüber auf die Methode einlassen kann.

Beim Spielgespräch empfiehlt es sich, die eigene Körperhaltung zu verändern, z. B. sich über den Tisch zu beugen (s. Kapitel 2.1.3). Natürlich sollte darauf geachtet werden, dass die Gestaltung gemeinsam geschieht. Zudem ist es manchmal günstig, selbst Dinge zu zeigen, z. B. was bisher verstanden wurde, dann korrigieren die Klient:innen wie von selbst – und nehmen dafür auch die Figuren in die Hand (s. Kapitel 4.2.1).

In aller Regel aber sollte die Methode nicht zu wichtig genommen werden. Es hilft meistens eher, sie einfach anzuwenden. Die Gesprächsführung sollte *Sicherheit* auch in der Methode *vermitteln,* damit sich Ratsuchende darauf einlassen können. Zu viele Gedanken darüber, wie Klient:innen überzeugt werden können, wirken eher verunsichernd. Auch hier gilt: *Einfach machen.*

Spezialfall: Das Spielgespräch wirkt kindisch

Ein Spezialfall ist, wenn Klient:innen äußern, dass sie das Spiel kindisch finden. Der Widerstand könnte die oben genannten Gründe haben, obwohl er sich explizit gegen die Methode richtet. Wenn es jedoch tatsächlich die Methode ist, könnte darauf hingewiesen werden, dass es manchen Klient:innen zunächst schwerfällt, es für viele aber hilfreich ist, wenn sie sich darauf einlassen. Manchen Klient:innen hilft es zu hören, dass das Spielgespräch nicht für Kinder, sondern für Jugendliche entwickelt wurde.

Manche Ratsuchende können im Zeigegespräch noch gut mitgehen, wollen aber bei der Lösungssuche nicht mehr spielen, sondern lieber reden, weil sie glauben, nicht spielen zu können. Eventuell ist der Begriff Spielgespräch irreführend. Es muss ja gerade nicht im klassischen Sinne frei gespielt werden, sondern es können eher spielerisch Lösungen gesucht werden. Dennoch halte ich es für förderlich, wenn z. B. die Figuren in die Hand genommen werden. Manchmal mögen Menschen dies nicht, weil sie Angst haben, sich zu blamieren. Eine fehlerfreundliche Haltung (s. Kapitel 1.3) kann helfen. Manchmal hilft auch der humorige Hinweis, dass ja niemand zuschaut. Zudem kann die Therapeutin selbst auch alberne, unsinnige Vorschläge machen, mit dem Hinweis, dass viele gute Ideen aus einer Laune heraus entstehen. Kreativität entsteht dort, wo die üblichen Denkmuster verlassen werden. Eine kontrollierte Kreativität ist häufig nicht frei genug, um wirklich neue Muster oder Lösungen zu entwickeln.

7.3 Wirkmechanismen in Zeige- und Spielgespräch

Die meisten Wirkmechanismen, die im Spielgespräch angenommen werden, entstammen einem kontextuellen Modell. Diese wurden bereits beschrieben. In diesem Unterkapitel, das weitgehend der Argumentation von Nilsson (2021) folgt, sollen einige Mechanismen beschrieben werden, die für das Spielgespräch eine besondere Bedeutung haben.

7.3.1 Wirkmechanismen im Zeigegespräch

Visualisierung ist derzeit so modern, dass es fast ungewöhnlich erscheint, sich die Frage zu stellen, warum sie sinnvoll sein soll (Prior, 2023; Lückert u. Brauner, 2022; Ridder, 2021; Sibbet, 2011). Doch wobei genau hilft Visualisierung eigentlich?

Wir können schnell und spontan viele optische Informationen gleichzeitig auffassen und uns einen *distanzierten Überblick* verschaffen. Wir können aber auch analytisch hinsehen und Details wahrnehmen. So können beide Gehirnhälften aktiviert werden: Die linke für die Verarbeitung von Details und die rechte für die eher ganzheitliche Aufnahme.

Die *Aktivierung beider Gehirnhälften* verbessert die Informationsaufnahme und das Lernen. Visualisierungstechniken können so bei verschiedenen Prozessen hilfreich sein:

- bei der Motivierung,
- bei der Kodierung, also der Speicherung und Reproduktion von Gedächtnisinhalten,
- bei der Strukturierung durch den Überblick,
- bei dem Verständnis bzw. dem Erklären.

Damit unterstützen sie auch die Kommunikation sowie den Ausdruck persönlicher Erfahrungen – die letztgenannten Aspekte sind im Spielgespräch besonders bedeutsam (s. Kapitel 7.2).

Die Klient:innen erzählen bzw. sprechen beim Spielgespräch nicht nur, sie zeigen auch, sie lehnen sich über den Tisch, nehmen Figuren und Tape in die Hand etc. Eine *aktive Handlung* regt zu einem aktiveren Gespräch, zu mehr neuen Gedanken und zu besserem gegenseitigen Verständnis an. Rotthaus (2015) nennt hierfür auch neurobiologische Gründe: Um neuronale Schaltkreise aufzubauen, benötigen Menschen (besonders Kinder) Körpererfahrungen mit möglichst vielen Sinnen: aktivem Handeln, Sehen, Hören, Sprechen. Genau dies geschieht im Zeigegespräch.

Das Zeigen soll ein kooperativer Akt sein (s. Kapitel 2). So soll eine gemeinschaftliche Handlung entstehen, Soltvedt (2005) benutzt das schöne Wort »samhandling«. Dieses *gemeinschaftliche Handeln* stärkt die Beziehung zwischen den Beteiligten, die als zentraler Wirkmechanismus verstanden wird (Wampold et al., 2018).

Das Spielgespräch ist *erlebnisnäher* als ein rein verbales Gespräch. Emotionen werden angesprochen, gleichzeitig bleibt die Distanzierung vom Geschehen auf der Bühne möglich. Das so erreichte mittlere Erregungsniveau ist für Lernen und Veränderung optimal. So erleichtert das Spielgespräch es gerade auch Erwachsenen, sich ihren Gefühlen zu nähern, ohne dass die kognitive Bearbeitungsfähigkeit überfordert wird.

7.3.2 Wirkmechanismen im Veränderungsprozess

Im Veränderungsprozess wirken neben den im Zeigegespräch beschriebenen Wirkmechanismen weitere Faktoren. So kann es den Erzählenden ein *Gefühl von Kraft und Stärke* geben, dass sie die Figuren bewegen können, ihnen Worte in den Mund legen und so neue Verhaltensweisen ausprobieren können. Dies kann besonders wichtig sein, um imaginierte oder Wunschsituationen zu zeigen – oder um ein Gegenüber, das als übermächtig erlebt wurde, im Spielgespräch im positiven Sinne zu beherrschen etc.

Im Spielgespräch kann eine *alternative Handlung angstfrei ausprobiert* werden, die sich eine Person möglicherweise im bisherigen Leben nicht zugetraut hat. Die möglichen Aktionen und Reaktionen können in Ruhe reflektiert werden. Im günstigsten Fall stellt sich ein Gefühl von Erfolg ein. Das erhöht die Wahrscheinlichkeit des Umsetzens im Alltag enorm, denn nichts ist so motivierend wie der Erfolg.

Neben der Begleitung und Ermutigung kann die Therapeutin natürlich Ideen einbringen und so den *Möglichkeitsraum erweitern*. Sie kann empathisch mit

Schwierigkeiten, möglichen Fehleinschätzungen oder anderen wenig hilfreichen Gedanken und Gefühlen konfrontieren. Sie kann in die Rolle eines guten Elternteils schlüpfen, in die Rolle eines Gegners, der schwächer als in der nachgestellten Situation ist etc. Nilsson (2021) zitiert eine Klientin, die nach einem Spielgespräch sagte: »Ich habe etwas gemacht, das ich mich nie getraut hätte. Jetzt habe ich wieder Hoffnung auf ein normales Leben!«

Durch das Rollenspiel entstehen viele Möglichkeiten, die Veränderung voranzutreiben. Diese werden in den Ausführungen zu Psychodrama (s. Kapitel 8.2.2) und systemischer Therapie (s. Kapitel 8.1) noch einmal vertieft. Die Wirkmechanismen des Spielgesprächs sind in Kasten 14 zusammengefasst.

Kasten 14: Wirkmechanismen im Spielgespräch

- Visualisierung
- Kommunikation und Verständnis
- Aktivierung
- Kooperation oder gemeinschaftliche Handlung (samhandling)
- Erlebnisnähere Bearbeitung
- Gefühl von Kraft und Stärke durch die Figuren
- Probebühne für gefahrenfreies Ausprobieren
- Unterstützung durch die Therapeutin

7.4 Forschung

Leider befindet sich die Forschung zum Spielgespräch noch sehr in den Anfängen. Nilsson (2021) macht ausgezeichnete Vorschläge, wie es erforscht werden könnte, bislang sind jedoch lediglich Befragungen sowie einige Fallstudien durchgeführt worden.

Barbro Sjölin-Nilsson (2007) führte eine Befragung von Sozialamtsmitarbeiter:innen durch, die das Spielgespräch angewendet hatten. Das Sozialamt erfüllt in Schweden neben den hierzulande bekannten Aufgaben auch Aufgaben des Jugendamts, verliert aber mit Erreichen der Volljährigkeit nicht die Zuständigkeit.

Sechs Teilnehmende schätzten den Nutzen auf einer zehnstufigen Skala mit den Werten 1 bis 6 ein, 27 Teilnehmende mit 7 bis 9 und sieben Teilnehmende mit dem Höchstwert zehn. Insgesamt waren die Einschätzungen der Nützlichkeit also ausgesprochen hoch. Bei den Einschätzungen der über 170 Kinder (im Durchschnitt ca. acht Jahre alt) zum Interesse am Spielgespräch waren die Antworten sogar noch positiver. Offensichtlich waren sowohl befragte Anwender:innen als auch Kinder vom Nutzen des Spielgesprächs sehr überzeugt und zeigten Interesse.

Einzelne Aussagen der Befragten zum Spielgespräch sollen hier wiedergegeben werden: Eine Klientin meinte, dass sich das Gespräch nicht wie ein Treffen im Sozialamt angefühlt habe. Andere Eltern berichteten, sie hätten es eine gute Art gefunden, ihre Tochter zum Sprechen zu motivieren. Eine Mitarbeiterin erklärte, sie sei vor dem ersten Spielgespräch sehr nervös gewesen, habe sich dann aber schnell wohl und sicher mit der Methode gefühlt.

Löfgren und Mälman (2017) untersuchten die Erfahrungen verschiedener Berufsgruppen mit dem Spielgespräch. Sie fanden über eine inhaltsanalytische Auswertung qualitativer Interviews, dass die Methode den Amtsmitarbeiter:innen die Gespräche mit Kindern erleichterte. In der Kinder- und Jugendpsychiatrie wurde es als günstig für die therapeutische Arbeit, aber auch für die Verdeutlichung und Supervision beschrieben, die Methode zu kennen, besonders um die Kinderperspektive zu erfassen.

7.5 Das transtheoretische Modell der Veränderung

Prochaska und di Clemente (1982) entwickelten das sogenannte transtheoretische (therapieschulenübergreifende) Stufenmodell zur Beschreibung, Erklärung und Vorhersage von beabsichtigten Verhaltensänderungen. Die meisten Veränderungen geschehen wohl unbeabsichtigt – aber über diese wird seltener nachgedacht, und sie führen nicht in Beratung oder Therapie.

Das transtheoretische Modell ist inzwischen in verschiedenen Studien empirisch gut belegt[17]. Die ursprünglichen Forschungsarbeiten bezogen sich auf die Entwöhnung von Tabakkonsum. Daher ist das Modell in der Suchtberatung bekannter als in sonstigen therapeutischen Kontexten. Später wurde es auch auf andere Bereiche wie z. B. Ernährung und Sport angewendet (Faselt u. Hoffmann, 2010).

Das Modell geht davon aus, dass bei einer beabsichtigten Veränderung mehrere Stufen durchlaufen werden. Dabei wird davon ausgegangen, dass die jeweils vorherige Stufe, wenn auch unbewusst, so doch sicher durchlaufen sein muss, um die nächste Stufe erfolgreich zu bewältigen.

17 Dem transtheoretischen Modell ähnelt auch das Zürcher Ressourcenmodell (Storch, Krause u. Weber 2022), das seinerseits Anleihen aus dem Rubikonmodell (Grawe, 2000) nimmt. Beide werden hier aus Platzgründen nicht dargestellt.

Die sechs Stufen der Verhaltensänderung werden im Überblick dargestellt:

1. Im Absichtslosigkeitsstadium (»Precontemplation«) gibt es keine Veränderungsabsicht. In dieser Phase wird der Versuch, von außen Veränderung anzustoßen nicht sehr erfolgreich sein. Es benötigt zunächst ein Problembewusstsein. Sollten Menschen in diesem Stadium zur Therapie kommen, könnte ein Spielgespräch eingesetzt werden, um die Motivation für eine Veränderung zu erkunden oder um Situationen verdeutlichen zu lassen.
2. Kinder, die von ihren Eltern zur Therapie »mitgebracht« werden, befinden sich nicht selten in dieser Phase, sie sind nicht intrinsisch veränderungsmotiviert. Auch ihnen kann das Spielgespräch helfen, die Idee der Eltern zu verstehen, was sich verändern sollte. Es könnte umgekehrt helfen, ihre – eventuell auch fehlenden – Veränderungswünsche darzustellen, sodass auch die Eltern erkennen, wieso eine Veränderung so schwerfällt. Bei Pascal (s. Kapitel 5.1) war es umgekehrt: Seine Eltern verstanden, was ihr Sohn von ihnen wünschte.
3. Im Absichtsbildungsstadium (»Contemplation«) entsteht diese Absicht, bleibt aber unkonkret. Es werden keine Pläne geschmiedet, keine Versprechungen gegeben etc. Hier könnte das Spielgespräch helfen, den Zielzustand konkreter zu fassen, z. B. auch das Ergebnis der Wunderfrage (de Shazer, 1989) zeigen zu lassen (s. Kapitel 4.3, Jonas zeigt seine Ziele).
4. Im Vorbereitungsstadium (»Preparation«) werden konkrete Schritte geplant und erste Schritte bereits gegangen. Menschen nennen die Absicht, ihr Verhalten »in Zukunft« zu ändern oder haben bereits erfolglose Versuche unternommen. Dies ist die Phase, in der die meisten Menschen zur Beratung kommen. Ab diesem Schritt ist das Spielgespräch gut einsetzbar. Es kann helfen, die Ziele zu konkretisieren (s. Kapitel 4.3).
5. Im Handlungsstadium (»Action«) wird Verhaltensänderung bewusst vollzogen, jedoch ist sie noch nicht stabil – und gelingt möglicherweise nicht konsequent. Hier haben Menschen bereits einige Bemühungen unternommen, ihr Verhalten auch mit kleinen Erfolgen zu verändern. Es ist auch möglich, dass die Umwelt die Veränderung bereits wahrgenommen hat. Ein kleiner Einschub sei erlaubt, da das *Handlungsstadium* weiter unterteilt werden kann. Anfangs bemerkt man unerwünschtes Verhalten nur in der Rückschau: »Mist, schon wieder habe ich …« Später gelingt es, die unerwünschten Verhaltensweisen bereits während der Handlung zu bemerken, jedoch nicht, diese zu unterbrechen. In einem weiteren Schritt gelingt es gelegentlich, bei sehr bewusster Steuerung, das unerwünschte Verhalten zu unterbrechen und gewünschtes Verhalten zu zeigen. Erst durch viel Übung und ständige Wiederholung gelingt dies später automatisiert und ohne gezielte Aufmerksamkeit. Und dennoch bleibt folgender Aphoris-

mus gültig: Wenn du heute zwei gleichstarke Gewohnheiten hast, und du übst sie nicht, wird morgen die ältere die stärkere sein. Das heißt, es benötigt viel Übung, bis das neue Verhalten die »stärkere Gewohnheit« ist. Im Handlungsstadium können durch das Spielgespräch gezielt alternative Sicht- oder Verhaltensweisen eingeübt werden (s. Kapitel 5.5.1, Paula besucht ihren Bruder). Wenn Klient:innen das unerwünschte Verhalten in der Rückschau erkennen, können diese Situationen mit alternativem Verhalten nachgespielt werden und bis zur Automatisierung eingeübt werden.

6. Im Aufrechterhaltungsstadium (»Maintenance«) wird das problematische frühere Verhalten kaum noch gezeigt, das neue, gewünschte hingegen regelhaft. Rückfällen wird vorgebeugt. Die Dauer dieser Phase kann nach Prochaska und Prochaska (1999) zwischen sechs Monaten und fünf Jahren liegen. Der Umgang mit möglichen Herausforderungen oder Rückfällen kann mit dem Spielgespräch eingeübt werden (s. Kapitel 4.7, Rückfallvorbeugung bei Matthias).
7. Im Abschlussstadium (»Termination«) ist das alte Verhalten dauerhaft aufgegeben, das neue Verhalten ist verinnerlicht und wird ohne bewusste Steuerung (automatisiert) aufrechterhalten. Das Problem besteht nicht mehr – die Versuchung, das alte, unerwünschte Verhalten zu zeigen, ist kaum vorhanden. Vermutlich haben Menschen in diesem Stadium weniger das Bedürfnis nach Unterstützung. Das Spielgespräch könnte in diesem Falle der weiteren Stabilisierung dienen.

Bei einer Beratung oder Therapie – also der Begleitung einer Veränderung – können die Stufen des transtheoretischen Modells in der angegebenen Reihenfolge durchlaufen werden: von der Eingangsstufe zu Beginn der Begleitung (dies muss nicht die erste Stufe sein, häufig ist es die dritte oder eine der folgenden) bis zur Stufe der Beendigung der Begleitung. Auch dies muss nicht die letzte Stufe sein, bei erfolgreicher Begleitung ist es oft die fünfte Stufe.

Es ist jedoch immer ein Rückschritt zu einer davorliegenden Stufe möglich. Danach sollte der Übergang in die nächsthöhere Stufe leichter fallen und dem Menschen verhelfen, stabiler dort zu bleiben. Ein mehrfaches Durchlaufen verschiedener Stufen ist jedoch keineswegs ungewöhnlich.

8 Das Spielgespräch im Spiegel verschiedener Therapieschulen

Das Spielgespräch lässt sich mit verschiedenen therapeutischen Schulen kombinieren. Die Verhaltenstherapie kann sich des Spielgesprächs ebenso bedienen wie der Ego-State-Ansatz und die Traumatherapie, die Hypnotherapie und die Familien- oder systemische Therapie. Das Spielgespräch ist eben keine therapeutische Schule, sondern eine Art eigene Sprache, die jede therapeutische oder diagnostische Arbeit, jedes Gespräch unterstützen kann. Insofern lässt es sich auch schlecht einer Effektstärke-Studie unterziehen. Befragungen von Anwender:innen weisen jedoch eindeutig positive Ergebnisse auf (Sjölin-Nilsson, 2007; s. Kapitel 7.4).

Das Spielgespräch ist umgekehrt von Theorien aus verschiedenen Richtungen inspiriert. Hier sind der narrative Ansatz zu nennen, das Psychodrama, die Mentalisierungsbasierte Therapie, die Arbeit mit inneren Anteilen, die Bindungstheorie sowie natürlich die systemische Therapie und kreative Methoden. Aber auch die Schematherapie und die von Wagner (2020) bzw. Ciompi (1997) genannten Verstehen-Fühlen-Handeln-Kontingenzen können zur theoretischen Erklärung herangezogen werden. Diese verschiedenen Ansätze sollen in diesem Kapitel gezielt nur auf ihren Einfluss auf das Spielgespräch betrachtet werden. So wird umgekehrt das Spielgespräch in einige wichtige therapeutische Schulen eingeordnet. In diesem Buch steht die Methode im Vordergrund. Dieses Kapitel beschränkt sich daher auf zentrale Zusammenfassungen.

8.1 Systemische Therapie

Da ich selbst verschiedene systemische Weiterbildungen genossen habe und in verschiedenen Weiterbildungen dieser Richtung tätig bin, liegt mir diese Theorierichtung besonders nahe und bildet den »Kern« meiner persönlichen Haltung und Herangehensweise – auch bei der Verwendung des Spielgesprächs. Daher wird sie hier etwas ausführlicher beschrieben. Dies soll jedoch nicht als Ausgrenzung von Praktiker:innen mit anderem Hintergrund verstanden werden.

8.1.1 Personzentrierte Systemtheorie

Kriz (2017) schlägt zum Verständnis von Psychotherapie, Beratung und Coaching vor, folgende Aspekte zu berücksichtigen:

1. die vier Prozessebenen in ihrer Interaktion: körperliche, psychische (individualistisch, psychodynamisch-humanistisch), interaktive (interpersonell, systemdynamisch) und kulturelle Ebene;
2. den typischen nichtlinearen Verlauf von Veränderung und
3. die Komplementarität von subjektiven und objektiven Perspektiven.

Zu 1) Die psychische und die interaktive Ebene werden von den meisten Therapierenden als zentral anerkannt, und nicht mehr gegeneinander ausgespielt, sondern eher als sich ergänzend betrachtet. Diese beiden Ebenen sind im Spielgespräch leicht zu visualisieren.

Wagner (2020) empfiehlt ein Pendeln zwischen interaktiven und intrapsychischen Mustern. Systemiker:innen würden ihr zufolge das Intrapsychische häufig unterbewerten. Sie betont, dass bei sehr stabilen Denk-Fühlmustern/strukturellen Schwierigkeiten der Blick auf das Innerpsychische oft notwendig sei. Wenn in der Therapie immer wieder ähnliche Schwierigkeiten auftauchen, würde eine reine Lösungsorientierung diese Defizite verdecken. Günstiger sei es, auf die Schwierigkeiten einladend einzugehen. Es sei wichtig, Klient:innen diese Rückmeldung zuzumuten.

Die körperliche Ebene wird laut Kriz (2017) häufig zu wenig berücksichtigt (z. B. Angstsymptome, aber auch Unwohlsein, Kopfschmerzen, die Psychosomatik sowie die somatopsychischen Anteile). Er bezeichnet den Körper als »Integrator von Fühlen und Denken« (S. 185). Diese Ebene erfordert tatsächlich im Spielgespräch eine aktive Aufmerksamkeit, da sie nicht immer von Klient:innen mitbedacht wird (s. Kapitel 1.1, Max hat Kopfschmerzen).

Noch weniger Beachtung erfährt die kulturelle Ebene. Die Kulturabhängigkeit von Gedanken, Gefühlen, Erleben und Verhalten ist meist nicht bewusst, zum Teil auch nicht ohne weiteres bewusstseinsfähig. Bei Respekt oder ähnlichen Konzepten ist die kulturelle Komponente relativ naheliegend, ebenso bei Intimität oder Beziehungsgestaltung. Bei Gewalt oder Bindung ist dies schwerer vorstellbar; wir denken, unsere diesbezüglichen Werte seien universell, kulturübergreifend. Selbstverständlich ist jedoch alles Erleben, Fühlen, Denken, Verhalten in eine kulturelle Sichtweise eingebettet, inklusive der Idee zu Veränderung und Behandlung selbst.

Im Spielgespräch ist es nicht leicht, diese Ebene zu berücksichtigen. Natürlich zeigt sich die Kultur auch in jedem Spielgespräch. Sie aber bewusst zu machen, ist nicht immer einfach. Es können z. B. gezielt auch überzeichnete Figuren anderer Kulturen auf die Bühne gestellt werden und gefragt werden, wie diese wohl reagieren würden, wie diese die Situation empfinden würden etc.

Zu 2) Dass Veränderungen typischerweise in Sprüngen verlaufen und eben nicht linear, wird in diesem Buch in vielen Beispielen deutlich und theoretisch mit dem transtheoretischen Modell (s. Kapitel 7.5) beschrieben und muss daher hier nicht erneut vertieft werden.

Zu 3) Kriz (2017) meint mit der objektiven Perspektive nicht die aus konstruktivistischer Sicht fragwürdige objektive Welt, sondern den Blick auf Menschen als Objekt und nicht als Subjekt. Einen Menschen zu verstehen, verlangt beide Perspektiven: die subjektive und die objektive. In einer Familientherapie wird *mit* Kindern als Subjekte mit eigenem Erleben, Wünschen, Sichtweisen etc. gesprochen, aber auch *über* Kinder als Objekte. Die in diesem Sinne objektive Perspektive von anderen auf die Ratsuchenden – in diesem Falle Kinder – sollte ebenso einbezogen werden wie ihre subjektive Sicht auf den Prozess, die Veränderung etc. Erst beide Perspektiven gemeinsam ermöglichen ein Verständnis der Gesamtlage.

Im Spielgespräch wird diesem Phänomen schon allein dadurch Rechnung getragen, dass durch die Darstellung eine Außenperspektive eingenommen wird. In dieser werden Ratsuchende als Objekte wahrgenommen. Gleichzeitig wird ihre subjektive Sicht gezeigt und nach Möglichkeit miterlebt. Die Perspektive anderer aufgestellter Personen auf die aufstellende Person wird ohnehin regelhaft erfragt.

8.1.2 Generische Prinzipien

Haken und Schiepek (2010) beschreiben acht sogenannte generische Prinzipien für die Gestaltung von Beratungs- und Therapieprozessen. Diese Prinzipien beschreiben Bedingungen für Veränderungsprozesse und werden hier mit dem Spielgespräch in Verbindung gebracht.

Stabilisierung: Um eine Veränderung zu wagen, müssen Menschen sich einigermaßen sicher fühlen, sowohl im therapeutischen Prozess (Beziehung, Vertrauen in das Vorgehen etc.) als auch in ihrem Alltag. Die Therapeutin sollte für die notwendige Stabilität sorgen, wenn sie nicht bereits vorhanden ist.
Für viele Klient:innen ist es eine gute Erfahrung, sich über das Spielgespräch »endlich« so ausdrücken zu können, dass sie verstanden werden. Dies kann enorme Sicherheit geben. Zusätzlich kann die Darstellung des »sicheren Ortes« (Reddemann, 2005) die Sicherheit erhöhen.

Mustererkennung: Hierzu gehört zunächst eine musterhafte Beschreibung des Problems: Wer ist darin wie involviert, welche Kommunikationsmuster beeinflussen es, welche Ressourcen scheinen zur Lösung noch ungenutzt? Dabei geht es um intra- und interpersonelle Muster.
Wenn Klient:innen die Muster bereits erkannt haben, fällt es ihnen leichter, sie auch figürlich darzustellen. Häufiger ist jedoch das Darstellen für die Klient:innen selbst erhellend und führt zu einer Mustererkennung. Gerade der Blick von außen auf die eigene Situation kann enorm hilfreich sein.

Sinnbezug: Hierbei geht es um die Bedeutung der Veränderung für das Klient:innensystem. Ist diese mit anderen Werten des Systems vereinbar? Wer sieht in der Veränderung welchen Sinn?
Am Ende eines Spielgesprächs kann eine Klientin gebeten werden, die Reaktion der Familienmitglieder mit aufzubauen und zu zeigen.

Energetisierung: Veränderungsmotivation aufbauen, Förderung von Neugier und Spiel sowie Emotionsaktivierung.
Gerade hier ist das Spielgespräch so stark, dass sich eine Beschreibung fast erübrigt. Menschen werden neugierig, wenn sie die Figuren sehen, sie zeigen und erleben andere Dinge durch die Darstellung, die mithandelnde Position der Therapeutin energetisiert die Szene etc.

Instabilität nutzen: Bei Veränderungen entstehen regelhaft Unsicherheiten und Ungewissheiten. In diesen Situationen werden zum Teil unbeabsichtigt neue Fühl-, Denk- und Verhaltensweisen ausprobiert, die im Sinne der Lösung nutzbar gemacht werden können. In diesen Phasen ist der Möglichkeitsraum naturgemäß vergrößert. Im Zentrum dieses Ordnungs-Ordnungs-Übergangs sind Unsicherheit und Veränderung mit Ergebnisoffenheit förderlich und können von der Therapeutin genutzt werden.
Tendenziell verunsichert es Klient:innen, wenn sie das Gespräch »verlassen« und z. B. Figuren zum Zeigen hinzunehmen sollen. Dies regt kreative Prozesse an, genau im beschriebenen Sinne. Eine zu frühe oder zu große Verunsicherung ist jedoch nicht förderlich.

Synchronisation und Passung mit psychischen und sozialen Prozessen *ermöglichen:* Passen die Interventionen zur aktuellen Situation des Systems? Es ist wichtig, die Kooperation zu fördern, z. B. durch Blickkontakt, Körperhaltung, Sprechtempo etc.
Das Spielgespräch hilft Klient:innen nur, wenn sie es als passend erleben. Und auch im Spielgespräch wird darauf geachtet, die Kooperation zu fördern (s. Kapitel 2).

Realisieren angestrebter Ziele: Was genau ist zu tun, um das Ziel zu verwirklichen, es zu erhalten, es häufiger zu erreichen? Wer im Umfeld kann unterstützen?
Diese Lösungsideen auf der Bühne zu verwirklichen ist eine der großen Stärken des Spielgesprächs.

Restabilisierung: Festigen des Erreichten, Bilanzieren, Rückfallprophylaxe, Abschluss vorbereiten. Auch das kann im Spielgespräch geschehen, wie bereits im transtheoretischen Modell (s. Kapitel 7.5) dargestellt.
Günstig ist ein Verlauf, der der beschriebenen Reihenfolge entspricht. Es sind jedoch durchaus Sprünge oder Rückschritte möglich und eher die Regel als

die Ausnahme. Die Reihenfolge beschreibt vielmehr ein Ideal, als das tatsächliche Vorgehen.

8.1.3 Kernelemente einer systemischen Theorie

Im Folgenden werden unvollständig einzelne theoretische Ideen der systemischen Sichtweise beschrieben, die den theoretischen Hintergrund des Spielgesprächs darstellen können.

Als eine theoretische Säule der systemischen Arbeit wird der *Konstruktivismus* gesehen (von Foerster, Pörksen u. Fischer, 2008; von Schlippe u. Schweitzer, 2000). Die Welt wird nicht als aus harten Fakten bestehend gesehen, sondern als zu weiten Teilen von uns konstruiert. Wie wir die Welt konstruieren, ist dabei subjektiv unterschiedlich. Daher lohnt sich ihre individuelle Darstellung mit dem Spielgespräch besonders.

Zum Teil daraus folgend, aber auch anders begründbar, geht die systemische Arbeit davon aus, dass Menschen als *komplexe Systeme nicht instruierbar sind.* Sie können sich durchaus verändern und auch dazu anregen lassen. Wir können aber niemals wissen, welche Intervention oder Anregung vom System wie aufgenommen wird. Insofern können im Spielgespräch Anregungen gegeben werden, aber keine Veränderungsbefehle.

Es herrscht in der systemischen Therapieszene große Einigkeit, dass sich Therapie an den *Aufträgen* der Klient:innen orientieren muss (von Schlippe u. Schweitzer, 2000). Wie Rotthaus und Hanswille (2015) darstellen, ist eine Unterscheidung sinnvoll zwischen

- Anlass – Was führte dazu, dass die Therapie aufgesucht wurde?
- Anliegen – Was soll sich verändern? Wie sehen die Ziele aus?
- Auftrag – Was soll die Therapeutin (dafür) tun?
- Kontrakt – Wie wird dies umgesetzt: Wie viele Stunden, welche Kosten, wer nimmt teil etc.?

Schwing und Fryszer (2006) beschreiben die Auftragsklärung, und meinen damit alle vier Punkte als durchgängiges Prinzip der systemischen Therapie. Es geschehe sowohl zu Beginn der Therapie (Was ist das Ziel der Therapie?), zu Beginn jeder Sitzung (Was muss heute hier geschehen, damit sich das Kommen für Sie gelohnt hat?), als auch zwischendurch (Möchten Sie über das aktuelle Thema weitersprechen oder sollen wir zum ursprünglich vereinbarten Thema zurückkommen?). Dies schaffe Transparenz und Sicherheit und zeige gleichzeitig die Grenzen der Arbeit auf. Auch jedes einzelne Spielgespräch sollte sich am Auftrag orientieren.

Systemiker:innen legen Wert darauf, bereits bei der ersten Auftragsklärung auf die *interpersonelle Komponente* anscheinend individueller Probleme hinzuweisen. Der nicht selten anzutreffende Auftrag von Eltern, man möge das Kind verändern, wird so günstigenfalls zu einem Veränderungsauftrag der familiären Interaktion.

Für die Auftragsklärung ist eine Analyse der *Ziele* der Klient:innen günstig. Ziele sind günstigenfalls

- positiv formuliert,
- im Einflussbereich der Ratsuchenden,
- in Übereinstimmung mit ihren Grundüberzeugungen,
- zustimmungsfähig bezüglich der Folgen für sich und andere (Madelung u. Inneken, 2003).

Grundsätzlich sollten diese Ziele bestimmte Kriterien (Münder, Mutke u. Schone, 2000; Walter u. Peller, 2004) erfüllen. Ziele sollten *SMART* sein (**s**pezifisch, **m**essbar, **a**ttraktiv, **r**ealisierbar/im Einflussbereich der Klient:innen und **t**erminiert). Die Klarheit der Ziele beeinflusst maßgeblich den Erfolg einer Therapie, wie Metaanalysen wiederholt festgestellt haben (Orlinsky, 1994; Orlinsky, Ronnestad u. Willutzki, 2004).

Ziele sollten zudem in der Sprache der Klientin formuliert sein. Ihre Darstellung kann selbstverständlich im Spielgespräch geschehen. Hilfreich sind zudem prozesshafte Ziele, die eher das »Wie« als das »Was« herausstellen. Es sei jedoch betont, dass einmal gefasste Ziele nicht als Dogma über dem Therapieprozess schweben, sondern eher eine Leitlinie darstellen.

Ein Fallbeispiel zur Findung therapeutischer Ziele findet sich mit Jonas (s. Kapitel 4.3).

Es ist sinnvoll, die *Anmeldung* zur Therapie oder Beratung bereits *therapeutisch zu nutzen.* Erste Schritte sind das Vermitteln einer verständnisvollen Beziehung, die Induktion von Hoffnung etc. Dabei findet die erste Kontaktaufnahme in der Regel per Telefon (oder per E-Mail, Reiners, 2005; Bauer u. Kordy, 2008; Eichenberg u. Kühne, 2014; Wenzel, 2013, 2018) statt. Das Potenzial dieses Vorgesprächs wurde lange Zeit unterschätzt. Spätestens seit Prior (2006) eine in Deutschland viel beachtete Veröffentlichung zu diesem Bereich herausbrachte, hat sich dies geändert.

Viele *Probleme sind* ursprünglich oder auch derzeit *Lösungsversuche.* Insofern ist es nachvollziehbar, dass Menschen sich dagegen wehren, wenn man ihnen diese Probleme – sprich Lösungsversuche – zu nehmen versucht.

Für die systemische Arbeit gilt ein Imperativ: Handle stets so, dass sich der *Möglichkeitsraum erweitert* (von Foerster, 1993). Mit dem Möglichkeitsraum (Winnicott, 1973/1997 aus analytischer Perspektive) werden dabei verschiedene Optionen beschrieben, die den handelnden Systemmitgliedern zur Verfügung stehen. Eine Intervention sollte die Anzahl dieser Optionen erhöhen. Selbst wenn eine Option noch so klug ist, lohnt es sich, weitere Optionen zu suchen. Gerade die Erforschung und Erweiterung des Möglichkeitsraums ist eine Stärke des Spielgesprächs.

8.1.4 Kernelemente systemischer Haltung

Es ist bei der systemischen Haltung nicht möglich, *die* zentralen Elemente herauszuarbeiten (Barthelmess, 2016; Schubert-Golinski et al., 2021). Die hier getroffene Auswahl ist subjektiv und bezieht sich auf den Zusammenhang zum Spielgespräch.

Die *Allparteilichkeit* (Stierlin, Rücker-Embden, Wetzel u. Wirsching, 1977) gegenüber allen beteiligten Personen scheint zentral. Die Therapeutin sollte alle Personen des Systems in ihren subjektiv guten Gründen verstehen können, ohne einer Sichtweise oder Person den Vorzug zu geben. Dies sollte sowohl im Gespräch gelingen als auch im Spielgespräch mit den Figuren. Soltvedt (2005) betont die Wichtigkeit, sich seiner eigenen Identifikationsvorlieben bewusst zu werden. So könnte jemand dazu neigen, sich mit dem armen Kind zu identifizieren, weil er selbst ähnliche Erfahrungen gemacht hat oder Ähnliches.

Die Forderung nach Allparteilichkeit leitet sich unter anderem aus der großen *Kontextbezogenheit* ab, die man in der systemischen Arbeit annimmt. Systemisch denkende Menschen gehen davon aus, dass jedes Verhalten, jeder Gedanke, jedes Gefühl, natürlich auch jedes Symptom, jede Störung oder Krankheit nur aus dem Kontext heraus zu verstehen ist. Trotz individueller Prägungen, Neigungen oder Vorlieben ist die Auftretenswahrscheinlichkeit von Verhaltensweisen immer auch durch den Kontext mit beeinflusst. Erst wenn dies deutlich wird, entsteht Motivation, den Kontext oder das System zu verändern.

Das Spielgespräch berücksichtigt den Kontext auf besondere Weise. Er wird mit aufgebaut, die Reaktionen und Wünsche der Umwelt werden erfragt etc. Gerade beim Einsatz in Familien kann auch die Reaktion der anderen Familienmitglieder dargestellt und erfragt werden, sodass die wechselseitige Beeinflussung sichtbar wird.

Die systemische Arbeit fokussiert in ihrer *Beziehungsorientierung* eher das, was zwischen den Menschen passiert, als was in ihnen passiert. Inzwischen ist es aber üblich, auch die intrapsychischen Momente (Wagner, 2020) sowie die körperlichen (Wienands, 2010) und die kulturellen Komponenten mit zu berücksichtigen (Kriz, 2017, s. Kapitel 8.1.1).

Im Spielgespräch werden Beziehungen durch das Aufbauen anderer Personen sichtbar. Das Intrapsychische kann ebenfalls gezeigt werden, z. B. mit Gefühlsfiguren oder Anteilen.

Selvini-Palazzoli und Kolleg:innen (1977/1993; 1981) verwenden den Begriff der »Neutralität«. Neutralität besteht auf drei Ebenen: Neutralität gegenüber den Personen (Allparteilichkeit), gegenüber den Problemen – die Therapeutin wägt Vor- und Nachteile des Symptoms ab und ist nicht per se Agentin der Veränderung – und gegenüber Ideen oder Haltungen.

Auch im Spielgespräch ist diese Haltung günstig. So kann es sein, dass ein Familienmitglied eine Veränderung anstrebt, ein anderes aber nicht. Es ist denkbar, dass eine Klientin zwar eine Veränderung wünscht, aber gleichzeitig Angst davor hat etc. Neutralität kann davor bewahren, einseitig auf Veränderung zu drängen.

Selvini-Palazzoli und Kolleg:innen (1977/1993) haben *Hypothesenbildung* als dauernden Prozess vorgeschlagen. In diesem Sinne ist sie mehr als eine Idee zum Vorgehen, nämlich auch eine Haltung. Eine Hypothese über ein Verhalten, ein Problem oder ein System ist zunächst eine Konstruktion der Therapeutin, die ihr die Arbeit erleichtern soll. Solange sie sich als passend erweist, kann mit ihr gearbeitet werden. Erweist sie sich hingegen nicht mehr als sinnvoll, sollte sie durch eine passendere Hypothese ersetzt werden. Dabei haben systemische Hypothesen immer eine ordnende, zusammenfassende Funktion, die die Verhaltensweisen verschiedener Mitglieder miteinander in Beziehung setzen soll, und eine anregende, intervenierende Funktion, weil die Adressaten ihr Verhalten allein durch das Hören dieser Hypothese verändern werden (Hanswille, 2015). Im Spielgespräch wird diese Haltung insbesondere beim Erkunden von Alternativen, Ausprobieren neuer Lösungen etc. angewendet.

Systemische Therapie versucht, *Selbstwirksamkeit* zu fördern. Dauerhafte Veränderung tritt wahrscheinlicher ein, wenn Menschen der Überzeugung sind, dass sie selbst diese Veränderung bewirken können.

Rotthaus (2000, 2001) und expliziter Pleyer (2001) stellen dar, dass systemische Kindertherapie die Eltern in ihrer Selbstwirksamkeit unterstützen sollte. Sie sollten (wieder) das Gefühl erlangen, durch eigene Aktivitäten die Umwelt positiv beeinflussen zu können (Bandura, 1979/1991). Vielen Eltern mangelt es heute, geprägt durch pluralistische Erziehungsmethoden und den ansonsten sehr begrüßenswerten Untergang althergebrachter hierarchisch-patriarchaler Modelle, an dem Gefühl von Sicherheit in der Erziehung und damit an Selbstwirksamkeit (Rotthaus, 2000; Omer u. von Schlippe, 2010). Insofern ist die Stärkung elterlicher Selbstwirksamkeit vorteilhaft für sie selbst und ihre Kinder, da Eltern in aller Regel für ihre Kinder das Beste wollen, wenn auch die Methoden nicht immer adäquat sind.

Seit der *Kybernetik zweiter Ordnung* (von Foerster, 1993) wird die gegenseitige Beeinflussung auch für eine Familie und ihre Therapeutin angenommen. Eine außerhalb des Systems stehende, unabhängige Beobachterin ist undenkbar, da jede Beobachtung selbst das System beeinflusst. Dies hat Heisenberg (1927) eindrücklich für das Verhalten von Elektronen nachgewiesen, die sich unterschiedlich verhalten, je nachdem, was die Beobachterin beobachtet.

Für das Spielgespräch bedeutet dies, dass wir als Beobachtende das Gezeigte mit beeinflussen – und dies nicht verhindern können. Das Gezeigte ist in diesem Sinne nicht die unbeeinflusste »Wahrheit«, sondern eine Co-Konstruktion, die auf die Nützlichkeit für die Zeigenden hin überprüft werden muss.

Bei dieser gegenseitigen Beeinflussung spielt *Kommunikation* eine ausgesprochen große Rolle. Watzlawick, Beavin und Jackson (1969/1980) betonen, dass der Beziehungsaspekt einer Botschaft den Sachaspekt dominiert. Für die Therapie unterstreicht dies die Bedeutsamkeit der Beziehungspflege, z. B. durch Joining oder auch andere Methoden, wie das Spielgespräch.

Seit einigen Jahren wird auch der *Humor* als systemische Haltung häufiger betont. Er hilft, Dinge leichter zu sehen, den Möglichkeitsraum zu erweitern, Dinge auszuprobieren etc. Mit dem Spielgespräch soll versucht werden, das *Wachstum aller Familienmitglieder* zu *fördern.* Dies bedeutet, ihnen zu helfen, sich frei und kongruent zu äußern. Gerade das Spielerische im Spielgespräch kann durch Humor gefördert werden.

8.1.5 Narrative Therapie

Für das Spielgespräch hat die im systemischen Denken verwurzelte Narrative Therapie eine besondere Bedeutung. Eine zentrale Technik in der Narrativen Therapie ist die *Externalisierung* (White u. Epston, 1993). Diese Technik wurde entwickelt, um persönliche Probleme von der Person zu trennen. Wenn ein Mensch beispielsweise als feige bezeichnet wird, scheint diese Feigheit sozusagen zu dem Menschen zu gehören – mit großen Auswirkungen auf den Menschen selbst und seine Beziehungen (Freeman, Epston u. Lobovits, 2000). Mit der Externalisierung wird die Feigheit als eigenständiges Wesen angesehen, das zum Teil mit der Person in Interaktion tritt. Im Spielgespräch lassen sich solche inneren Anteile wunderbar mit einer Figur externalisieren (s. Kapitel 5.5.2).

In der narrativen Therapietradition (White, 1989; Penn u. Frankfurt, 1994; Grossmann, 2003) wird davon ausgegangen, dass wir Erzählungen/Geschichten konstruieren, um unsere Erfahrungen zu ordnen und ihnen Sinn zu geben. Dabei entstehen dominierende Erzählungen. Dies kann bei psychischen Problemen eine negative oder schädigende Geschichte sein, die das negative Selbstbild oder die negativen Erinnerungen spiegelt. Penn und Frankfurt (1994) beschreiben, dass *negative (innere) Monologe* häufig sind, wenn sich Menschen unwohl fühlen, mit sich nicht zufrieden sind, sich Vorwürfe machen etc. Um Probleme zu lösen, muss nach narrativer Tradition die Geschichte erzählt werden, um sie verändern zu können.

Penn und Frankfurt (1994) schlagen vor, andere, positivere Stimmen zu finden, die dem inneren Monolog eine andere Richtung geben könnten. Dabei könnte es darum gehen, diese anderen Stimmen lauter oder stärker werden zu lassen.

Diese (veränderte) Geschichte sollte von der Therapeutin wertschätzend und interessiert aufgenommen und bekräftigt werden. Noch wirkungsvoller wird es, wenn diese neue Erzählung lebendig wird, das heißt in Handlung umgesetzt wird wie im Spielgespräch.

Diese Veränderung der Geschichte kann geschehen, indem

- Unterstützung in vergessenen oder nicht erzählten Details gesucht wird – oder auch in anderen Geschichten (s. Kapitel 4.4, Ressourcensuche),
- bisher unbekannte Details hinzugenommen werden,
- Teile, die bisher im Hintergrund standen, in den Vordergrund geholt werde,n
- ein Reframing oder eine positive Konnotation Details der Erzählung oder die gesamte Erzählung in einem anderen Licht erscheinen lassen,
- die neue Erzählung entgegengenommen, gehört, bekräftigt und bezeugt wird und schließlich gelebt, das heißt in Handlung umgesetzt wird.

Die *Veränderung der Geschichte dient als roter Faden im Spielgespräch,* worin sich die besondere Nähe zwischen dem Spielgespräch und der narrativen Perspektive zeigt. Die so entstehenden veränderten inneren Dialoge werden auch die äußeren Dialoge verändern (Penn u. Frankfurt, 1994).

8.1.6 Vergleich mit Kinderorientierter Familientherapie (KOF)

Das Spiel- oder Zeigegespräch ist eine Methode, die unabhängig von der KOF erlernbar und anwendbar ist. Es gibt einige Parallelen, insbesondere, dass beide Methoden oder Verfahren von Martin Soltvedt entwickelt wurden, der für beide Ansätze die gleiche Haltung beschreibt. Ebenfalls ist beiden Methoden gemeinsam, dass sie durch Soltvedts Schüler:innen (u. a. auch mich) verbreitet werden. Es gibt jedoch auch einige Unterschiede. Wer die KOF nicht kennt, für den wird dieses Unterkapitel vermutlich wenig ergiebig sein – eventuell als Inspiration, sich auch mit der KOF vertraut zu machen – wer es aber kennt, für den kann es sehr hilfreich sein, die Unterschiede zu verstehen. Es sind durchaus Mischformen denkbar, ich halte es aber für hilfreich, wenn man die beiden Methoden unterscheiden kann.

In der KOF wird das Kind zunächst allein, später mit seiner Familie dazu aufgefordert, mit der Therapeutin frei zu spielen. Gemeinsam mit den Eltern wird anhand einer Videoaufnahme des Spiels interpretiert, welche Parallelen es zum Alltag des Kindes gibt, sowohl bezüglich der Problemdarstellung als auch der Lösungsideen. Zudem zeigt sich die familiäre Interaktion im freien

Spiel auf Symbolebene sehr deutlich. So können günstige und weniger günstige Interaktionsmuster erkannt und zunächst im Spiel und unter anderem über die Reflexion mit den Eltern verändert werden. Dem Kind ist eher nicht bewusst, dass seine Spielhandlungen in dieser Weise interpretiert werden. Beim Spielgespräch sollte das Kind oder eine erwachsene Person jedoch wissen, was es zeigen soll und dies ganz bewusst möglichst detailgetreu, aber nicht symbolisch darstellen. Das Gezeigte soll so dargestellt werden, dass es nicht interpretiert zu werden braucht. Das Zeigegespräch soll helfen, verständlich zu erzählen bzw. zu erklären. Die Erzählung geschieht in Form einer Gestaltung.

Die KOF passt für Kinder im Spielalter. Ältere fühlen sich davon eher nicht angesprochen. Das Spielgespräch passt hingegen für Menschen aller Altersklassen.

Die Veränderungsarbeit geschieht bei der KOF für das Kind eher unbewusst im Spiel, für die Eltern durch die Reflexion im Nachgespräch auch bewusst. Im Spielgespräch werden auch die Veränderungsideen mit der darstellenden Person bewusst angestoßen und überlegt – auch wenn es ein Kind ist. Sie können aber auch von anderen, z. B. den Eltern oder der Therapeutin angestoßen werden. Auch dies geschieht so, dass die zeigende Person dazu bewusst Stellung bezieht – dies geschieht anders als in der KOF meist in ihrem Beisein. Nichtsdestotrotz kann auch beim Spielgespräch in Abwesenheit des Kindes über mögliche Veränderungen gesprochen werden.

Mit der KOF ist es nicht möglich, als Professionelle eigenes Vorgehen zu zeigen, dies ist im Spielgespräch jedoch durchaus üblich.

Die Videoaufnahme ist bei der KOF sehr zentral. Das Spielgespräch wird in der Regel ohne Videoaufnahme durchgeführt.

Das Spielgespräch ist einfacher zu erlernen und anzuwenden als die KOF. Ein Spiel im Sandkasten mit Videoaufnahme wie bei der KOF ist aufwendiger und muss vorbereitet werden. Das Spielgespräch kann auch ohne Vorbereitung spontan durchgeführt werden. Manche Menschen nennen es daher auch »Speed-KOF«. Es sind aber zwei unterschiedliche Herangehensweisen mit unterschiedlichen Zielen.

8.2 Andere theoretische Zugänge

Wie gesagt, erscheint mir der systemische »Kosmos« besonders geeignet im Zusammenhang mit dem Spielgespräch. Es sollen aber auch weitere therapeutische Zugänge beschrieben werden, um zu zeigen, dass auch in anderen theoretischen Zusammenhängen das Spielgespräch sinnvoll einsetzbar ist und, dass umgekehrt diese auch das Spielgespräch theoretisch unterfüttern können.

8.2.1 Mentalisierungsbasierte Therapie

Mentalisieren ist die Fähigkeit, innere Geistes- und Gefühlszustände anderer Menschen und der eigenen Person zu erfassen und zu verstehen, sodass dem eigenen bzw. fremden Verhalten ein Sinn verliehen werden kann (Fonagy et al., 2004; Fonagy, 2006).

Die Mentalisierungsbasierte Therapie (Fonagy u. Target, 1996; Taubner, Fonagy u. Bateman, 2019) erfreut sich seit inzwischen fast drei Jahrzehnten großer Beliebtheit und beeinflusst sowohl theoretisch als auch praktisch die therapeutische Landschaft enorm. Aus meiner Sicht ist das Spielgespräch ausgezeichnet geeignet, die Mentalisierungsfähigkeit zu steigern – und könnte durchaus als Teil einer Mentalisierungsbasierten Therapie eingesetzt werden.

Das Zeigegespräch verhilft zunächst, eigenes und fremdes Verhalten zu beschreiben. Im Gespräch über die Motive oder auch die inneren Zustände, z. B. mit Moods, wird explizit die Verbindung zwischen inneren Zuständen und Verhalten hergestellt – es ist in diesem Sinne explizit mentalisierungsfördernd.

Selbstverständlich entwickelt sich die Mentalisierungsfähigkeit im Laufe des Lebens. Ein Baby kann noch wenig zwischen eigener und fremder Welt unterscheiden – ebenso wenig zwischen Innerem und Äußerem. Dass innere Zustände anderer mentalisiert werden können, ist üblicherweise nicht vor dem vierten Lebensjahr zu erwarten – insbesondere in emotional belastenden Situationen oder Beziehungen kann diese Fähigkeit aber auch später deutlich eingeschränkt sein. In solchen Situationen wird Unterstützung benötigt, um die übliche Mentalisierungsfähigkeit zeigen zu können.

Fonagy und Target (1996) stellen dar, dass ein Kind nicht in der Lage ist, eigene Gefühle und Gedanken ohne Unterstützung eines Erwachsenen zu reflektieren. Menschen benötigen in schwierigen Situationen Unterstützung, um ihr eigenes Verhalten, aber auch das ihrer Mitmenschen, z. B. ihrer Kinder verstehen zu können.

Eine gute Mentalisierungsfähigkeit ist jedoch ein hervorragender Schutzfaktor und unterstützt psychische Gesundheit (Fonagy, 2006). Das Spielgespräch kann diese Fähigkeit sehr stärken, indem es explizit auf die inneren Zustände und äußeren Verhaltensweisen – und deren wechselseitigen Zusammenhang – fokussiert. Im Spielgespräch kann die Position eines sicheren Erwachsenen (therapeutische Alter-Ego-Figur) eingeführt werden, die mentalisierend den therapeutischen Prozess im Spiel unterstützt.

8.2.2 Psychodrama

Das Spielgespräch ist hervorragend geeignet für die psychodramatische Arbeit, z. B. mit verschiedenen inneren Anteilen (von Ameln et al., 2004). Die dort vertretene Idee ist, dass es bei inneren Konflikten verschiedene innere Stimmen gibt. So kann es sein, dass eine Person einerseits eine bestimmte Veränderung wünscht, andererseits aber genau vor dieser Veränderung Angst hat. Möglicherweise spielt darüber hinaus eine Rolle, dass die Veränderung ansteht, weil die bisherige Situation die Person sehr traurig oder wütend macht. Im Psychodrama werden diese Anteile, also die Wut und die Angst, mit Personen aufgestellt oder mit Symbolen repräsentiert. Im Spielgespräch werden die inneren Anteile als Figuren oder Symbole mit auf die Bühne gestellt (s. Kapitel 5.5.2). Die Arbeit im Anschluss kann dem Psychodrama mit Einzelnen (von Ameln et al., 2004; Weiss, 2010) gleichen. Das Rollenspiel im Psychodrama beeinflusste Soltvedt (2005) sicherlich bei der Entwicklung des Spielgesprächs.

Der Rollentausch lässt sich ausgezeichnet im Spielgespräch umsetzen: So kann eine Klientin im Spielgespräch die Rollen eines Gegenübers einnehmen und dadurch die Szene lebendig werden lassen. Sie kann selbst die Komplexität besser erfassen und durch den Perspektivenwechsel das Gegenüber und sich selbst besser verstehen lernen, die eigene Sichtweise erweitern und festgefahrene Ansichten verflüssigen. Nach Klein (2010) ist die Wirkung des Rollentauschs so mit der von zirkulären Fragen vergleichbar.

Im Psychodrama wird Sprache durch gleichzeitiges Darstellen verschiedener Anteile und äußerer Personen oder Ereignisse ergänzt. Gerade die Gleichzeitigkeit erlaubt die Wahrnehmung eines Beziehungszusammenhangs, wie das sonst kaum möglich wäre (Klein, 2010, S. 202). Die Externalisierung, das Vervollständigen sozialer Systeme (auf der Bühne können Tote oder Abwesende mit aufgebaut werden) verstärken diesen Effekt noch.

Durch das Als-ob-Spiel kann der Möglichkeitsraum erweitert werden. Von Foerster (1981) würde sich freuen, dass sein Imperativ befolgt wird. Dies allein vereinfacht oft die Lösungssuche.

Der Wechsel zwischen Reflexion im Gespräch über das Geschehen auf der Bühne und das Erleben, wenn die Person ins Rollenspiel einsteigt und eine Rolle übernimmt, ist durch die Darstellung auf der Bühne problemlos, schnell und unkompliziert möglich. Das Rollenspiel erlaubt ein Probehandeln in situ.

Auf einer theoretischen Ebene bietet das Psychodrama so eine Komplexitätsreduktion (im Vergleich zur Realität) und -erweiterung (im Vergleich zum verbalen Gespräch) gleichzeitig.

Alle diese Techniken können auch im Spielgespräch eingesetzt werden. Wegen dieser Nähe zum Psychodrama wird das Spielgespräch auch »Tischpsychodrama« genannt.

8.2.3 Bindungstheorie

Zweifellos hat die Bindungstheorie die Psychotherapieentwicklung des ausgehenden 20. Jahrhunderts sehr stark beeinflusst. Dies fußt auf vielfältigen empirischen Belegen und immensen Implikationen für Entwicklung und Psychotherapie. Daher sollen hier einige wesentliche Grundzüge dargestellt werden.

Zunächst ist das Grundbedürfnis nach Bindung zu nennen, mit dem der Mensch geboren wird (Bowlby, 1975/2006a, 1976/2006b, 1983/2006c). Wenn dieses Bedürfnis nicht gestillt wird, entwickeln sich schwerwiegende Störungen, die in Extremfällen zum Tod führen können.

Das Spielgespräch kann zur Erfassung der Bindungserwartung (s. im Folgenden »Geschichtenergänzungsverfahren«, GEV-B) oder zur Stärkung der sicheren Bindung verwendet werden, wenn z. B. Kinder aufgefordert werden, bei ihren Eltern Hilfe zu suchen oder Eltern unterstützt werden, ihre Feinfühligkeit weiterzuentwickeln, indem sie das Kind – aufgrund eines Spielgesprächs – besser verstehen etc.

In der bindungsbasierten Beratung oder Therapie (Brisch, 2011, 2013, 2015, 2016, 2019) wird Bindungsförderung in der Therapie für verschiedene Altersklassen propagiert. Die Forschungsergebnisse sind vielversprechend. Grundsätzlich wird versucht, die Bindungserwartung der Kinder/Jugendlichen zu verbessern – bzw. den Eltern zu helfen, dies zu erreichen. Alltägliche Bindungserfahrungen prägen diese Erwartung, sie kann jedoch durch alternative Erfahrungen verändert werden. Wie dies mit dem Spielgespräch unterstützt werden kann, wird anhand der Bindungsbasierten Therapie weiter unten erläutert.

Geschichtenergänzungsverfahren (GEV-B)

Aus der Bindungstheorie inspiriert haben Gloger-Tippelt und König (2016, Erstauflage 2009, entwickelt von Bretherton, Ridgeway und Cassidy, 1990) ein valides Verfahren zur Erfassung der Bindungsrepräsentation von fünf- bis achtjährigen Kindern entwickelt, das dem Zeigegespräch sehr ähnelt. Anders als bei der Bindungsdiagnostik in der frühen Kindheit (standardisierte Verhaltensbeobachtung, die »fremde Situation«, Ainsworth, Bell u. Stayton, 1974/2003) werden dem Kind beim GEV-B in der mittleren Kindheit Anfänge von alltäglichen bindungsrelevanten Situationen gezeigt, die das Kind schließlich selbst fortsetzen soll. Dies geschieht üblicherweise mit Puppenhausfiguren – sehr ähnlich wie im Zeigegespräch. So werden z. B. Situationen gezeigt, in denen das Kind einen Fehler macht und Saft verschüttet, sich am Knie verletzt, Angst beim Einschlafen zeigt oder von den Eltern verlassen wird. Im Anschluss wird das Kind gebeten, die jeweilige Geschichte zu Ende zu spielen. Dies wird per Video aufgezeichnet und kann manualisiert ausgewertet werden, um eine Aussage über das Bindungsmuster zu treffen.

Das Verfahren ist recht verbreitet und gut untersucht. Die Forschung (Gloger-Tippelt u. König, 2016) zeigt, dass es valide und reliabel Bindungsmuster sowie Bindungsqualität beschreiben kann.

Das Vorgehen entspricht der Stammgeschichten-Technik (s. Kapitel 3.8). In dieser werden üblicherweise Situationsanfänge von der Therapeutin dargestellt, z. B. was sie bisher aus der Darstellung einer Klientin verstanden hat. Das GEV-B ist an dieser Stelle gewissermaßen eine Spezialanwendung der Stammgeschichten-Technik, da sie dort ausschließlich zur Erfassung der Bindungsrepräsentation verwendet wird.

Attachment based family therapy (ABFT)

Diese Form der Bindungsbasierten Familientherapie wurde ursprünglich für depressive und suizidale Jugendliche entwickelt (Diamond, Diamond u. Levy 2013). In verschiedenen Phasen der Therapie mit verschiedenen Settings werden Jugendliche dazu ermutigt, mit ihren Problemen (wieder) zu ihren Eltern zu gehen – also Bindungsverhalten zu zeigen; Eltern werden ermutigt, feinfühlig auf diese Bindungswünsche einzugehen; in Familiensitzungen soll die Bindung wieder sicher werden.

In den verschiedenen Phasen der ABFT kann das Zeigegespräch diagnostisch genutzt werden: Warum gehen Jugendliche nicht zu ihren Eltern? Welche Erfahrungen haben sie gemacht? Mit dem Spielgespräch können Wünsche erfragt werden: Wie sollten deine Eltern reagieren? Was würdest du dir wünschen? Welche Effekte hätte dies? Ebenso können Eltern ihre Feinfühligkeit mit dem Spielgespräch stärken, z. B. wenn die Therapeutin problematische Verhaltensweisen der Eltern, von denen sie in der Sitzung mit den Jugendlichen erfahren hat, nachstellt und günstige Alternativen erspielt werden.

8.2.4 Schematherapie

Die Schematherapie zählt zur dritten Welle der kognitiv-verhaltenstherapeutischen Therapien. Young, Klosko und Weishaar (2008) entwickelten sie in dem Versuch einer Synthese aus verhaltenstherapeutischen und anderen therapeutischen

Richtungen, insbesondere auch psychodynamischen Konzepten. In der Schematherapie wird davon ausgegangen, dass in Kindheit und Adoleszenz, aber auch später Schemata zur Befriedigung von Grundbedürfnissen entwickelt werden. Schemata entstehen durch schädigende, nicht ausschließlich traumatische Erlebnisse, die sich während der Kindheit und Adoleszenz regelmäßig wiederholen. Dabei ist ein Schema ein über viele Situationen stabiles Muster aus Erinnerungen, Emotionen, Kognitionen und Körperempfindungen, das das Verhalten mitbestimmt. So können dysfunktionale Verhaltensweisen als Reaktion auf ein Schema entstehen.

Nilsson (2021) beschreibt das Spielgespräch als besonders nützlich für die Schematherapie. Dabei werden insbesondere innere Bilder mit dem Spielgespräch nachgestellt. Verschiedene kindliche Schemamodi – z. B. das verletzte Kind, das wütende Kind, das glückliche Kind etc. –können mit Figuren dargestellt werden und so verschiedene Bedürfnisse deutlich werden. Ebenso können verschieden dysfunktionale Elternrollen erlebt worden sein und die gesunde Entwicklung eingeschränkt haben, z. B. der fordernde Elternteil oder der kritische Elternteil. Umgekehrt hat jeder Mensch in sich eine gesunde erwachsene Seite, die schützt, Grenzen setzt und Bewältigungsstrategien einsetzt. Alle diese Anteile können im Spielgespräch aufgestellt werden.

Wie Nilsson (2021) darstellt, spielt die Visualisierung in der herkömmlichen Schematherapie eine große Rolle, allerdings eher im Kopf. Klient:innen werden aufgefordert, innere Bilder oder Filme, z. B. von beunruhigenden Situationen aus der Kindheit, auftauchen zu lassen und darüber zu berichten, um z. B. dysfunktionale Schemata zu identifizieren. Die Klient:innen sollen beispielsweise auch Dialoge zwischen Personen in diesen »Filmen« berichten und durchaus verändern.

An dieser Stelle drängt sich die Anwendung des Spielgesprächs geradezu auf. Mit ihm können solche inneren Filme nachgestellt und verändert werden – auch von der Figur der Therapeutin. Dabei soll die Therapeutin nach der Schematherapie dafür sorgen, dass das Wiedererleben der Situation emotional wird. Dafür kann das verletzte, wütende, ängstliche, glückliche Kind in der Schematherapie mit imaginiert werden. Das Spielgespräch kann diese Figuren mit auf die Bühne holen.

Die Therapeutin sollte darauf achten, dass eine positive Lösung gelingt. Dazu kann sie eine gute Elternrolle im Spielgespräch einnehmen, wie es die Schematherapie im Therapiezimmer, jedoch ohne Figuren vorschlägt. Sie kann sich um die verschiedenen kindlichen Figuren kümmern. Durch häufige Verknüpfung dieser positiven Emotionen mit den schwierigen Erfahrungen, können sich Schemata allmählich abschwächen oder verändern. Ebenso hilfreich kann es sein, dass die Figur der erwachsenen Klientin bei wiederholten Darstellungen der problematischen Situation immer mehr gestärkt wird und so schließlich die unbefriedigten kindlichen Anteile bzw. Figuren selbst schützt bzw. für sie sorgt.

9 Umsetzung des Spielgesprächs in die Praxis

In diesem Kapitel wird beschrieben, wie das Spielgespräch erlernt und aufrechterhalten werden kann. Schwierigkeiten werden ebenso dargestellt wie eine Analyse durchgeführter Spielgespräche als Methode, das eigene Vorgehen weiterzuentwickeln. Ein paar Worte zu den Vorteilen des Spielgesprächs beenden das Kapitel.

9.1 Erlernen des Spielgesprächs

Wie Elisabeth Wagner in ihrem ausgesprochen lesenswerten »Praxisbuch Systemische Therapie« (2020) beschreibt, gibt es vier Lernfelder für angehende Psychotherapeut:innen:

- Theoretisches Wissen, wie Konzeptionalisierung psychosozialer Prozesse, Wirkverständnis etc. Für das Spielgespräch finden sich diese Ausführungen in Kapitel 7.
- Fachliches Denken, als Anwendung theoretischen Wissens auf den konkreten Fall. Dies wird in der Supervision gelernt. Gerade zu Beginn des Erlernens einer therapeutischen Schule, aber auch einer umfassenden Methode wie dem Spielgespräch, ist Supervision sowie das Lesen von Fallbeispielen, die im Buch geliefert werden, ausgesprochen förderlich.
- Beziehungskompetenz; verlässlich eine konstruktive, hilfreiche Beziehung anbieten können. Dies ist keine Besonderheit beim Spielgespräch. Weil es aber so unerlässlich für jede therapeutische Arbeit ist, wurde ihm ein eigenes Kapitel gewidmet (s. Kapitel 1.3).
- Handlungskompetenz – Demonstrationen, Rollenspiele. Dies ist natürlich in Kursen und Seminaren besonders gut zu beobachten und auszuprobieren. Dieses Buch liefert hierzu zahlreiche Fallbeispiele.

Einige Hinweise auch von anderen Autor:innen mögen helfen, das Erlernen der speziellen Methode des Spielgesprächs zu fördern.

Die erste Regel beim Erlernen neuer Methoden lautet: *Vergessen Sie nichts, was Sie bereits wissen und können.* Selbstverständlich haben die Leser:innen bereits Gespräche geführt und haben implizites und explizites Wissen sowie Erfahrung über das Führen von Gesprächen. Sie haben Fingerspitzengefühl entwickelt, können eine vertrauensvolle Atmosphäre schaffen, haben Hintergrundwissen zum Problembereich oder den Symptomen, über die es zu sprechen gilt, sie haben eine Haltung, die für das Führen von Gesprächen hilfreich ist etc. Auch wenn in allen diesen Bereichen weiteres Entwicklungspotenzial liegt, darf auch beim Erlernen einer neuen Methode auf das vorhandene Wissen und Können zurückgegriffen werden.

Rainer Schwing (mündliche Mitteilung, 2011) erzählte einmal folgendes Beispiel: Wenn jemand beim Tennis die Rückhand lernen will, obwohl er schon gut mit der Vorhand spielen kann, wird seine Trainerin ihm den Ball so zuspielen, dass er optimal für das Rückspiel mit der Rückhand fällt. *Nach und nach wird der Schwierigkeitsgrad erhöht,* bis die Rückhand auch in unsichereren Situationen eingesetzt wird. Systematisch wird der Spieler die Rückhand in sein Spiel einbauen, später auch gegen starke Gegner. So ist es auch mit neu erlernten Methoden zu empfehlen: Die ersten Situationen, in denen das Spielgespräch eingesetzt wird, sollten auch ohne Spielgespräch gut zu bearbeiten sein, also bei einer sogenannten einfachen Klientin.

Was aber sind einfache Klient:innen? Dabei geht es um das subjektive Erleben der Anwenderin: Sympathische Klient:innen; Symptomatiken, mit denen sie sich auskennen; ein nicht zu komplexer Fall etc. Vermutlich ist es für die meisten Praktiker:innen einfacher, Methoden zunächst im Einzelsetting einzuüben, bevor sie im Mehrpersonensetting eingesetzt werden.

Auch andere Autoren haben sich mit der Frage beschäftigt, wie neue Techniken gelernt werden können. Klein (2010) empfiehlt z. B., zu Beginn die Komplexität zu reduzieren, die Methode eher formalistisch anzuwenden, möglicherweise mit einem Notizzettel, den man zu Hilfe nimmt (s. Kasten 5: Vorgehen im Spielgespräch). Erst später sollten alle Möglichkeiten und die volle Komplexität ausgeschöpft werden. Wer dies zu Beginn versucht, läuft Gefahr, sich von der Lust an der Inszenierung oder den vielen Möglichkeiten davontragen zu lassen und das eigentliche Ziel des Gesprächs aus den Augen zu verlieren.

Hanswille (2022) betont, dass die Technik verstanden und eingeübt werden muss. Erst das *Einüben und Verinnerlichen* ermögliche den freien Umgang mit der Technik, sodass man nicht mehr mit der Methode an sich beschäftigt sei, sondern die Methode frei und flexibel einsetzen könne. Er vergleicht eine Interventionsmethode mit der Handwerkskunst. Man muss nicht nur wissen, wie man mit einem Hammer einen Nagel einschlägt, sondern auch Übung darin haben, um den Schlagwinkel und die Schlagkraft an die Dicke und Länge des Nagels, die Härte des Holzes, die Lage im Raum, die Nähe zu einem Astloch etc. entsprechend anpassen zu können. Zusätzlich ist die Kombination mehrerer Werkzeuge möglich: Wann lohnt es sich, ein Loch vorzubohren? Mit welchem Bohrer? Der Einsatz der Technik, so Hanswille, wird geleitet, von einer Vorstellung, einer Theorie, wie das »Produkt« aussehen soll, das zudem zum vorhandenen Material passen muss. Ähnlich ist es in der Gesprächsführung. Das Spielgespräch sollte in andere Techniken wie Joining, Auftragsklärung, Hypothesenbildung etc. eingebunden sein. Und natürlich muss es zu Klientin und Therapeutin, Anliegen, Gespräch und Situation passen.

Nilsson (2021) empfiehlt, das *Spielgespräch mit sich selbst auszuprobieren.* So kann man sich selbst mit dem Material eine Geschichte zeigen, gern eine schöne Erfahrung; eventuell mit einer Kollegin, die das Erzählte vertieft und in die Veränderungsfragen einsteigt, sodass man sich in Klient:innen besser einfühlen kann und Erfahrung damit gewinnt, wie das Zeigen wirkt. Es können genau jene Situationen, in denen man daran dachte, das Spielgespräch anzuwenden, geübt werden. Dazu wird jemand gebeten, genau diese Klientin zu spielen.

Besonders hilfreich ist es sicher, die *Methode mit einer Kollegin gemeinsam zu erlernen,* oder sie von einer erfahrenen Kollegin zu lernen, die bereits das Spielgespräch einsetzt. So kann man sich gegenseitig ermutigen, Fälle nachbesprechen, methodische Varianten überlegen, gemeinsame Hypothesen entwickeln, das Vorgehen vorüberlegen etc.

Beim Erlernen neuer Techniken sind *Inter- und Supervision* wichtig. Insbesondere wenn man keine Kollegin hat, mit der die Methode gemeinsam erlernt wird. Besonders sinnvoll ist es, Videos der Spielgesprächssequenzen aufzuzeichnen, um sie für die Supervision zu verwenden. Selbstverständlich muss dafür das Verständnis der Klient:innen eingeholt werden.

Eine neue Methode wird, wenn sie zwei bis drei Mal ausprobiert wurde, leichter anwendbar. Die erste Hürde ist meistens die höchste.

Wenn das Spielgespräch bereits verwendet wird, kann das *Analyseinstrument* (s. Kapitel 9.4) verwendet werden, um bisher ungenutzte Teile der Technik oder neue Anwendungsmöglichkeiten zu erschließen.

Barbro Sjölin-Nilsson sagt ihren Kursteilnehmern (2010, mündliche Mitteilung): »Um etwas Neues zu lernen, muss man es ausprobieren. Um gut zu werden, muss man trainieren.« Das Wichtigste ist also: Einfach anfangen!

Aber warum fällt das so schwer? Zunächst ist es möglich, dass das Spielgespräch in einer Gesprächssituation schlicht nicht einfällt. Um dagegen Abhilfe zu schaffen, müsste die Methode im entscheidenden Moment in Erinnerung gerufen werden. Dies kann über entsprechende *Erinnerungsanker* gelingen. So könnte es z. B. helfen, im Büro sichtbar eine Tape-Rolle bereitzulegen, die Figuren auf den Schreibtisch oder Beistelltisch zu setzen etc.

Ein weiterer wichtiger Grund kann das *fehlende Sicherheitsgefühl* sein. Zwar wird die Methode geschätzt, aber bei dieser Klientin, in der Situation wird doch an ihr gezweifelt, weil ja noch keine Übung mit der Methode besteht.

Dazu verschiedene hilfreiche Hinweise:

- Sicher ist es sinnvoll, die Befürchtungen abzuwägen und nicht in jeder Situation die neue Methode anzuwenden. Wie kann für eigene Sicherheit gesorgt werden? Manche Therapeut:innen kündigen an, dass sie etwas Neues ausprobieren möchten und sich nicht sicher sind, dass es funktioniert – so wird ein mögliches Scheitern nicht so dramatisch.
- Manchmal hilft es, sich vorzunehmen, es »locker« zu nehmen, sich klarzumachen, was schlimmstenfalls passieren könnte – meist ist dies nicht besonders schlimm. Es kann auch helfen, sich daran zu erinnern, dass zu Beginn der Arbeit dieses Unsicherheitsgefühl immer vorhanden war – nicht nur bei speziellen Methoden.
- Wenn das Spielgespräch so ein paar Mal angewendet wurde und funktioniert hat, gibt dies Sicherheit für schwierigere Situationen.
- Manchmal kann es sinnvoll sein, sich vorzunehmen, das Spielgespräch in der kommenden Woche anzuwenden – egal, in welcher Sitzung, sich also eine Frist zu setzen. Auch eine Selbstbelohnung bei Erfolg kann helfen.

Zusammenfassend werden die Schritte zum Erlernen des Spielgesprächs in Kasten 15: Erlernen und Wachhalten des Spielgesprächs dargestellt.

9.2 Wachhalten des Spielgesprächs

Wenn das Spielgespräch einmal erlernt wurde, wenden es viele dauerhaft an. Bei einigen jedoch »verschwindet« es wieder aus ihrem Methodenkoffer, es »schläft ein«, weil nicht mehr daran gedacht wird. Was kann dagegen helfen?

Zunächst kann es sinnvoll sein, sich noch einmal zu vergegenwärtigen, wozu das Spielgespräch angewendet werden soll. Hierauf gibt das Buch an verschiedenen Stellen Hinweise, so z. B. dass es eine andere Ebene als die Sprache verwendet, dass es erlebnisnäher ist als viele andere Methoden, den emotionalen Ausdruck stärkt, den Zugang zu Kindern erleichtern kann, dass alle Beteiligten ein gemeinsames Bild einer Situation und der damit verbundenen Interaktion erhalten (s. Kasten 15).

In einem zweiten Schritt kann es helfen, zu überlegen, warum man es nicht mehr so häufig anwendet. Oft höre ich von Kursteilnehmenden, dass man sich im

Spielgespräch selbst mehr zeigt, auch mit eigenen Unsicherheiten. Eben deshalb empfiehlt es sich bei »neuen« Methoden, mit nicht zu schwierigen Fällen anzufangen. Weiter wird vermutet, dass es Widerstand oder auch Abwertungen geben könnte. Ich erlebe das tatsächlich selten. Wenn es geschieht, sollte ein Gespräch darüber stattfinden, worauf sich der Widerstand bezieht: auf die Methode, den Inhalt des Besprochenen, die therapeutische Beziehung, das Ziel etc. Im folgenden Kapitel werden Tipps zum Umgang damit gegeben.

Weiter sollte die Anwendung des Spielgesprächs möglichst einfach gehalten werden. Hierzu gehört zunächst, das Material griffbereit zu haben. Eine Kursteilnehmerin berichtete, dass sie das Spielgespräch wieder viel mehr eingesetzt habe, seit sie das Material sichtbar aufgebaut hatte. Es kann helfen, im Team regelmäßig zu fragen, ob in diesem Fall/bei dieser Klientin das Spielgespräch eingesetzt werden könnte. Ein Team aus einer Supervisionsgruppe erzählte, dass sie eine Art Challenge gemacht hätten, wer am häufigsten das Spielgespräch anwendet.

Besonders wirksam ist ein Erinnerungsanker, z. B. die auf dem Beistelltisch stehende Alter-Ego-Figur. Nicht zuletzt könnte es sinnvoll sein, in der Statistik zu erfassen, wie häufig das Spielgespräch angewendet wird.

Kasten 15: Erlernen und Wachhalten des Spielgesprächs

Erlernen

- bisheriges Wissen nutzen
- Technik zuerst verstehen und allein einüben, mit einer Kollegin lernen, dann erst mit Klient:innen anwenden
- beginne mit einfachen Klient:innen
- zu Beginn rigider an den Ablauf halten
- Kurs besuchen
- Inter- und Supervision
- Analyse der eigenen Spielgespräche
- einfach anfangen!

Wachhalten

- Anwendungsbeispiele durchsehen (s. Kasten 2)
- Material sichtbar und griffbereit
- Austausch im Team über das Spielgespräch

9.3 Schwierigkeiten in der Anwendung

Anwender:innen haben zu Beginn viele Fragen zum Spielgespräch, die sich in der Regel auf drei Bereiche beziehen:
- technische Fragen
- Deuten bzw. Verstehen des Gezeigten
- Umgang mit Widerständen bei der Durchführung des Spielgesprächs (s. Kapitel 7.2.2)

Zu den zwei erstgenannten Bereichen werden exemplarisch einige Fragen von Menschen beschrieben, die mit dem Spielgespräch zu arbeiten begonnen haben. Die Darstellung orientiert sich an Sjölin-Nilsson (2007) und eigenen Erfahrungen. Der dritte Bereich wurde in Kapitel 7.2.2 ausführlich behandelt.

9.3.1 Technische Fragen

Für manche Anfänger des Spielgesprächs ist es schwierig, dafür zu sorgen, dass es *nicht nur ein Gespräch* über die Figuren wird, sondern ein verspieltes Gespräch. Um dies zu erreichen, gibt es ein paar einfache Hinweise:
- Die Klient:innen werden gebeten, die *Figuren in die Hand zu nehmen* und in *direkter Rede* in der *Ich-Form* zu sprechen. Wenn sie dies tun, ist es nachgerade schwierig, aus der Rolle der Figur wieder »heraus« zu gehen.
- Der Hinweis, dass *Gespräch und Zeigen möglichst gleichzeitig* geschehen soll – und nicht nacheinander – ist ebenfalls hilfreich. Meist wird das Gespräch intensiver, wenn Inhalte, die vermeintlich leichter zu erzählen sind, dennoch gezeigt werden. Dies kann z. B. Gefühle betreffen oder auch Geschehnisse, die außerhalb der beschriebenen Personen geschehen, wenn z. B. Dritte auftauchen oder Regen beginnt etc.
- Dies gilt auch nach dem Zeigegespräch in der Phase des Ausprobierens. Klient:innen benötigen häufig die Aufforderung, die neue Idee auf der Bühne auszuprobieren – und nicht im Kopf, im Sprechen darüber.
- Die Therapeutin selbst sollte eine mithandelnde Position einnehmen, das heißt, sich über den Tisch beugen und die obigen Anregungen auch befolgen.

Eine Sonderform des genannten Problems ist, dass zwar das Spiel lebendig begann, dann aber *plötzlich nur noch gesprochen* wird. Das ist als Einschub nicht unbedingt störend oder schädlich und kann mit den genannten Hinweisen behoben werden. Wichtig ist, dass die Therapeutin das Verlassen des Spiels bemerkt und wieder dorthin zurücklenkt. Das kann z. B. mit der Bemerkung geschehen: »Gerade haben wir ein wenig über die Situation gesprochen. Jetzt würde ich mir das gern noch einmal genauer ansehen. Können Sie noch einmal weiter zeigen, was passiert, wenn Sie das gerade Besprochene ausprobieren?«

Manche Anwender:innen sind auch besorgt, dass *Kinder im freien Fantasiespiel landen* und nicht mehr zeigen, wie die Situation tatsächlich abgelaufen ist. Diese Sorge bezieht sich hauptsächlich auf das Zeigegespräch. Im Spielgespräch ist das Spielen von unrealistischen Lösungen zum Teil durchaus wünschenswert.

Tatsächlich kann auch das Zeigegespräch in ein Fantasiespiel abgleiten. Einige Maßnahmen können helfen:

- Die klare Instruktion, eine bestimmte Situation zu zeigen.
- Wenn das Abgleiten ins Fantasiespiel erst im Verlauf bemerkt wird, kann das Kind schlicht noch einmal um das Zeigen der entsprechenden Situation gebeten werden.
- Das Spielmaterial kann beschränkt werden. Zu viel Spielmaterial verleitet eher zum Ausprobieren desselben und damit zum freien Spiel. Ich persönlich benutze auch aus diesem Grund kaum noch Möbel im Spielgespräch. Ein paar Bauklötze sind für die meisten Situationen und Klient:innen völlig ausreichend.
- Wenn Kinder spielen möchten, kann das für die Zeit nach dem Spielgespräch in Aussicht gestellt werden – häufig ist das nicht nur schön, sondern durchaus sinnvoll, nicht nur zur Beziehungspflege und zum Vertrauensaufbau.

Eine andere Sorge ist, dass auch im Verlauf nicht unterschieden werden kann zwischen Fantasiespiel und dem Zeigegespräch. Diese Sorge bezieht sich jedoch eher auf das Verstehen bzw. Deuten der gezeigten Situation.

Nicht selten wird auch die Sorge geäußert, den roten Faden zu verlieren, weil *zu viele nebensächliche Details* aufgebaut und nachgespielt werden. Erfahrenen Spielgespräch-Anleiter:innen fällt es nicht schwer, dem entgegenzuwirken. Zu Beginn aber kann die Unsicherheit ein klares Vorgehen erschweren. Es empfiehlt sich, dem eigenen Gefühl zu vertrauen. Es ist nicht unbedingt wichtig, jedes Detail zu zeigen. Die Anleiterin sollte das Zeigegespräch verstehen. Insofern ist das eigene Gefühl, jetzt nicht mehr verstehen zu können, was geschieht, ein sehr wichtiger Ratgeber. Die Zeigenden verlieren den Überblick nicht – und wenn etwas wichtig ist, zeigen sie es auch, wenn die Anleitenden Zwischenfragen stellen. Man sollte eher nicht darauf drängen, nichts mehr aufzubauen oder zu zeigen. Günstiger ist es, zu fragen, ob dieses Detail für die Darstellung oder das Verständnis wichtig ist. Es ist auch völlig in Ordnung zu sagen, dass man etwas den roten Faden verliert. In einer solchen Situation kann man darum bitten, noch einmal kurz zusammenzufassen, oder die Anleiterin übernimmt dies selbst. Man kann auch fragen, ob vielleicht weniger wichtige Details weggelassen werden können.

9.3.2 Deutung

Gerade wenn das Gezeigte viele Details enthält, entsteht die Frage, was davon wichtig ist und welche Details aufgegriffen werden sollten. Die Antwort hängt natürlich von der Situation und dem Auftrag ab, aber durchaus auch vom Hintergrund der Anleitenden. Im Jugendamt würden andere Details aufgegriffen als bei einer systemischen Beratung und wieder andere als in einer Kindertherapie. Generell sollte man sich am Auftrag der Klient:innen orientieren.

Wenn ein Kind z. B. den Elternstreit von letzter Woche zeigt, ist die Frage, ob es Unterstützung haben möchte, wie es selbst damit umgehen soll. Oder möchte es eher, dass man den Eltern zeigt, wie sehr es leidet? Oder steht die Frage im Raum, ob diese Streitigkeiten so heftig sind, dass das Kind bei den Eltern mehr Unterstützung benötigt oder sogar nicht gut aufgehoben ist? Insofern ist die Frage, was aufgegriffen wird, eher eine Frage des Kontextes und Auftrags, als dass sie allgemeingültig beantwortet werden könnte.

Eine ganz andere Situation zeigt sich im gutachterlichen Kontext (s. Kapitel 6.4). Hier sollte zunächst der Ablauf des Spielgesprächs möglichst detailgetreu mit wörtlicher Rede dokumentiert werden. (Dies ist nur anhand einer Videoaufnahme möglich.) Die Interpretation muss im zweiten Schritt geschehen. Auch dafür kann es keine allgemeingültigen Auswertungsregeln geben. Die Interpretation muss im Kontext und im Zusammenhang mit dem Auftrag gesehen werden. Eine große Menge an Details spricht in der Regel dafür, dass das Kind sich geöffnet hat und Vertrauen gefasst hat. Das bedeutet nicht zwangsläufig, dass die gezeigten Details der »Wahrheit« entsprechen.

Wenn das Kind z. B. eher Fantasien nachgespielt hat, ist dies nicht unbedingt zu erkennen. Zwar kann das Kind gebeten werden, sich auf das Zeigen realer Situationen zu beschränken. Dennoch kann ein Fantasiespiel manchmal nicht mit Sicherheit ausgeschlossen werden.

In der Regel ist aber nicht das Herausfinden der Wahrheit das Ziel des Zeige- oder Spielgesprächs, sondern das Finden von hilfreichen Perspektiven, Verhaltensweisen etc. Und das lässt sich im Spielgespräch selbst ausprobieren. Wenn das Kind eine Fantasiesituation zeigt und anschließend im Spielgespräch Lösungen für diese Situation gesucht werden, kann dies auf einer symbolischen Ebene helfen, wie es in der Kindertherapie genutzt wird (Krenz, 2010; Axline, 1972/1999). Es kann auch sein, dass das Kind im Spielgespräch dennoch sinnvolle Lösungen für alltägliche Situationen sucht und findet, obwohl es die Situationen fantasievoll ergänzt hat. Ein Fantasiespiel ist im Spielgespräch beim Suchen von neuen Lösungen also keineswegs immer hinderlich.

9.4 Analyse eines Spielgesprächs

Angelehnt an Nilsson (2021) folgt in Kasten 16 eine kurze Übersicht, die nach einem Spielgespräch verwendet werden kann, um das eigene Vorgehen zu reflektieren. Wenn man einige Spielgespräche mit dieser Übersicht auswertet, kann deutlich werden, dass man bestimmte Techniken häufiger anwendet, andere vielleicht bislang weniger; oder dass man das Spielgespräch bei bestimmten Inhalten oder mit bestimmten Zielen selten anwendet. Vielleicht entsteht dadurch neue Motivation, es zukünftig auch in anderen Situationen einzusetzen, um die Vielfalt der Methode auszuschöpfen.

Kasten 16: Analyse eines Spielgesprächs

Vorgehen	Sind die Schritte des Vorgehens (vgl. Kasten 5) eingehalten?
Schweigen gebrochen	z. B. mit der Stammgeschichte
Art des Vermittelns	konkrete Situation, bewegte Figuren, zeitgleiche direkte Rede, verschiedene sensorische Eindrücke
Struktur der Geschichte	Platz, Personen, Zeit, Handlung; Anfang, Mitte, Ende
Bezug zum Leben	wirkliche Geschichte, persönlich und bedeutsam, verbunden mit dem Gesprächsziel
Gefühlsintensität	mittlere Gefühlsintensität
gemeinschaftliche Haltung	vornübergebeugt, Blick auf die Bühne, konkrete gemeinschaftliche Handlung/Beteiligung am Aufbau etc.
Einsatz therapeutische Figur	Figur eingesetzt, Figur in der Hand gehalten, mit der Figur gesprochen
Vertiefung	Gefühlsfiguren, innere Anteile verwendet, miteinander ins Gespräch gebracht
Auswertung	spontane Reaktionen beachtet, Gefühlsniveau beachtet, Reflexion betrieben, Entrollen auf der Bühne, Nachreflexion

Arbeit am Klient:innenziel	Ziel aufgezeigt; Schritte dorthin/Teilziele?
Art des Spielgesprächs	Zeigegespräch, Information vermittelt, Stabilisierung, Veränderung, Einübung, Netzwerk, Trauma, Gegenbild, innerer Konflikt
Inhalt des Spielgesprächs	Lebenslinie, Trauma, Selbst, Gefühle, konkretes Ereignis, Wunschbild
Methoden der Veränderung	Wiederholen des Zeigens, Dramatisieren/Konfrontieren, Trost, Experimentieren, Kluger Dustin, Wunschbild, Ausprobieren; Mobilisieren der Emotionen auf der Bühne, Aktivität der Klientin; neue Geschichte, in der der »Täter« als schwach gezeigt wird
Abschluss	Entrollen, Reflexion auf Metaebene, Ausprobieren neuer Ideen im Alltag; andere bestätigen die Geschichte (z. B. Eltern); Klientin wendet sich anderen Themen zu; Vorsätze

9.5 Vorteile des Spielgesprächs

Zum Abschluss sollen die wesentlichen Vorzüge des Spielgesprächs noch einmal zusammenfassend in Kasten 17 dargestellt werden (vgl. 6.2.5):

Kasten 17: Vorteile des Spielgesprächs

- Das Spielgespräch ist *sehr vielfältig einsetzbar*. Es passt in verschiedene therapeutische »Schulen«, da es eher eine »Sprache« ist – und die konkrete Arbeit der jeweiligen Haltung der Therapeutin bzw. ihrer Ausbildung angepasst werden kann.
- Es »kombiniert Worte und dreidimensionale Bilder zu einer konkreten, deutlichen und berührenden Geschichte« (Nilsson, 2021, S. 32).
- Die erhöhte Aktivität der Ratsuchenden fördert die Konzentration.
- Durch die Darstellung des Gesagten werden *beide Gehirnhälften* angesprochen (Sprache und Bilder werden in verschiedenen Hälften dekodiert und gespeichert). So wird das Lernen verbessert, weil *verschiedene Sinneskanäle* integriert werden (vgl. crossmodale Wahrnehmung, Dornes, 1993). Durch die eher positive Stimmung wird der Effekt noch

verstärkt. Zudem werden die *Bilder besser erinnert* – dies kann Veränderung fördern.

- Das Spielgespräch wird durch die aktive Handlung der Therapeutin (vgl. aktives Zuhören) eher als gemeinsame Handlung denn als »Ausfragen« erlebt. Das so entstandene konkrete Bild der Situation, die Externalisierung, führt zu mehr Distanz und weniger Druck auf die Ratsuchenden. Alle Anwesenden haben dasselbe Bild vor Augen und können darüber sprechen.
- Dadurch ist es *leichter, neue Lösungen auszuprobieren bzw. zu entwickeln.*
- Das Spielgespräch erleichtert es, Kontakt zu schaffen. So verbessert sich auch die *therapeutische Beziehung.*
- *Sprachkompetenzen sind weniger zentral.* Mangelnde expressive und rezeptive verbale Fähigkeiten (aufgrund von Alter, Behinderung, Migration oder auch situativ) sind weniger hinderlich als im Gespräch. Insbesondere Kinder fühlen sich als kompetente Erzähler.
- Das Spielgespräch gibt einen sicheren Rahmen für das Gespräch.
- Aufgrund der Details und der Bilder wird die Geschichte emotionaler und *bleibt länger im Gedächtnis.* Dies ist insbesondere für Lösungsgeschichten hilfreich.
- Bezugspersonen können leicht mit einbezogen werden.
- Man kann Informationen auf verständlichere Art geben.

10 Nachwort

Ich würde mich sehr freuen, von neuen Anwender:innen des Spielgesprächs zu hören. Schreiben Sie mir gern von Ihren Erfahrungen, Problemen etc. Besonders freue ich mich über anonymisierte Fallbeispiele in neuen bzw. in diesem Buch nicht genannten Anwendungsfeldern.

Ich freue mich über Anregungen, Kritik und Austausch zur Methode, weitere Anwendungsideen, aber auch über alle Hinweise zu diesem Buch (E-Mail: info@kinderorientierte-familientherapie.de).

Aktuelle Kurse zum Spielgespräch werden von der Deutschen Gesellschaft für Kinderorientierte Familientherapie unter www.dgkof.org (Zugriff am 22.09.2024) regelmäßig veröffentlicht. Dort kann auch nach Supervision gefragt werden. Alternativ können Sie dort den Newsletter bestellen.

Literatur

Aichinger, A. (2012). Einzel- und Familientherapie mit Kindern: Kinderpsychodrama Band 3. Wiesbaden: Verlag für Sozialwissenschaften.

Ainsworth, M. D. S., Bell, S. M., Stayton, D. J. (1974/2003). Bindung zwischen Mutter und Kind und soziale Entwicklung: Sozialisation als Ergebnis gegenseitigen Beantwortens von Signalen. In K. E. Grossmann, K. Grossmann, (Hrsg.), Bindung und menschliche Entwicklung. John Bowlby, Mary Ainsworth und die Grundlagen der Bindungstheorie und Forschung (S. 272–279). Stuttgart: Klett-Cotta.

Ameln, F. von, Gerstmann, R., Kramer, J. (2004). Psychodrama. Berlin: Springer.

Anderson, H., Goolishian, H. (1990). Menschliche Systeme als sprachliche Systeme. Familiendynamik, 15 (3), 212–243.

Anklam, S., Meyer, V., Reyer, T. (2018). Didaktik und Methodik in der Theaterpädagogik: Szenisch-Systemisch: Eine Frage der Haltung!? München: Klett.

Antonovsky, A., Franke, A. (1997). Salutogenese: Zur Entmystifizierung der Gesundheit. Tübingen: dgvt.

Antons, K. (2020). Praxis der Gruppendynamik: Übungen und Techniken. Göttingen: Hogrefe.

Axline, V. M. (1972/1999). Kinderspieltherapie im nicht-direktiven Verfahren (9. Aufl.). München: Ernst Reinhardt.

Baierl, M., Frey, K. (2016) Praxishandbuch Traumapädagogik: Lebensfreude, Sicherheit und Geborgenheit für Kinder und Jugendliche. Göttingen: Vandenhoeck & Ruprecht.

Bandura, A. (1979, 1991). Sozial-kognitive Lerntheorie (12. Aufl.). München: Klett.

Barthelmess, M. (2016). Die systemische Haltung: Was systemisches Arbeiten im Kern ausmacht. Göttingen: Vandenhoeck & Ruprecht.

Bauer, S., Kordy, H. (2008). E-Mental-Health. Neue Medien in der Psychosozialen Versorgung. Heidelberg: Springer.

Bausum, J., Besser, L.-U., Kühn, M., Weiß, W. (2023). Traumapädagogik: Grundlagen, Arbeitsfelder und Methoden für die pädagogische Praxis. Weinheim: Beltz.

Beck, N., Cäsar, S., Leonhardt, B. (2006). Training sozialer Fertigkeiten mit Kindern im Altern von 8 bis 12 Jahren. Tübingen: dgvt.

Bengel, J., Kufner, K., Scheuer, R. (2019). Psychotherapeutische Versorgung von Menschen mit Intelligenzminderung. In W. Senf, M. Broda, B. Wilms, D. Boos, M. Neher (Hrsg.), Praxis der Psychotherapie. Ein integratives Lehrbuch (S. 702–707). Stuttgart: Georg Thieme.

Benia, L. R., Hauck-Filho, N., Dillenburg, M., Milnitsky-Stein, L. (2015). The NICHD investigative interview protocol: A meta-analytic review. Journal of Child Sexual Abuse, 24 (3), 259–279.

Biddulph, S. (1999). Das Geheimnis glücklicher Kinder. München: Taschenbuch Beust.

Bleckwedel, J. (2008). Systemische Therapie in Aktion. Göttingen: Vandenhoeck & Ruprecht.

Boerlage, A. A., Valkenburg, A. J., Scherder, E. J. A., Steenhof, G., Effing, P., Tibboel, D., van Dijk, M. (2013). Prevalence of pain in institutionalized adults with intellectual disabilities: A cross-sectional approach. Research in Developmental Disabilities, 34 (8), 2399–2406.

Bowlby, J. (1975/2006a). Bindung. Eine Analyse der Mutter-Kind-Beziehung. (Attachment and Loss. Vol. 1). München: Kindler.
Bowlby, J. (1976/2006b). Trennung, Angst und Ärger. (Attachment and Loss. Vol. 2). München: Kindler.
Bowlby, J. (1983/2006c). Verlust, Traurigkeit und Depression. (Attachment and Loss. Vol. 3). München: Kindler.
Brächter, W. (2010). Geschichten im Sand. Grundlagen und Praxis einer narrativen systemischen Spieltherapie. Heidelberg: Carl-Auer.
Bregman, R. (2022). Im Grunde gut. Reinbek bei Hamburg: Rowohlt Taschenbuch Verlag.
Bretherton, I., Ridgeway, D., Cassidy, J. (1990). Assessing internal working models of the attachment relationship: An attachment story completion task for 3-year-olds. In M. T. Greenberg, D. Cicchetti, E. M. Cummings (Eds.), Attachment in the preschool years: Theory, research, and intervention (pp. 273–308). Chicago: The University of Chicago Press.
Brisch, K. H. (2011). SAFE. Bindungsstörungen. Von der Bindungstheorie zur Therapie. Stuttgart: Klett-Cotta.
Brisch, K. H. (2013). Schwangerschaft und Geburt (Bindungspsychotherapie): Bindungspsychotherapie – Bindungsbasierte Beratung und Therapie. Stuttgart: Klett-Cotta.
Brisch, K. H. (2015). Kindergartenalter (Bindungspsychotherapie): Bindungspsychotherapie – Bindungsbasierte Beratung und Therapie. Stuttgart: Klett-Cotta.
Brisch, K. H. (2016). Grundschulalter (Bindungspsychotherapie): Bindungspsychotherapie – Bindungsbasierte Beratung und Therapie. Stuttgart: Klett-Cotta.
Brisch, K. H. (2019). Pubertät (Bindungspsychotherapie): Bindungspsychotherapie – Bindungsbasierte Beratung und Therapie. Stuttgart: Klett-Cotta.
Büchi, S., Stensky, T. (1999). PRISM: Pictorial representation of illness and self measure. A brief nonverbal measure of illness impact and therapeutic aid in psychosomatic medicine. Psychosomatics, 40, 314–320.
Burmeister, L., Steinhilper, L. (2011). Gescheiter Scheitern. Heidelberg: Carl-Auer.
Cierpka, M. (Hrsg.) (2008). Handbuch der Familiendiagnostik (3. Aufl.). Heidelberg: Springer.
Ciompi, L. (1997). Die emotionalen Grundlagen des Denkens. Entwurf einer fraktalen Affektlogik. Göttingen: Vandenhoeck & Ruprecht.
Cubasch-König, C., Jobst, A., Böckle, M. (2023). Kreative Medien in der Psychotherapie: Perspektiven für die Praxis. Göttingen: Vandenhoeck & Ruprecht.
Delfos, M. F. (2012). Sag mir mal … Gesprächsführung mit Kindern (8. Aufl.). Weinheim: Beltz.
Deppe-Schmitz, U., Deubner-Böhme, M. (2016). Auf die Ressourcen kommt es an. Praxis der Ressourcenaktivierung. Göttingen: Hogrefe.
De Shazer, S. (1989). Wege der erfolgreichen Kurztherapie. Stuttgart: Klett-Cotta.
De Shazer, S. (1996). Worte waren ursprünglich Zauber. Dortmund: verlag modernes lernen.
Deutsche Gesellschaft für Kinder- und Jugendpsychiatrie, Psychosomatik und Psychotherapie (DGKJP) (2021). S2k Praxisleitlinie Intelligenzminderung, Nr. 028–042. https://register.awmf.org/assets/guidelines/028-042l_S2k_Intelligenzminderung_2021-09.pdf (Zugriff am 22.09.2024).
Diamond, G., Diamond, G. M., Levy, S. A. (2013). Attachment-Based Family Therapy for depressed adolescents. Washington, DC: American Psychiatric Association.
Dilling, H., Mombour, W., Schmidt, M. H., Coltart, I. (2015). Internationale Klassifikation psychischer Störungen. ICD-10. Kapitel V (F) – Klinisch-diagnostische Leitlinien. Göttingen: Hogrefe.
Dornes, M. (1993). Der kompetente Säugling: Die präverbale Entwicklung des Menschen. Frankfurt a. M.: Fischer.
Dreikurs, R., Grey, L. (2007). Kinder lernen aus den Folgen: Wie man sich Schimpfen und Strafen sparen kann (6. Aufl.). Freiburg: Herder.

Eichenberg, C., Kühne, S. (2014). Einführung Onlineberatung und -therapie: Grundlagen, Interventionen und Effekte der Internetnutzung. München: Reinhardt, UTB.

Emde, R. N., Wolf, D. P., Oppenheim, D. (2003). Revealing the inner worlds of young children: The MacArthur Story Stem Battery and parent-child narratives. New York: Oxford University Press.

Erickson, M. H., Rossi, E. L. (2011). Hypnose erleben. Veränderte Bewusstseinszustände therapeutisch nutzen. Stuttgart: Klett-Cotta.

Falkai, P., Wittchen, H.-U. (2018) Diagnostisches und Statistisches Manual Psychischer Störungen DSM-5®: Deutsche Ausgabe. Göttingen: Hogrefe.

Faselt, F., Hoffmann, S. (2010). Transtheoretisches Modell. In S. Hoffmann, S. Müller (Hrsg.), Gesundheitsmarketing: Gesundheitspsychologie und Prävention (S. 77–88). Bern: Hans Huber.

Fischer, G., Riedesser, P. (1998/2018). Lehrbuch der Psychotraumatologie. Stuttgart: UTB.

Foerster, H. von (1981). Das Konstruieren einer Wirklichkeit. In P. Watzlawick (Hrsg.), Die erfundene Wirklichkeit. Wie wissen wir, was wir zu wissen glauben? Beiträge zum Konstruktivismus (S. 39–60). München: Piper.

Foerster, H. von (1993). KybernEthik. Berlin: Merve.

Foerster, H. von, Pörksen, B., Fischer, H. R. (2008). Wahrheit ist die Erfindung eines Lügners. Gespräche für Skeptiker. Heidelberg: Carl-Auer.

Fonagy, P. (2006). Bindungstheorie und Psychoanalyse. Stuttgart: Klett-Cotta.

Fonagy, P., Gergely, G., Jurist, E. L., Target, M. (2004). Affektregulierung, Mentalisierung und die Entwicklung des Selbst. Stuttgart: Klett-Cotta.

Fonagy, P., Target, M. (1996). Playing with reality. Theory of mind and the normal development of psychic reality. International Journal of Psychoanalysis, 77, 217–232.

Fossum, K. (2004). Schwarze Sekunden. München: Piper.

Furman, B. (2010). Es ist nie zu spät, eine glückliche Kindheit zu haben. Dortmund: verlag modernes lernen.

Freeman, J., Epston, D., Lobovits, D. (2000). Ernsten Problemen spielerisch begegnen. Dortmund: Borgmann.

Fritzsche, K. (2014). Einführung in die Ego-State-Therapie. In W. Brächter (Hrsg.), Der singende Pantomime. Ego-State-Therapie und Teilearbeit mit Kindern und Jugendlichen. Heidelberg: Carl-Auer.

Frohn, E. (2010). Tisch-Inszenierungen aus dem Ressourcenkoffer. Familiendynamik, 35 (3), 220–229.

Gage, N. S., Berliner, D. C. (1996). Pädagogische Psychologie (5. Aufl.). Weinheim: Beltz.

Gammer, C. (2007). Die Stimme des Kindes in der Familientherapie. Heidelberg: Carl-Auer.

Gloger-Tippelt, G., König, L. (2016). Bindung in der mittleren Kindheit: Das Geschichtenergänzungsverfahren zur Bindung 5- bis 8-jähriger Kinder (GEV-B). Weinheim: Beltz.

Grawe, K. (2000). Psychologische Therapie. Göttingen: Hogrefe.

Grawe, K., Grawe-Gerber, M. (1999). Ressourcenaktivierung. Ein primäres Wirkprinzip der Psychotherapie. Psychotherapeut, 44, 63–73.

Greenberg, L. (2004). Emotion Focused Therapy. Clinical Psychology and Psychotherapy, 11 (1), 3–16.

Grinder, J., Bandler, R. (1981/2007). Therapie in Trance. NLP und die Struktur hypnotischer Kommunikation (13. Aufl.). Stuttgart: Klett-Cotta.

Grossmann, K. P. (2003). Der Fluss des Erzählens. Narrative Formen der Therapie. Heidelberg: Carl-Auer.

Haken, H., Schiepek, G. (2010). Synergetik in der Psychologie. Göttingen: Hogrefe.

Hanswille, R. (2015). Systemische Hypothesen. In R. Hanswille (Hrsg.), Handbuch systemische Kinder- und Jugendlichenpsychotherapie (S. 60–69). Göttingen: Vandenhoeck & Ruprecht.

Hanswille, R. (Hrsg.) (2022). Systemische Therapie mit Kindern, Jugendlichen und ihren Familien. 88 Interventionen für die Praxis. Heidelberg: Carl-Auer.

Hanswille, R., Kissenbeck, A. (2008). Systemische Traumatherapie. Heidelberg: Carl-Auer.
Hantke, L. (2014). Eine verständliche Erklärung der Traumareaktion entastet und zeigt neue Wege auf – Die Analogie von Häschen und Denker. In K. Priebe, A. Dyer (Hrsg.), Metaphern, Geschichten und Symbole in der Traumatherapie (S. 19–24). Göttingen: Hogrefe.
Heisenberg, W. (1927). Über den anschaulichen Inhalt der quantentheoretischen Kinematik und Mechanik. Zeitschrift für Physik, 43, 172–198. https://link.springer.com/chapter/10.1007/978-3-642-61659-4_30 (Zugriff am 22.09.2024).
Hennicke, K. (2021). Der verstellte Blick. Verhaltensauffälligkeiten und psychische Störungen bei Kindern und Jugendlichen mit intellektueller Beeinträchtigung. Stuttgart: W. Kohlhammer.
Hermes, V. (2017). Beratung und Therapie bei Erwachsenen mit geistiger Behinderung. Das Praxishandbuch mit systemisch-ressourcenorientiertem Hintergrund. Bern: Hogrefe.
Hershkowitz, I., Lamb, M., Ahern, E., Blasbalg, U., Karni-Visel, Y. (2017). Examining reluctance and emotional support in forensic interviews with child victims of substantiated physical abuse. Applied Cognitive Psychology, 31 (3), 340–350.
Hiller, R., Hensel, T. (2019). ResonaT – Ressourcenorientierte narrative Traumatherapie. Göttingen: Vandenhoeck & Ruprecht.
Höhn, J. (2015). Theaterpädagogik. Grundlagen, Zielgruppen, Übungen. Leipzig: Henschel.
Honkanen-Schoberth, P. (2011). Starke Kinder brauchen starke Eltern. Der Elternkurs des deutschen Kinderschutzbundes. Freiburg: Urania.
Hüther, G. (2001). Bedienungsanleitung für ein menschliches Gehirn. Göttingen: Vandenhoeck & Ruprecht.
Jegodtka, R., Luitjens, P. (2016). Systemische Traumapädagogik: Traumasensible Begleitung und Beratung in psychosozialen Arbeitsfeldern. Göttingen: Vandenhoeck & Ruprecht.
Juul, J. (2014). Nein aus Liebe: Klare Eltern – starke Kinder. Weinheim: Beltz.
Kade, S. (2002). Sexuelle Gewalt gegen Frauen: Was Männer davor schützt, zu Tätern zu werden. Berlin: Verlag für Wissenschaft und Forschung.
Kargl, E. (2022). Visualisierung im Beratungskontext. Die Kraft der Bilder im Beratungskontext nutzen. Hamburg: Tredition.
Klein, U. (2010). Das Spiel mit der Komplexität. Zu den systemischen Grundlagen szenischer Arbeitsformen. Familiendynamik, 35 (3), 196–209.
König, O. (2004). Familienwelten. München: Klett-Cotta.
König, O., Schattenhofer, K. (2022). Einführung in die Gruppendynamik. Heidelberg: Carl-Auer.
Korritko, A., Pleyer, K. H. (2010). Traumatischer Stress in der Familie. Systemtherapeutische Lösungswege. Heidelberg: Carl-Auer.
Krenz, A. (2010). Was Kinderzeichnungen erzählen: Kinder in ihrer Bildsprache verstehen. Dortmund: verlag modernes lernen.
Kriz, J. (2017). Subjekt und Lebenswelt. Personzentrierte Systemtheorie für Psychotherapie, Beratung und Coaching. Göttingen: Vandenhoeck & Ruprecht.
Kübler-Ross, E. (1999). Interviews mit Sterbenden. München: Knaur.
L'Audace, L. (2022). Behindert und stolz: Warum meine Identität politisch ist und Ableismus uns alle etwas angeht. Berlin: Eden Books.
Leutner, S., Cronauer, E. (2021). Traumatherapie-Kompass: Begegnung, Prozess und Selbstentwicklung in der Therapie mit Persönlichkeitsanteilen. Göttingen: Vandenhoeck & Ruprecht.
Levold, T., Wirsching, M. (2014). Systemische Therapie und Beratung – das große Lehrbuch. Heidelberg: Carl-Auer.
Liebel-Fryszer, I. (2010). Systemische Aktionen in der Einzelpsychotherapie. Familiendynamik, 35 (3), 210–219.
Lindner, R. (2015). Zeitlinienarbeit. In R. Hanswille (Hrsg.), Handbuch systemische Kinder- und Jugendlichenpsychotherapie (S. 426–433). Göttingen: Vandenhoeck & Ruprecht.
Löfgren, J., Mälman, E. (2017). Lek är barnens språk. En jämförande studie om socialsekretarares

och kuratorers erfarenheter av metoden tejping vid kommunikation med barn. Dissertation, Linköpings universitet.
Lovett, J., Kierdorf, T., Höhr, H. (2000). Kleine Wunder. Heilung von Kindheitstraumata mit Hilfe von EMDR. Paderborn: Junfermann.
Luchterhand, C., Murphy, N. (2010). Wenn Menschen mit geistiger Behinderung trauern. Vorschläge zur Unterstützung (3. Aufl.). Weinheim/München: Juventa.
Ludewig, K., Pflieger, K., Wilken, U., Jacobskötter, G. (1983). Entwicklung eines Verfahrens zur Darstellung von Familienbeziehungen: das Familienbrett. Familiendynamik, 8 (2), 235–251.
Lückert, W., Brauner, F. (2022). Systemisch visualisieren: Das Grundlagenbuch. Einfach machen. Göttingen: Vandenhoeck & Ruprecht.
Luthman, S. G., Kirschenbaum, M. (1977). Familiensysteme: Wachstum und Störungen. Einführung in die Familientherapie. München: Pfeiffer.
Madelung, E., Inneken, B. (2003). Im Bilde sein. Vom kreativen Umgang mit Aufstellungen in Einzeltherapie, Beratung, Gruppen und Selbsthilfe. Heidelberg: Carl-Auer.
Mazza, M. G., Rossetti, A., Crespi, G., Clerici, M. (2019). Prevalence of co-occuring psychiatry disorders in adults and adolescents with intellectual disability: A systematic review and meta-analysis. Journal of Applied Research in Intellectual Disabilities, 33, 126–138.
Mentha, D. (2013). Zur Neurobiologie der Ressourcenorientierung. In J. Schaller, H. Schemmel (Hrsg.), Ressourcen: Ein Hand- und Lesebuch zur psychotherapeutischen Arbeit (S. 87–129). Tübingen: dgvt.
Minuchin, S., Fishman, H. (1992). Praxis der strukturellen Familientherapie. Strategien und Techniken. Freiburg im Breisgau: Lambertus.
Mrochen, S., Bierbaum-Luttermann, H. (2014). Teilearbeit mit Handpuppen – Ein Konzept der strategischen und hypnosystemischen Psychotherapie. In W. Brächter (Hrsg.), Der singende Pantomime. Ego-State-Therapie und Teilearbeit mit Kindern und Jugendlichen. Heidelberg: Carl-Auer.
Münder, J., Mutke, B., Schone, R. (2000). Kindeswohl zwischen Jugendhilfe und Justiz. Professionelles Handeln in Kindeswohlverfahren. Münster: Votum.
Nadel, L., Bohbot, V. (2001). Consolidation of memory. Hippocampus, 11, 56–60.
Natho, F., Pohl, S. (2020). Lebenslinien und andere Arbeiten mit Seilen in Beratung, Gruppenarbeit und Pädagogik. Halberstadt: Congress Edition.
Nemetschek, P. (2013). Systemische Familientherapie mit Kindern, Jugendlichen und Eltern: Lebensfluss-Modelle und analoge Methoden. München: Klett-Cotta.
Nicklas-Faust, J. (2024). Geistige Behinderung – passt das noch? Lebenhilfe-Zeitung, 45 (2), 12.
Nilsson, J. (2017). Tejping och Trauma. Uppsala/Schweden: Eigenverlag.
Nilsson, J. (2021). Tejping, det lekfulla samtalet. Uppsala/Schweden: Eigenverlag.
Nilsson, J., Sjölin-Nilsson, B. (2008). Tejping – barnets egen berättelse. Ett lekfullt sätt att arbeta med yttre och inre relationer. Metaforum, 25 (1), 40–43.
Noeker, M., Franke, I. (2018). Strukturierte Befragung von Kindern bei Kindeswohlgefährdung: Die deutsche Version des NICHD-Interviewprotokolls in seiner revidierten Fassung. Bundesgesundheitsblatt – Gesundheitsforschung – Gesundheitsschutz, 61, 1587–1602.
Oaklander, V. (1978/1999). Gestalttherapie mit Kindern und Jugendlichen (11. Aufl.). Stuttgart: Klett-Cotta.
Östergren, P., Ståhlkloo, A., (2011). Ett försök att integrera olika behandlingsmetoder och teoribildningar med hantverket i Tejping. Unveröffentlichtes Manuskript.
Övreeide, H. (2001). Samtal med barn. Stockholm: Studentlitteratur.
Omer, H., Schlippe, A. von (2002). Autorität ohne Gewalt. Göttingen: Vandenhoeck & Ruprecht.
Omer, H., Schlippe, A. von (2010). Stärke statt Macht. Göttingen: Vandenhoeck & Ruprecht.
Orlinsky, D. (1994). »Learning from Many Masters«. Ansätze zu einer wissenschaftlichen Integration psychotherapeutischer Behandlungsmodelle. Psychotherapeut, 39 (1), 2–9.

Orlinsky, D. E., Ronnestad, M. H., Willutzki, U. (2004). Fifty years of psychotherapy process-outcome research: Continuity and change. In M. J. Lambert (Ed.), Handbook of psychotherapy and behavior change (pp. 307–389). New York: Wiley.
Peichl, J. (2012). Hypnoanalytische Teilearbeit. Stuttgart: Klett-Cotta.
Peichl, J. (2023a). Jenseits der therapeutischen Beziehung. Was wirkt in Hypnotherapie und hypnotherapeutischer Teiletherapie? Heidelberg: Carl-Auer.
Peichl, J. (2023b). Ego-States, Seiten, Parts & Co. Modelle der Teiletherapien. Stuttgart: Klett-Cotta.
Penn, P., Frankfurt, M. (1994). Creating a participant text: Writing, multiple voices, narrative multiplicity. Family Process, 33 (2), 217–231.
Pennebaker, J. W. (2009). Heilung durch Schreiben. Ein Arbeitsbuch zur Selbsthilfe. Bern: Huber.
Perls, F., Hefferline, R. F., Goodman, P. (1991). Gestalttherapie, Grundlagen. München: dtv.
Pflug, D. (2019). Soziales Kompetenztraining »Gut drauf – gut dran«: Angebote für Kinder und Jugendliche in der Schule und anderen sozialen Kontexten. Dortmund: verlag modernes Lernen.
Pleyer, K. H. (2001). Systemische Spieltherapie – Kooperationswerkstatt für Eltern und Kinder. In W. Rotthaus (Hrsg.), Systemische Kinder- und Jugendlichenpsychotherapie (S. 125–159). Heidelberg: Carl-Auer-Systeme.
Pleyer, K. H. (2003). »Parentale Hilflosigkeit«, ein systemisches Konstrukt für die therapeutische und pädagogische Arbeit mit Kindern. Familiendynamik, 28 (4), 467–491.
Prior, M. (2006). Beratung und Therapie optimal vorbereiten. Heidelberg: Carl-Auer.
Prior, M. (2023). Workshop-Film »Punkt, Punkt, Komma Strich – fertig ist die Lösungssicht«. Kriftel: Prior Productions.
Prochaska, J. O., DiClemente, C. C. (1982). Transtheoretical therapy: Toward a more integrative model of change. Psychotherapy: Theory, Research & Practice, 19 (3), 276–288.
Prochaska, J. O., Prochaska, J. M. (1999). Why don't continents move? Why don't people change? Journal of Psychotherapy Integration, 9 (1), 83–102.
pro familia (2020). Mein Körper gehört mir! Bindlach: Loewe.
Raisch, M. (2022). Emotionen in der systemischen Therapie. Grundlagen und Methoden für eine integrative Praxis. Göttingen: Vandenhoeck & Ruprecht.
Rauchfleisch, U. (2000). Kinderpsychologische Tests: Ein Kompendium für Kinderärzte. Stuttgart: Thieme.
Reddemann, L. (1998). Traumaexpositionstechniken: Die Fahrstuhltechnik. PTT – Persönlichkeitsstörungen, Theorie und Therapie: Traumazentrierte Psychotherapie Teil II, 2 (2), 84–87.
Reddemann, L. (2005). Psychodynamisch Imaginative Traumatherapie. PITT – das Manual. München: Pfeiffer.
Reiners, B. (2005). E-Mail-Beratung in der Jugendhilfe. Ein Handbuch für die Fortbildung. Nach dem Modell der Kinderschutz-Zentren. Köln: Bundesarbeitsgemeinschaft der Kinderschutz-Zentren e. V.
Reiners, B. (2011). Jugendaggressivität. Anregungen zur Senkung der aggressiven Konfliktaustragung in einem Wochenendseminar. In Bundesarbeitsgemeinschaft der Kinderschutz-Zentren e. V. (Hrsg.), Das ist doch nicht normal – alle anders, alle gleich. Verantwortung gegen Ausgrenzung. Köln.
Reiners, B. (2014). Das Spielgespräch zum Darstellen traumatischer Ereignisse. In M. Krist, A. Wolcke, C. Weisbrod, K. Ellermann-Boffo (Hrsg.), Herausforderung Trauma (S. 208–222). Weinheim: Beltz-Juventa.
Reiners, B. (2018). Die Methode des Spielgesprächs. In W. Brächter, B. Reiners (Hrsg.), Neue Wege im Sand (S. 110–119). Heidelberg: Carl-Auer.
Reiners, B. (2013/2019). Kinderorientierte Familientherapie. Göttingen: Vandenhoeck & Ruprecht.
Reiners, B. (2022a). Warum man besser keine Techniken anwendet – ein Schmähgedicht gegen originelle oder sichtbare Interventionen. In R. Hanswille (Hrsg.), Systemische Therapie mit

Kindern, Jugendlichen und ihren Familien. 88 Interventionen für die Praxis (S. 35–40). Heidelberg: Carl-Auer.
Reiners, B. (2022b). Das Spielgespräch bei Schicksalsschlägen. In Bundeskonferenz für Erziehungsberatung e. V. (Hrsg.), Beratung nach Schicksalsschlägen (S. 76–84). Fürth: bke (Eigenverlag).
Retzlaff, R. (2010). Familien-Stärken: Behinderung, Resilienz und systemische Therapie. Stuttgart: Klett-Cotta.
Richardson, C., Bonnah, S. (2015). Taking children's resistance seriously: A response-based approach to children experiencing violence. In J. Carriere, S. Strega (Eds.), Walking this path together: Anti-racist and anti-oppressive child welfare practice (2nd ed., pp. 203–227). Winnipeg, Canada: Fernwood.
Ridder, C. (2021). Business as Visual (Buch und Kartenset). Bonn: manager-Seminare Verlags GmbH.
Rogers, C. R. (1959). A theory of therapy, personality and interpersonal relationships, as developed in the client-centered framework. In S. Koch (Ed.), Psychology: A study of science (pp. 236–242). New York: Mc Graw Hill.
Rogge, J. U. (2008). Das neue Kinder brauchen Grenzen. Reinbek bei Hamburg: Rowohlt Taschenbuch Verlag.
Rogoff, B. (1990). Apprenticeship in learning: Cognitive development in social context. London: Oxford University Press.
Rotthaus, W. (2000). Wozu erziehen? Entwurf einer systemischen Erziehung. Heidelberg: Carl-Auer-Systeme.
Rotthaus, W. (Hrsg.) (2001). Systemische Kinder- und Jugendlichenpsychotherapie. Heidelberg: Carl-Auer-Systeme.
Rotthaus, W. (2015). Therapie mit Schulkindern. In R. Hanswille (Hrsg.), Handbuch systemische Kinder- und Jugendlichenpsychotherapie (S. 109–130). Göttingen: Vandenhoeck & Ruprecht.
Rotthaus, W., Hanswille, R. (2015). Vom Anlass über das Ziel zum Auftrag. In R. Hanswille (Hrsg.), Handbuch systemische Kinder- und Jugendlichenpsychotherapie (S. 31–36). Göttingen: Vandenhoeck & Ruprecht.
Ruf, M., Schauer, M., Neuner, F., Schauer, E., Catani, C., Elbert, T. (2007). KIDNET – Narrative Expositionstherapie (NET) für Kinder. In M. A. Landolt, T. Hensel (Hrsg.), Traumatherapie bei Kindern und Jugendlichen (S. 84–109). Göttingen: Hogrefe.
Sachse, U. (1998). Traumaexpositionstechniken: Die Bildschirm-Technik (Screen-Technik). PTT – Persönlichkeitsstörungen, Theorie und Therapie: Traumazentrierte Psychotherapie Teil II, 2 (2), 77–84.
Sappok, T., Zepperitz, S. (2019). Das Alter der Gefühle. Über die Bedeutung der emotionalen Entwicklung bei geistiger Behinderung. Bern: Hogrefe.
Sappok, T., Zepperitz, S., Barrett, B. F., Došen, A. (2018). SEED – Skala der Emotionalen Entwicklung – Diagnostik. Bern: Hogrefe.
Sarimski, K. (2013). Psychologische Theorien geistiger Behinderung. In G. Neuhäuser, H.-C. Steinhausen, F. Häßler, K. Sarimski (Hrsg.), Geistige Behinderung. Grundlagen, Erscheinungsformen und klinische Probleme, Behandlung, Rehabilitation und rechtliche Aspekte (S. 44–58). Stuttgart: W. Kohlhammer.
Sarimski, K. (2014). Entwicklungspsychologie genetischer Syndrome. Göttingen: Hogrefe.
Satir, V. (1988). Meine vielen Gesichter. Wer bin ich wirklich? München: Kösel.
Satir, V., Baldwin, M. (1988). Familientherapie in Aktion. Paderborn: Junfermann.
Schaller, J., Schemmel, H. (2013). Ressourcen – Ausgangspunkte. In J. Schaller, H. Schemmel (Hrsg.), Ressourcen: Ein Hand- und Lesebuch zur psychotherapeutischen Arbeit (S. 11–16). Tübingen: dgvt.
Schanze, C. (2007). Gesprächsführung, Beratung und personzentrierte Gesprächstherapie. In C. Schanze (Hrsg.), Psychiatrische Diagnostik und Therapie bei Menschen mit Intelligenz-

minderung: ein Arbeits- und Praxisbuch für Ärzte, Psychologen, Heilerziehungspfleger und -pädagogen (S. 198–204). Stuttgart/New York: Schattauer.
Schauer, M., Neuner, F., Elbert, T. (2011). Narrative Exposure Therapy. A short-term treatment for Traumatic Stress Disorders. Göttingen: Hogrefe.
Schauer, M., Ruf-Leuschner, M. (2014). Lifeline in der Narrativen Expositionstherapie. Psychotherapeut, 59, 226–238.
Schlippe, A. von (1991). Familientherapie im Überblick. Paderborn: Junfermann.
Schlippe, A. von, Schweitzer, J. (2000). Lehrbuch der systemischen Therapie und Beratung. Göttingen: Vandenhoeck & Ruprecht.
Schlippe, A. von, Schweitzer, J. (2009). Systemische Interventionen. Göttingen: Vandenhoeck & Ruprecht.
Schmidt, G. (2022). Einführung in die hypnosystemische Therapie und Beratung. Heidelberg: Carl-Auer.
Schmidtchen, S. (1999). Klientenzentrierte Spiel- und Familientherapie. Weinheim: Beltz.
Schubert-Golinski, B., Schmidt, M., Narjes, F., Papenbroock, J., Wandhoff, H., Paetzelt, D., Jans, A. (2021). Systemisches Coaching: Haltung – Methodik – Rollenklarheit. Hamburg: Corlin.
Schulz von Thun, F., Stegemann, W. (2004). Das innere Team in Aktion. Praktische Arbeit mit dem Modell. Reinbek bei Hamburg: Rowohlt Taschenbuch Verlag.
Schwartz, R. C. (1997). Systemische Therapie mit der inneren Familie. München: Pfeiffer.
Schwing, R. (2009). Spuren des Erfolgs: Was lernt die systemische Praxis von der Neurobiologie? In R. Hanswille (Hrsg.), Systemische Hirngespinste. Impulse für die systemische Theorie und Praxis (S. 62–119). Göttingen: Vandenhoeck & Ruprecht.
Schwing, R., Fryszer, A. (2006). Systemisches Handwerk. Werkzeug für die Praxis (9. Aufl.). Göttingen: Vandenhoeck & Ruprecht.
Seemann, H. (2013). Kopfschmerzkinder. Was Eltern, Lehrer und Therapeuten tun können. Stuttgart: Klett-Cotta.
Selvini-Palazzoli, M., Boscolo, L., Cecchin, G., Prata, G. (1977/1993). Paradoxon und Gegenparadoxon (8. Aufl.). Stuttgart: Klett-Cotta.
Selvini-Palazzoli, M., Boscolo, L., Cecchin, G., Prata, G. (1981). Hypothetisieren – Zirkularität – Neutralität: Drei Richtlinien für den Leiter der Sitzung. Familiendynamik, 6, 123–129.
Senf, W., Broda, M., Wilms, B., Boos, D., Neher, M. (2019). Allgemeine Integrative Psychotherapie. In W. Senf, M. Broda, B. Wilms, D. Boos, M. Neher (Hrsg.), Praxis der Psychotherapie. Ein integratives Lehrbuch (S. 302–331). Stuttgart: Georg Thieme.
Shapiro, F. (1999). EMDR (Eye Movement Desensitization and Reprocessing). Grundlagen und Praxis: Handbuch zur Behandlung traumatisierter Menschen. Paderborn: Junfermann.
Sibbet, D. (2011). Visuelle Meetings. Meetings und Teamarbeit durch Zeichnungen, Collagen und Ideen-Mapping produktiver gestalten. Frechen: mitp Verlags GmbH & Co. KG.
Sjölin-Nilsson, B. (2007). Enkätsvar från Åre årskongress familjeterapi. Sammanfattning. Unveröffentlichtes Manuskript.
Sjölin-Nilsson, B. (2023). Tejping hjälper barnet att berätta. Unveröffentlichtes Manuskript.
Soltvedt, M. (2005). BOF. Barnorienterad Familjeterapi. Falun/Schweden: Mareld.
Spitzer, M. (2007). Lernen. Gehirnforschung und die Schule des Lebens. München: Elsevier.
Statistisches Bundesamt (2017). 2016: Anstieg der Verfahren zur Kindeswohlgefährdung um 5,7 %. Pressemitteilung Nr. 350 vom 4. Oktober 2017. Wiesbaden: Statistisches Bundesamt. https://www.destatis.de/DE/Presse/Pressemitteilungen/2017/10/PD17_350_225.html#:~:text=Bei%2024 %20200%20Verfahren%20(%2B,weiterer%20Hilfe%2D%20oder%20Unterst%C3%BCtzungsbedarf%20vorlag (Zugriff am 11.11.2024).
Statistisches Bundesamt (2021). Kindeswohlgefährdung: In jedem 5. Fall wurden mehrere Arten von Gewalt oder Vernachlässigung festgestellt. Pressemitteilung Nr. 004 vom 6. Januar 2021.

https://www.destatis.de/DE/Presse/Pressemitteilungen/2021/01/PD21_004_225.html (Zugriff am 08.11.2024).
Steil, L. K., Summerfield, J., DeMare, G. (1986). Aktives Zuhören. Eine Anleitung zur erfolgreichen Kommunikation. Heidelberg: Sauer.
Steiner, T. (2011). Jetzt mal angenommen ... Anregungen für die lösungsfokussierte Arbeit mit Kindern und Jugendlichen. Heidelberg: Carl-Auer.
Stern, D. (1977). The first relationship. Cambridge, MA: Harvard University Press.
Stern, D. (1991). Tagebuch eines Babys. Was ein Kind sieht, spürt, fühlt und denkt. München: Piper.
Stern, D. (1992). Die Lebenserfahrung eines Säuglings. Stuttgart: Klett-Cotta.
Stierlin, H., Rücker-Embden, I., Wetzel, N., Wirsching, M. (1977). Das erste Familiengespräch. Stuttgart: Klett-Cotta.
Storch, M., Krause F., Weber, J. (2022). Selbstmanagement – ressourcenorientiert. Theoretische Grundlagen und Trainingsmanual für die Arbeit mit dem Zürcher Ressourcen Modell (ZRM®). Göttingen: Hogrefe.
Stodolka, E., Ettrich, C. (2019). Psychotherapie mit Kindern und Jugendlichen mit Intelligenzminderung. München: Ernst Reinhardt.
Sydow, K. von, Borst, U. (2018). Systemische Therapie in der Praxis. Weinheim: Beltz.
Taubner, S., Fonagy, P., Bateman, A. W. (2019). Mentalisierungsbasierte Therapie. Göttingen: Hogrefe.
Van der Kolk, B. (2015). Verkörperter Schrecken: Traumaspuren in Gehirn, Geist und Körper und wie man sie heilen kann (7. Aufl.). Lichtenau: Probst.
Van der Kolk, B. (2023). Das Trauma in dir: Wie der Körper den Schrecken festhält und wie wir heilen können. Berlin: Ullstein.
Varga von Kibéd, M., Sparrer, I. (2009). Ganz im Gegenteil. Tetralemmaarbeit und andere Grundformen systemischer Strukturaufstellungen – für Querdenker und solche, die es werden wollen. Heidelberg: Carl-Auer Verlag.
Wagner, E. (2020). Praxisbuch Systemische Therapie. München: Klett-Cotta.
Wagner, E., Russinger, U. (2016). Emotionsbasierte systemische Therapie. München: Klett-Cotta.
Walter, J. L., Peller, J. E. (2004). Lösungsorientierte Kurztherapie. Ein Lehr- und Lernbuch (6. Aufl.). Dortmund: verlag modernes lernen.
Wampold, B. E., Imel, Z. E., Flückiger, C. (2018). Die Psychotherapie-Debatte. Göttingen: Hogrefe.
Watkins, J. G., Watkins, H. (2003). Ego-States. Theorie und Therapie. Heidelberg: Carl-Auer.
Watzlawick, P., Beavin, J. H., Jackson, D. D. (1969/1980). Menschliche Kommunikation. Formen, Störungen, Paradoxien (5. Aufl.). Bern: Huber.
Weinberg, D. (2006). Traumatherapie mit Kindern. Strukturierte Trauma-Intervention und traumabezogene Spieltherapie. Stuttgart: Klett-Cotta.
Weinberg, D. (2010). Psychotherapie mit komplex traumatisierten Kindern: Behandlung von Bindungs- und Gewalttraumata der frühen Kindheit. Stuttgart: Klett-Cotta.
Weiss, G. (2010). Kinderpsychodrama in der Heil- und Sozialpädagogik. Grundlagen, Therapie, Förderung. Stuttgart: Klett-Cotta.
Weizsäcker, E. von, Weizsäcker, E. U. von (1984). Fehlerfreundlichkeit. In K. Kornwachs (Hrsg.), Offenheit – Zeitlichkeit – Komplexität. Zur Theorie der Offenen Systeme. Frankfurt a. M./New York: Campus.
Wenzel, J. (2013). Wandel der Beratung durch neue Medien. Göttingen: Vandenhoeck & Ruprecht.
Wenzel, J. (2018). Familien im Medienzeitalter: Digitalisierung in der Beratungspraxis. Göttingen: Vandenhoeck & Ruprecht.
White, M. (1989). Der Vorgang der Befragung: Eine literarisch wertvolle Therapie? Familiendynamik, 14, 114–127.
White, M., Epston, D. (1993). Die Zähmung der Monster. Literarische Mittel zu therapeutischen Zwecken. Heidelberg: Carl-Auer.

Wienands, A. (2010). Einführung in die körperorientierte systemische Therapie. Heidelberg: Carl-Auer.

Willutzki, U. (2013). Ressourcen. Einige Bemerkungen zur Begriffsklärung. In J. Schaller, H. Schemmel (Hrsg.), Ressourcen: Ein Hand- und Lesebuch zur psychotherapeutischen Arbeit (S. 61–82). Tübingen: dgvt.

Winn, L. (1994). Post Traumatic Stress Disorder and Dramatherapy. London: Kingsley Publishers.

Winnicott, D. W. (1973/1997). Vom Spiel zur Kreativität (8. Aufl.). Stuttgart: Klett-Cotta.

Worden, J. W. (2017). Beratung und Therapie in Trauerfällen: Ein Handbuch. Göttingen: Hogrefe.

Young, J. E., Klosko, J. S., Weishaar, M. E. (2008). Schematherapie. Ein praxisorientiertes Handbuch. Paderborn: Junfermann.

Zepperitz, S. (2022). Was braucht der Mensch? Entwicklungsgerechtes Arbeiten in Pädagogik und Therapie bei Menschen mit intellektuellen Beeinträchtigungen. Bern: Hogrefe.

Ziegler, A. (2013). Gewaltstudie, 2013. https://www.trapez-berlin.de/sites/default/files/Vortrag_Gewaltstudien_2013.pdf (Zugriff am 08.11.2024).

Hinweis auf Downloadmaterial

Das Material finden Sie im Verlagswebshop beim Buchtitel im Downloadbereich.

Code: Z66E7gPF

Verzeichnis der Fallbeispiele

Verzeichnis der Abbildungen und Kästen